U0197224

Cardio-Oncology
The Clinical Overlap of Cancer and Heart Disease

肿瘤心脏病学

癌症与心脏疾病的临床交汇

Cardio-Oncology

The Clinical Overlap of Cancer and Heart Disease

肿瘤心脏病学

癌症与心脏疾病的临床交汇

原著

Gretchen G. Kimmick

Daniel J. Lenihan

Douglas B. Sawyer

Erica L. Mayer

Dawn L. Hershman

主译

张海涛　国家心血管病中心/
　　　　中国医学科学院阜外医院

马　飞　国家癌症中心/
　　　　中国医学科学院肿瘤医院

北京大学医学出版社

ZHONGLIU XINZANGBINGXUE：AIZHENG YU XINZANG JIBING DE LINCHUANG JIAOHUI

图书在版编目（CIP）数据

肿瘤心脏病学：癌症与心脏疾病的临床交汇/（美）葛瑞辰·G·吉米克（Gretchen G. Kimmick），（美）丹尼尔·J·列尼汉（Daniel J. Lenihan），（美）道格拉斯·B·索叶（Douglas B. Sawyer）原著；张海涛，马飞主译.—北京：北京大学医学出版社，2017.9

书名原文：Cardio-Oncology：the Clinical Overlap of Cancer and Heart Disease

ISBN 978-7-5659-1670-0

Ⅰ．①肿… Ⅱ．①葛… ②丹… ③道… ④张… ⑤马… Ⅲ．①肿瘤－心脏病－研究 Ⅳ．①R730.6 ②R541

中国版本图书馆 CIP 数据核字（2017）第 225391 号

北京市版权局著作权合同登记号：图字：01-2017-6415

Translation from the English language edition：
Cardio-Oncology. The Clinical Overlap of Cancer and Heart Disease
edited by Gretchen G. Kimmick，Daniel J. Lenihan，Douglas B. Sawyer，
Erica L. Mayer and Dawn L. Hershman
Copyright © Springer International Publishing Switzerland 2017
This Springer imprint is published by Springer Nature
The registered company is Springer International Publishing AG
All Rights Reserved

Simplified Chinese translation Copyright © 2017 by Peking University Medical Press.
All Rights Reserved.

肿瘤心脏病学：癌症与心脏疾病的临床交汇

主　　译：张海涛　马　飞
出版发行：北京大学医学出版社
地　　址：(100191) 北京市海淀区学院路 38 号　北京大学医学部院内
电　　话：发行部 010-82802230；图书邮购 010-82802495
网　　址：http://www.pumpress.com.cn
E - mail：booksale@bjmu.edu.cn
印　　刷：北京佳信达欣艺术印刷有限公司
经　　销：新华书店
责任编辑：高　瑾　畅晓燕　　责任校对：金彤文　　责任印制：李　啸
开　　本：710mm×1000mm　1/16　印张：19.5　字数：348 千字
版　　次：2017 年 9 月第 1 版　　2017 年 9 月第 1 次印刷
书　　号：ISBN 978-7-5659-1670-0
定　　价：139.00 元

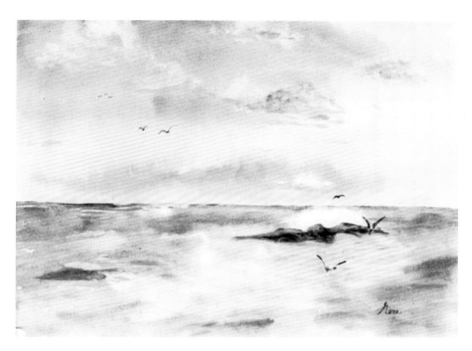

　　感谢我们的家人和亲友，感谢那些我们有幸去照顾的人，感谢我们的同事/合作者、导师以及学生，是他们给予我们撰写这一真正意义上合著的灵感和支持。

译者名单

（以姓名汉语拼音排序）

李　琳（国家心血管病中心/中国医学科学院阜外医院）

马　飞（国家癌症中心/中国医学科学院肿瘤医院）

倪　松（国家癌症中心/中国医学科学院肿瘤医院）

裴　炜（国家癌症中心/中国医学科学院肿瘤医院）

孙永琨（国家癌症中心/中国医学科学院肿瘤医院）

唐　闽（国家心血管病中心/中国医学科学院阜外医院）

滕思勇（国家心血管病中心/中国医学科学院阜外医院）

王春玥（国家心血管病中心/中国医学科学院阜外医院）

叶绍东（国家心血管病中心/中国医学科学院阜外医院）

袁建松（国家心血管病中心/中国医学科学院阜外医院）

张　烨（国家癌症中心/中国医学科学院肿瘤医院）

张海涛（国家心血管病中心/中国医学科学院阜外医院）

张宇辉（国家心血管病中心/中国医学科学院阜外医院）

赵　杰（国家心血管病中心/中国医学科学院阜外医院）

钟宇新（国家癌症中心/中国医学科学院肿瘤医院）

原著者名单

Monica Ahluwalia, MD Department of Internal Medicine, Perelman School of Medicine, University of Pennsylvania, Philadelphia, PA, USA

Ana Barac, MD MedStar Heart and Vascular Institute, Medstar Washington Hospital Center, Washington, DC, USA

Joshua A. Beckman, MD Vanderbilt Heart and Vascular Institute, Vanderbilt University Medical Center, Nashville, TN, USA

Anne Blaes, MD Division of Hematology, Oncology and Transplantation, Department of Medicine, University of Minnesota, Minneapolis, MN, USA

Joseph R. Carver, MD, FACC Abramson Cancer Center, University of Pennsylvania, Philadelphia, PA, USA

Anna Catino, MD Division of Cardiovascular Medicine, Department of Medicine, University of Utah, Salt Lake City, UT, USA

Robert Frank Cornell, MD, MS Division of Hematology and Oncology, Vanderbilt University Medical Center, Nashville, TN, USA

Carmen Criscitiello, MD Division of Early Drug Development for Innovative Therapies, Istituto Europeo di Oncologia, Milano, Italy

Giuseppe Curigliano, MD, PhD Division of Early Drug Development for Innovative Therapies, Istituto Europeo di Oncologia, Milano, Italy

Susan F. Dent, MD Division of Medical Oncology, Department of Medicine, University of Ottawa, Ottawa, ON, Canada

Angela Esposito, MD Division of Early Drug Development for Innovative Therapies, Istituto Europeo di Oncologia, Milano, Italy

Lauren Gilstrap, MD Newton-Wesley Hospital, Newton, MA, USA

Cardiovascular Medicine, Brigham and Women's Hospital, Boston, MA, USA

Stacey Goodman, MD Vanderbilt Blood Disorders, Vanderbilt University Medical Center, Nashville, TN, USA

Mike Harrison, MD Duke Cancer Institute, Duke University Medical Center, Durham, NC, USA

Michel G. Khouri, MD Division of Cardiology, Department of Medicine, Duke University Medical Center, Durham, NC, USA

Gretchen G. Kimmick, MD, MS Department of Medicine, Duke University Medical Center, Durham, NC, USA

David G. Kirsch, MD, PhD Department of Radiation Oncology, Duke University Medical Center, Durham, NC, USA

Aaron P. Kithcart, MD, PhD Cardiology, Brigham and Women's Hospital, Boston, MA, USA

Igor Klem, MD Division of Cardiology, Department of Medicine, Duke University Medical Center, Durham, NC, USA

Ronald J. Krone, MD Cardiovascular Division, John T Milliken Department of Internal Medicine, Washington University Medical School, Saint Louis, MO, USA

Bonnie Ky, MD Division of Cardiology, Department of Medicine, University of Pennsylvania, Philadelphia, PA, USA

Chang-Lung Lee, MD, PhD Department of Radiation Oncology, Duke University Medical Center, Durham, NC, USA

Daniel J. Lenihan, MD Vanderbilt Heart and Vascular Institute, Vanderbilt University Medical Center, Nashville, TN, USA

Carrie Geisberg Lenneman, MD, MSCI Divistion of Cardiology, Department of Medicine, University of Louisville, Louisville, KY, USA

Gary H. Lyman, MD, MPH, FASCO, FACP, FRCP(Edin) Hutchinson Institute for Cancer Outcomes Research, Fred Hutchinson Cancer Research Center, Seattle, WA, USA

University of Washington, Seattle, WA, USA

Erica L. Mayer, MD, MPH Dana-Farber Cancer Institute, Harvard Medical School, Boston, MA, USA

Chiara Melloni, MD, MHS Duke Clinical Research Institute, Durham, NC, USA

Myles Nickolich, MD Department of Internal Medicine, Duke University Medical Center, Durham, NC, USA

Anju Nohria, MD Brigham and Womens Hospital, Brigham and Womens Cardiology, Boston, MA, USA

Daniel S. O'Connor, MD, PhD Division of Cardiology, Columbia College of Physicians & Surgeons, New York Presbyterian Hospital, New York, NY, USA

Manisha Palta, MD Department of Radiation Oncology, Duke University Medical Center, Durham, NC, USA

Gregg F. Rosner, MD, MFS Cardiology & Cardiac Intensive Care, Columbia University Medical Center, New York, NY, USA

Rabih Said, MD, MPH Division of Cancer Medicine, Department of Investigational Cancer Therapeutics, The University of Texas MD Anderson Cancer Center, Houston, TX, USA

Division of Oncology, Department of Internal Medicine, The University of Texas Health Science Center at Houston, Houston, TX, USA

Douglas B. Sawyer, MD Maine Medical Center, Cardiovascular Institute, Portland, ME, USA

Chetan Shenoy, MD, MBBS Division of Cardiology, Department of Medicine, University of Minnesota Medical Center, Minneapolis, MN, USA

Preet Paul Singh, MD Siteman Cancer Center, Saint Louis, MO, USA

Jeffrey Sulpher, MD Division of Medical Oncology, Department of Medicine, University of Ottawa, Ottawa, ON, Canada

Dava Szalda, MD, MSHP Abramson Cancer Center, Cancer Survivorship Program, Pediatric Oncology, The Children's Hospital of Philadelphia, Phialdelphia, PA, USA

Apostolia M. Tsimberidou, MD, PhD Division of Cancer Medicine, Department of Investigational Cancer Therapeutics, The University of Texas MD Anderson Cancer Center, Houston, TX, USA

Syed Wamique Yusuf, MBBS, MRCPI, FACC Department of Cardiology, University of Texas MD Anderson Cancer Center, Houston, TX, USA

中文版序

　　心血管疾病和癌症分别是我国城乡居民第一和第二位死亡原因，据最新统计，两者死亡在城市占全部死亡的 69％，在农村占 63％。我国心血管疾病和癌症发病率均持续上升，近 20 年我国新增癌症患者已占全世界新增癌症患者总数的五分之一。虽然发生于心脏部位的癌症并不常见，但同时罹患癌症和心血管疾病的患者却很常见。而随着癌症治疗的不断完善和变革，相当多的癌症患者得以长期生存。非癌症并发症对患者预后的影响愈加显现，其中心血管并发症已成为导致癌症患者死亡的最主要原因之一。另一方面，心血管疾病患者也越来越多地面临癌症治疗的挑战。癌症和心血管疾病已进入到"临床交汇"的时代。

　　《肿瘤心脏病学：癌症与心脏疾病的临床交汇》中译本是我国第一部肿瘤心脏病学领域的中文版专业参考书。该书原著作者由世界著名大学和医学中心的肿瘤学和心脏病学专家组成。对这一领域常见临床问题，如放化疗的心脏毒性，癌症治疗中心脏毒性的筛查与监控，癌症治疗中高血压的管理，癌症患者外科手术前的心脏评估，癌症患者冠心病治疗决策等，均设立专门章节予以详细阐述，具有重要临床参考价值。

　　本书主译来自国家心血管病中心/中国医学科学院阜外医院的张海涛医师和来自国家癌症中心/中国医学科学院肿瘤医院的马飞医师，他们敏锐地意识到临床医师的需求，联合一批工作在临床一线的心血管病专业和肿瘤专业的中青年医生，在很短时间内完成了本书的翻译出版，使广大读者得以在原文出版不久即见到中文版。

　　肿瘤心脏病学在我国仍是一个新兴的领域，引进发达国家的最新专著，学习和借鉴其先进理念与实践经验是推进我国这一领域快速发展的重要途径。相信这本专著的翻译出版将为我国临床医生解决那些癌症与心血管疾病交织的复杂问题提供有益的帮助。

中国工程院院士
国家心血管病中心
中国医学科学院阜外医院

中国工程院院士
国家癌症中心
中国医学科学院肿瘤医院

中文版前言

肿瘤科和心脏科都是专业性极强的领域，也是发展与变革最快的领域。但我们突然发现工作中要开始面对越来越多具有癌症和心脏病交叉背景的患者，这些患者临床问题的复杂性让我们有些措手不及。而另一个严峻问题是，我们在这一交汇领域的知识琐碎而匮乏，迫切需要一本系统指导大家学习实践的参考书。

自 2015 年以后，国外肿瘤心脏病学的多部专著开始陆续出版，但其内容大多倾向于基础研究进展，临床参考价值有限。直到 2016 年 10 月，Springer 出版社的这本 *Cardio-Oncology：The Clinical Overlap of Cancer and Heart Disease* 开始预售，我意识到这正是临床医生所需要的。我致信给马飞：“在肿瘤心脏病学方面的努力，希望逐步实现一些小目标，比如翻译一本专业书籍”？回复："特别乐意一起干点有意义的小事情"。该书在 2017 年 5 月正式出版，我们第一时间拿到样书开始翻译和校对，在 Springer 出版社和北京大学医学出版社的帮助下，其中文版终于几乎与原著同步呈现给大家。

与其说是一次翻译，其实是一次学习。我们都需要克服困难，重新学起，哪怕是对方领域最基本的知识。我们也认识到这是一个迅速变革的领域，思想、设备、技术、药物都在推陈出新。比如书中反复提到的多门控采集扫描（MUGA），在我国心血管病学领域已极少使用。我们已开始应用光学相干断层成像（OCT）、冠状动脉血流储备分数（FFR）技术评价癌症患者冠状动脉损伤和心肌灌注储备。马飞的团队也在积极倡导“肿瘤全方位健康管理”的新理念。我们相信以上这些已超前于西方研究者的思想。由此，我们希望这本书不仅能在临床医生遇到棘手困难时提供有用的帮助，更应成为大家认识肿瘤心脏病学这一领域的起点，并以此为契机，为这一交汇领域的创新研究做出贡献。

2017 年也恰好是我们的母校——北京协和医学院建校 100 周年，我们谨以此书献给母校、老师还有同学们。

张海涛　马　飞
2017 年 8 月

原著前言

随着众多疾病新疗法爆发式涌现，医学变得越来越专业，随后又出现愈加细化的领域。由于这种渐进式划分，医疗专业之间的密切合作成为有效卫生保健的一个重要组成部分。新兴的医学学科肿瘤心脏病学就是这种卓越合作的重要范例。在成年人中，癌症和心脏病在流行病学上有着惊人的相似之处。心血管疾病和癌症这两种疾病至少占发达国家死亡原因的一半。其在许多患者中成为合并症已经不足为奇，因此，需要强调肿瘤学和心脏病学专家的密切合作。

我们希望通过本教科书为执业心脏病学专家、内科和放射肿瘤学专家及相关领域的学员，提供一部有价值的临床参考书，包含的知识有癌症治疗的心脏并发症、心血管疾病患者的癌症治疗和癌症患者的心血管疾病治疗等。本书经 3 位肿瘤学专家和 2 位心脏病学专家主编以便整合两个专业的知识，目的是对照顾这些患者的肿瘤科和心脏科医生的临床工作有所帮助。本书每章均由至少 1 位肿瘤学专家和 1 位心脏病学专家为共同作者，以包括每个学科的视角，使文字通俗易懂，对这两个学科及其他领域的读者都具有专业的临床应用价值。我们相信，这是第一本从真正的多学科观点全面论述肿瘤心脏病学的教科书。整合以后，这些章节为读者提供了从流行病学、基础科学到临床知识的概述，从而能够在心脏病学和肿瘤学临床交汇这一不断扩展的空间里一窥究竟。

本书还增加了有价值的资料，将原先只集中在癌症治疗导致心力衰竭一个话题扩大到更具广泛性的多个心血管问题，包括冠心病、高血压和血管并发症等都做了充分考虑。我们还要求作者在内容中要包括临床常见问题的实际管理方法，以便在临床医生遇到这些潜在的困难决策时为他们提供有用的指导。我们希望读者能感受到这些章节内容丰富、引人入胜，但我们也认识到这是一个迅速变化的学科。也许通过阅读本书，将激励医生为这一生机勃勃的学科的知识整合和深入研究做出贡献，以不断提升对患者的医疗服务水平。

Durham，NC，USA　　　Gretchen G. Kimmick，MD，MS

Nashville，TN，USA　　　Daniel J. Lenihan，MD

Portland，ME，USA　　　Douglas B. Sawyer，MD

Boston，MA，USA　　　Erica L. Mayer，MD，MPH

New York，NY，USA　　　Dawn L. Hershman，MD，MS

原著致谢

非常感谢美国临床肿瘤学会的领导和工作人员对这一领域的热情支持。特别要感谢 Teresa Gilewski 医学博士（2012 年这本书的设想初现时，他正担任患者和生存者医疗监测的教育委员会的领导）。

感谢杜克癌症研究所的 Julie Hughes，作为行政助理为完成这部著作提供了无价的帮助。

我们也要感谢 Springer 出版社和本书的项目协调专员 Susan Westendorf 在整个出版过程中的耐心和指导。

目录

第1章

肿瘤心脏病学的流行病学

Epidemiology of Cardio-Oncology

Carrie Geisberg Lenneman，Gretchen G. Kimmick，
Douglas B. Sawyer

王春玥　马飞　译

引言

　　心脏病与癌症是造成人类死亡的两大最主要的因素，2010年美国因这两种疾病死亡的人数占总死亡人数的47%[1-2]。成人的癌症与心脏病在流行病学方面有极大的相似性，这也解释了许多成年患者需要同时在肿瘤科专家及心脏科专家处接受治疗的原因。得益于更好的疾病筛查、更早的检测以及更有效的治疗，心血管疾病（CVD）及癌症患者的生存期均得以延长（见图1.1）。最新的关于炎症及衰老的生物学机制方面的研究或许有助于解释两者成为老龄患者最主要疾病的原因。许多乳腺癌患者存在多种心脏疾病的危险因素，如吸烟、糖尿病、血脂异常、饮酒、肥胖、久坐等[3-5]。这些危险因素的存在也增加了癌症治疗中发生心血管不良反应的可能性。对于新近诊断出癌症的患者，其已有的心血管疾病也将严重限制其癌症的诊断、分期与治疗，这一问题在老年患者中尤其常见。本章的主要目的在于总结目前已知的、一般癌症和心血管疾病共有的流行病学方面的特点，讨论其可能的生物学机制及临床意义。

癌症与心血管疾病：流行病学的共性

　　许多心血管疾病的危险因素（如吸烟）也是癌症的危险因素。美国心脏病死亡率与癌症死亡率在地域分布上具有相似性，为此也提供了佐证。遗传易感性以及年龄是决定心血管疾病与癌症危险程度的两个重要因素，但绝大多数癌症和心血管疾病都是由一些可变性危险因素造成的。一项多国参与的

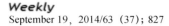

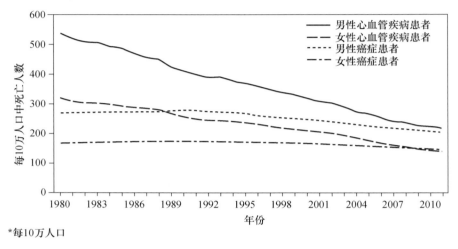

图 1.1　美国心血管疾病与癌症的年龄标准化死亡率, 1980—2011 年

心脏疾病流行病学研究 (INTERHEART) 报道了造成心肌梗死的 9 大危险因素, 包括血脂异常、吸烟、高血压、糖尿病、腹部肥胖、社会心理因素、运动锻炼、蔬菜水果摄入量不足以及饮酒。这 9 大危险因素对于男性来说, 占心肌梗死人群归因危险度的 90%, 而对于女性来说占 94%[6]。另外, 一些研究也显示了上述可变危险因素与癌症之间的关系。肺癌、前列腺癌以及直肠癌均与肥胖、高脂饮食及吸烟相关[7-8]。

　　肥胖　体重指数 (BMI) 超过 30 kg/m² 被定义为肥胖。肥胖已被确认为心血管疾病与癌症的危险因素, 发达国家人口的肥胖率高达 35%[9]。肥胖与造成心血管疾病的其他已知危险因素有相关性, 如高血压、高密度脂蛋白胆固醇降低等。与此同时, 一项包含心血管疾病传统危险因素的多因素分析研究表明, 肥胖是造成心血管疾病的一个显著、独立且有预测性的危险因素[10-11]。

　　多项研究阐释了肥胖也是某些癌症的危险因素, 并且对于癌症患者的预后有负面影响。其中, 肥胖与乳腺癌发病风险及其预后的负面关系尤其明显。体重指数过高和 (或) 围绝经期体重增加则乳腺癌的发病风险升高[12-16]。自从 1976 年 Abe 等人报道了肥胖与乳腺癌复发之间的关系以来, 已有超过 50 个研究评估了体重与乳腺癌预后之间的关系[17-18]。一项录入 14 709 名患者的前瞻性队列研究显示, 肥胖与乳腺癌患者预后不良相关[8]。另一项基于人群的研究指出, 如果绝经前的女性体重增加 16 kg, 或者绝经后的女性体重增加了 12.7 kg, 乳腺癌相关死亡率就会增加至少 2 倍[19]。与乳腺癌相似, 关于前列腺癌与结肠癌的研究也显示体重指数与癌症发生率呈正相关[20-21]。内脏脂肪不能通过测量体重指数、腰围及皮下脂肪来评估[22]，但在炎症与氧化应激过程中扮演重要角色。近期一些基于流行病学的癌症研究显示，整体肥胖及中心性肥胖与结直肠癌（CTC）发生率[23]及胰腺癌死亡率[24]之间存在相似的联系。

糖尿病　　与肥胖相似，糖尿病对于癌症和心血管疾病的发生风险及预后都有不良影响。Framingham 心脏研究显示，许多心血管疾病的单一危险因素都会增加心血管疾病的终身危险性及死亡率，其中 50 岁时患有糖尿病对危险性和死亡率的增加作用最显著[25]。2 型糖尿病也增加了癌症的发生风险[26]。在糖尿病患者中，高胰岛素水平及胰岛素样生长因子水平与乳腺癌及结肠癌的不良预后相关[27-30]。有趣的是，一系列观察性研究报道 2 型糖尿病患者长期大剂量使用二甲双胍可降低癌症发生率与死亡率[31]。一项包含 2529 名女性患者的回顾性临床研究数据显示，在接受新辅助化疗的患有 2 型糖尿病的女性乳腺癌患者中，接受二甲双胍治疗组乳腺癌的病理完全缓解率（24%）显著高于未接受二甲双胍治疗组（8%）[32]。但对于性激素受体及人表皮生长因子受体 2（HER-2）双阴性且患有 2 型糖尿病的乳腺癌患者，在辅助化疗中接受二甲双胍治疗不能显著提高其生存期。另一项来自安德森癌症中心的研究中，中位随访时间长达 62 个月，结果显示接受二甲双胍治疗的糖尿病患者、未接受二甲双胍治疗的糖尿病患者及非糖尿病患者这 3 组在癌症的 5 年无远处转移生存率（分别为 0.73、0.66 及 0.60，$P = 0.23$）、5 年无复发生存率（分别为 0.65、0.64 及 0.54，$P = 0.38$）及 5 年总生存率（分别为 0.67、0.69 及 0.66，$P = 0.58$）方面没有显著差异[33]。与接受二甲双胍治疗的糖尿病患者相比，未接受二甲双胍治疗的糖尿病患者（HR，1.63；95%CI 0.87～3.06）及非糖尿病患者（HR，1.62；95%CI 0.97～2.71）的癌症远处转移风险更高。另一项二甲双胍的 Ⅱ 期临床研究中，受试对象是 44 名去势治疗无效且未接受过化疗的前列腺癌患者。该研究发现有 2 例患者血清前列腺特异性抗原（PSA）下降超过 50%，而约一半患者 PSA 的倍增时间延长，为二甲双胍的抗癌活性提供了一定的证据[34]。这些观察性研究为乳腺癌发生和细胞表面胰岛素受体活性之间存在关联提供了合理的生物学解释。乳腺癌细胞表面存在过量表达的胰岛素受体，既可以与胰岛素结合也可与胰岛素样生长因子（IGF1 和 IGF2）结合。在胰岛素样生长因子而非胰岛素与之结合后，将会激活细胞增殖而非代谢通路[35]。除了上述研究以外，在晚期前列腺癌患者中，二甲双胍的 Ⅱ 期临床研究也正在进行。另外，一项 Ⅲ 期临床研究将比较低危前列腺癌患者中二甲双胍与安慰剂治疗的效果（NCT01864096）。

吸烟　　吸烟是一个心血管疾病和癌症所共有的危险因素。吸烟可增加机体炎症反应、血栓栓塞及内皮损伤[36-37]。与从不吸烟者相比，正在吸烟者的肺癌风险大大增加（男性增加 4.4 倍，女性为 2.8 倍）。一项 meta 分析显示吸烟同样增加了结直肠癌的发病风险及死亡率[38]。虽然吸烟造成结肠癌的生物机制还未得到完全阐明，但动物研究表明烟草暴露促进了炎性相关腺瘤的形成，并增加了 5-脂氧合酶、基质金属蛋白酶 2（MMP-2）及血管内皮生长因子（VEGF）的表达[39]。另外，吸烟也与诊断时癌症分期更高[40]及发生肺部转移有关[41]。

尽管目前关于烟草暴露和动脉粥样硬化发生的病理机制之间的关系研究还不尽完善，但可以肯定的是减少吸烟对于个体和社会都有益处。吸烟者戒烟不足 1 年即可降低其心血管疾病与癌症的发病风险[42]。同样对于社会而言，进行控烟活动可有效减少吸烟的数量，并减少吸烟所导致的心血管疾病、癌症及肺部疾病所产生的医疗方面的支出[43]。

心血管疾病与癌症共同的流行病学机制学说

肥胖、代谢综合征、吸烟、糖尿病 4 种危险因素都和动脉粥样硬化、心力衰竭及癌症的发病有关，这些危险因素可能通过炎症来发挥作用（图 1.2）。人类很早就发现肝炎、炎症性肠病、人乳头瘤病毒感染及幽门螺杆菌感染所导致的慢性炎症可以增加癌症的风险[44-45]。近期的研究表明细胞因子（如肿瘤坏死因子 α、白细胞介素 2 及白细胞介素 6）水平升高以及细胞因子的基因变异可以增加乳腺癌的发病风险及造成不良预后[46]。与之相似，炎症生物标志物的增高也与冠心病及心力衰竭相关[47-48]。超敏 C 反应蛋白（hs-CRP）水平增高与心血管事件发生相关。而血浆 C 反应蛋白水平增高也同时增加了癌症风险，并且预示着更差的生存情况[49-50]。

使用非甾体抗炎药　阿司匹林被推荐用于心血管疾病的一级与二级预防[51]。阿司匹林可以降低心肌梗死的死亡率（RR 0.94，95%CI 0.88～1.00）与发生风险（RR 0.80，95%CI 0.67～0.96），并降低脑卒中的发生风险（RR 0.95，95%CI 0.85～1.06）[52-53]。但服用阿司匹林可增加额外出血的风险（RR 1.54，95%CI 1.30～1.82）[54]。

和服用阿司匹林及非甾体抗炎药（NSAIDs）之间相关性最强的癌症是结

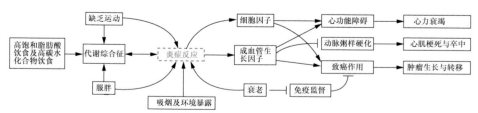

图 1.2　可变危险因素促使心血管疾病及癌症发生的模型

肠癌[55-64]。阿司匹林可降低结肠癌的死亡风险。在一项综合了 4 个随机对照研究结果的分析中，14 033 名患者被随机分为阿司匹林组和对照组（计划治疗时间平均为 6 年），患者的中位随访时间为 18.3 年，其中共有 391 例（2.8%）新发的结直肠癌，而阿司匹林组结肠癌发病率及死亡率有所降低[65]，至 20 年结肠癌发生率（HR 0.76，0.60～0.96；$P = 0.02$）及死亡率（HR 0.65，0.48～0.88；$P = 0.005$）均显著降低。随机对照临床研究表明，服用阿司匹林可降低结直肠腺瘤的发生率[66-67]，这可能与其抑制环氧合酶 2（COX-2）通路的作用有关，该酶在 80%～85% 的结肠癌患者中过表达。另一项研究综合了护士健康研究与医务人员随访研究两者的数据，其患者的中位随访时间为 11.8 年，该研究显示服用阿司匹林者与不服用阿司匹林者相比，癌症死亡率下降 29%（95%CI，0.53～0.95），而全因死亡率下降 21%（95%CI，0.65～0.97），均为显著性降低[57]。如果在诊断为癌症后使用阿司匹林，而此时癌症中已有 COX-2 过表达，那么阿司匹林会将死亡率降低 61%（95%CI，0.20～0.76），但如果癌症细胞不过表达 COX-2，则患者不会获益（多因素 HR，1.22；95%CI，0.36～4.18）。研究表明，阿司匹林为结肠癌患者带来的获益还取决于其他基因的改变，包括 *PIK3CA*（该基因编码磷脂酰肌醇-4，5-二磷酸 3-激酶的催化亚基 α 多肽链）基因的状态[68-69]、PTGS2 基因的表达情况[64]、BRAF 基因的突变[70]、人白细胞抗原（HLA）Ⅰ类抗原基因表达情况[61]；尚未发现的其他因素也会对其产生影响。2013 年美国临床肿瘤学会（ASCO）结直肠癌患者随访、监测及二级预防指南并没有将阿司匹林及其他环氧合酶抑制剂列入常规用药[62]。但在这些研究结果的基础上，又开展了两个前瞻性随机对照研究，以便进一步研究阿司匹林与结直肠癌的关系，这两项研究分别是Ⅲ期联合研究 80 702（译者注：应为 CALGB 80 702）以及对杜克 C 期和高危杜克 B 期结直肠癌患者使用阿司匹林的研究（ASCOLT）。

　　规律服用阿司匹林可降低乳腺癌发生率。妇女健康行动（WHI）开展的前瞻性研究，纳入了 80 741 名 50～79 岁、绝经后且无乳腺癌及其他癌症病史的妇女，发现长期规律服用（指每周服用至少 2 片，服用时间至少 10 年）阿司匹林、布洛芬或其他非甾体抗炎药的妇女乳腺癌的发生率下降了 28%（95%CI，0.56～0.91）[71]。长期服用布洛芬的妇女与长期服用阿司匹林的妇女相比，乳腺癌风险的下降更为显著（前者 RR，0.51；CI，0.28～0.96；后者 RR，0.79；CI，0.60～1.03）。其他 meta 分析也证实，阿司匹林能够降低乳腺癌的发生风险[72-73]。因此美国预防服务工作组（USPSTF）推荐 50～69 岁的人群应每日服用低剂量阿司匹林至少 10 年，以降低心血管疾病与结直肠癌的发生风险[74-77]。

　　通过改变一些可变性危险因素，如减肥、规律锻炼以及摄取富含水果及蔬菜的饮食，可以改善许多心血管疾病及肺癌、乳腺癌、前列腺癌和结肠癌患者的预后和生存期。然而年龄是心血管疾病和癌症所共有的不可变危险因素。一项纵向的医师健康研究表明，60～70 岁时心血管疾病和癌症的发病率迅速升高，很大一部分老年人同时患有心血管疾病和癌症[78]。目前，人口老龄化日益严重，而心血管疾病和癌症有共同的危险因素，这为医生与研究人员提供了很好的机会，来进一步明确心血管疾病和癌症所共有的生物学机制及临床治疗方法，从而改善肿瘤心脏病患者的结局。

癌症生存者：其心血管疾病与癌症死亡率的比较

癌症生存者因心血管疾病而死亡的风险可能要高于因癌症本身而死亡的风险。得益于更加有效的早期检测技术及治疗策略，癌症的死亡率在过去 30 年间持续下降[79-80]，因此癌症生存者的数量也逐渐增多[81]。根据 2015 年的估测数据，乳腺癌、前列腺癌及结直肠癌是癌症中发病率和死亡率相差最为悬殊的 3 个，其当年发病人数分别为 231 840 例、20 800 例（译者注：原文有误，应为 220 800 例）及 132 700 例，而当年死亡人数则仅为 40 290 例、27 540 例及 49 700 例[82]。据估计，从 2014 年到 2024 年，乳腺癌生存者数量将由 3 131 400 人增至 3 951 930 人，前列腺癌生存者数量将由 2 975 970 人增至 4 194 190 人，结直肠癌生存者数量将由 1 246 320 人增至 1 561 020 人[83]。乳腺癌生存者，尤其是老年人中，心血管疾病已经成为死亡的主要原因[84-88]。儿童时期罹患癌症的生存者也同样如此，超过 80% 的患者癌症可以得到治愈，但心血管疾病却威胁着他们的生命。儿童癌症生存者研究是儿童癌症生存者方面规模最大且最为全面的队列研究，该研究表明，儿童癌症生存者罹患其他慢性疾病的比率之高令人震惊，其中心血管疾病是最主要的疾病，也是造成儿童死亡的主要原因[89-91]。

成人癌症生存者同样面临心血管疾病的威胁，其原因有多个方面。首先，心血管疾病可能先于癌症而被诊断。一份基于人群的研究纳入 6439 名于 2004 年偶然发现乳腺癌的女性患者，其平均年龄为 58.7 岁，该研究表明 45.8% 的患者在其乳腺癌确诊之前就已经患有心血管疾病[92]。

其次，做出癌症诊断后，患者所共有的心血管疾病危险因素可导致其最终罹患心血管疾病和（或）出现心血管疾病相关的临床症状。根据一项纳入 2542 名乳腺癌生存者的研究，11% 的患者在乳腺癌诊断之前患有心血管疾病，另外 10% 的患者在诊断为乳腺癌之后新出现了心血管疾病[4]。在这些心血管疾病中，心绞痛最为常见，其次是心肌梗死、卒中及动脉闭塞性疾病。37% 的患者在癌症诊断时就有高血压，另有 12% 的患者在癌症诊断后新发高血压。

有趣的是，高血压及其治疗可能会影响癌症患者的预后。流行病学研究发现，患有高血压的乳腺癌患者预后更好[93]。β 受体阻滞剂的使用与癌症患者死亡率的降低有关[94]。因此人们猜测诸如 β 受体阻滞剂一类的降压药物可能具有抗癌活性[95-97]。尽管 β 受体阻滞剂不能降低黑色素瘤死亡率[98]，但 β 受体阻滞剂与血管紧张素转化酶抑制剂均被发现能够降低乳腺癌死亡率[99-101]。另一份基于人群的病例对照研究纳入了 65～79 岁的女性患者，发现服用速效型钙通道阻滞剂、噻嗪类利尿剂及保钾利尿剂增加了罹患乳腺癌的风险（其各自的 OR 及 95％CI 分别为 OR 1.5，95％CI，1.0～2.1；OR 1.4，95％CI，1.1～1.8；和 OR 1.6，95％CI，1.2～2.1）。一项大型流行病学研究也显示患有乳腺癌的妇女对于指南指导的治疗依从性更好[92]，从而获得更好的预后。但能够获得更好的医疗资源可能是高血压和癌症结局关系研究的一个混杂因素。

最后，癌症治疗的心脏毒性可以导致心血管疾病的发生。这些心脏毒性包括高血压、心肌病、QT 间期延长、心律失常、血栓形成及代谢异常。关于癌症治疗心脏毒性的内容将在本书其他章节详细阐述。

参考文献

1. Siegel R, Naishadham D, Jemal A. Cancer statistics, 2012. CA Cancer J Clin. 2012;62 (1):10–29.
2. Murphy SL, Jiaquan X, Kochanek KD. National Vital Statistics Reports: Deaths Preliminary Report for 2010. 2012.
3. Weaver KE, Foraker RE, Alfano CM, Rowland JH, Arora NK, Bellizzi KM, et al. Cardiovascular risk factors among long-term survivors of breast, prostate, colorectal, and gynecologic cancers: a gap in survivorship care? J Cancer Surviv. 2013;7(2):253–61.
4. Obi N, Gornyk D, Heinz J, Vrieling A, Seibold P, Chang-Claude J, et al. Determinants of newly diagnosed comorbidities among breast cancer survivors. J Cancer Surviv. 2014;8 (3):384–93.
5. Lakoski SG, Willis BL, Barlow CE, Leonard D, Gao A, Radford NB, et al. Midlife cardiorespiratory fitness, incident cancer, and survival after cancer in men: The Cooper Center Longitudinal Study. JAMA Oncol. 2015;1(2):231–7.
6. Yusuf S, Hawken S, Ounpuu S, Dans T, Avezum A, Lanas F, et al. Effect of potentially modifiable risk factors associated with myocardial infarction in 52 countries (the INTERHEART study): case-control study. Lancet. 2004;364(9438):937–52.
7. Khan N, Afaq F, Mukhtar H. Lifestyle as risk factor for cancer: evidence from human studies. Cancer Lett. 2010;293(2):133–43.
8. Majed B, Moreau T, Senouci K, Salmon RJ, Fourquet A, Asselain B. Is obesity an independent prognosis factor in woman breast cancer? Breast Cancer Res Treat. 2008;111(2):329–42.
9. Ogden CL, Carroll MD, Kit BK, Flegal KM. Prevalence of childhood and adult obesity in the United States, 2011–2012. JAMA. 2014;311(8):806–14.
10. Wilson PW, Bozeman SR, Burton TM, Hoaglin DC, Ben-Joseph R, Pashos CL. Prediction of first events of coronary heart disease and stroke with consideration of adiposity. Circulation. 2008;118(2):124–30.
11. Twig G, Yaniv G, Levine H, Leiba A, Goldberger N, Derazne E, et al. Body-mass index in 2.3 million adolescents and cardiovascular death in adulthood. N Engl J Med. 2016;374:2430–40.

12. Lahmann PH, Hoffmann K, Allen N, van Gils CH, Khaw KT, Tehard B, et al. Body size and breast cancer risk: findings from the European Prospective Investigation into Cancer and Nutrition (EPIC). Int J Cancer. 2004;111(5):762–71.

13. Eliassen AH, Colditz GA, Rosner B, Willett WC, Hankinson SE. Adult weight change and risk of postmenopausal breast cancer. JAMA. 2006;296(2):193–201.

14. Ahn J, Schatzkin A, Lacey Jr JV, Albanes D, Ballard-Barbash R, Adams KF, et al. Adiposity, adult weight change, and postmenopausal breast cancer risk. Arch Intern Med. 2007;167 (19):2091–102.

15. Alsaker MD, Janszky I, Opdahl S, Vatten LJ, Romundstad PR. Weight change in adulthood and risk of postmenopausal breast cancer: the HUNT study of Norway. Br J Cancer. 2013;109 (5):1310–7.

16. Emaus MJ, van Gils CH, Bakker MF, Bisschop CN, Monninkhof EM, Bueno-de-Mesquita HB, et al. Weight change in middle adulthood and breast cancer risk in the EPIC-PANACEA study. Int J Cancer. 2014;135(12):2887–99.

17. Abe R, Kumagai N, Kimura M, Hirosaki A, Nakamura T. Biological characteristics of breast cancer in obesity. Tohoku J Exp Med. 1976;120(4):351–9.

18. Protani M, Coory M, Martin JH. Effect of obesity on survival of women with breast cancer: systematic review and meta-analysis. Breast Cancer Res Treat. 2010;123(3):627–35.

19. Cleveland RJ, Eng SM, Abrahamson PE, Britton JA, Teitelbaum SL, Neugut AI, et al. Weight gain prior to diagnosis and survival from breast cancer. Cancer Epidemiol Biomarkers Prev. 2007;16(9):1803–11.

20. Andersson SO, Wolk A, Bergstrom R, Adami HO, Engholm G, Englund A, et al. Body size and prostate cancer: a 20-year follow-up study among 135006 Swedish construction workers. J Natl Cancer Inst. 1997;89(5):385–9.

21. Tamakoshi K, Wakai K, Kojima M, Watanabe Y, Hayakawa N, Toyoshima H, et al. A prospective study of body size and colon cancer mortality in Japan: the JACC Study. Int J Obes Relat Metab Disord. 2004;28(4):551–8.

22. Pou KM, Massaro JM, Hoffmann U, Vasan RS, Maurovich-Horvat P, Larson MG, et al. Visceral and subcutaneous adipose tissue volumes are cross-sectionally related to markers of inflammation and oxidative stress: the Framingham Heart Study. Circulation. 2007;116 (11):1234–41.

23. Song M, Hu FB, Spiegelman D, Chan AT, Wu K, Ogino S, et al. Long-term status and change of body fat distribution, and risk of colorectal cancer: a prospective cohort study. Int J Epidemiol. 2015.

24. Genkinger JM, Kitahara CM, Bernstein L, Berrington de Gonzalez A, Brotzman M, Elena JW, et al. Central adiposity, obesity during early adulthood, and pancreatic cancer mortality in a pooled analysis of cohort studies. Ann Oncol. 2015;26(11):2257–66.

25. Lloyd-Jones DM, Leip EP, Larson MG, D'Agostino RB, Beiser A, Wilson PW, et al. Prediction of lifetime risk for cardiovascular disease by risk factor burden at 50 years of age. Circulation. 2006;113(6):791–8.

26. Gallagher EJ, LeRoith D. Obesity and diabetes: the increased risk of cancer and cancer-related mortality. Physiol Rev. 2015;95(3):727–48.

27. Chlebowski RT, Aiello E, McTiernan A. Weight loss in breast cancer patient management. J Clin Oncol. 2002;20(4):1128–43.

28. Rollison DE, Newschaffer CJ, Tao Y, Pollak M, Helzlsouer KJ. Premenopausal levels of circulating insulin-like growth factor I and the risk of postmenopausal breast cancer. Int J Cancer. 2006;118(5):1279–84.

29. Goodwin PJ, Ennis M, Bahl M, Fantus IG, Pritchard KI, Trudeau ME, et al. High insulin levels in newly diagnosed breast cancer patients reflect underlying insulin resistance and are associated with components of the insulin resistance syndrome. Breast Cancer Res Treat. 2009;114(3):517–25.

30. Yeh HC, Platz EA, Wang NY, Visvanathan K, Helzlsouer KJ, Brancati FL. A prospective

study of the associations between treated diabetes and cancer outcomes. Diabetes Care. 2012;35(1):113–8.

31. Monami M, Lamanna C, Balzi D, Marchionni N, Mannucci E. Sulphonylureas and cancer: a case-control study. Acta Diabetol. 2009;46(4):279–84.

32. Jiralerspong S, Palla SL, Giordano SH, Meric-Bernstam F, Liedtke C, Barnett CM, et al. Metformin and pathologic complete responses to neoadjuvant chemotherapy in diabetic patients with breast cancer. J Clin Oncol. 2009;27(20):3297–302.

33. Bayraktar S, Hernadez-Aya LF, Lei X, Meric-Bernstam F, Litton JK, Hsu L, et al. Effect of metformin on survival outcomes in diabetic patients with triple receptor-negative breast cancer. Cancer. 2012;118(5):1202–11.

34. Rothermundt C, Hayoz S, Templeton AJ, Winterhalder R, Strebel RT, Bartschi D, et al. Metformin in chemotherapy-naive castration-resistant prostate cancer: a multicenter phase 2 trial (SAKK 08/09). Eur Urol. 2014;66(3):468–74.

35. Belfiore A, Frasca F. IGF and insulin receptor signaling in breast cancer. J Mammary Gland Biol Neoplasia. 2008;13(4):381–406.

36. Zieske AW, McMahan CA, McGill Jr HC, Homma S, Takei H, Malcom GT, et al. Smoking is associated with advanced coronary atherosclerosis in youth. Atherosclerosis. 2005;180 (1):87–92.

37. Chia S, Newby DE. Atherosclerosis, cigarette smoking, and endogenous fibrinolysis: is there a direct link? Curr Atheroscler Rep. 2002;4(2):143–8.

38. Botteri E, Iodice S, Bagnardi V, Raimondi S, Lowenfels AB, Maisonneuve P. Smoking and colorectal cancer: a meta-analysis. JAMA. 2008;300(23):2765–78.

39. Ye YN, Liu ES, Shin VY, Wu WK, Cho CH. Contributory role of 5-lipoxygenase and its association with angiogenesis in the promotion of inflammation-associated colonic tumorigenesis by cigarette smoking. Toxicology. 2004;203(1-3):179–88.

40. Kobrinsky NL, Klug MG, Hokanson PJ, Sjolander DE, Burd L. Impact of smoking on cancer stage at diagnosis. J Clin Oncol. 2003;21(5):907–13.

41. Abrams JA, Lee PC, Port JL, Altorki NK, Neugut AI. Cigarette smoking and risk of lung metastasis from esophageal cancer. Cancer Epidemiol Biomarkers Prev. 2008;17 (10):2707–13.

42. Health Benefits of Smoking Cessation. A report of the Surgeon General. DHHS Publication No. (CDC) 90-8416. In: Department of Health and Human Services NCfHS, editor. Washington, DC1990.

43. Atusingwize E, Lewis S, Langley T. Economic evaluations of tobacco control mass media campaigns: a systematic review. Tob Control. 2015;24(4):320–7.

44. Lin WW, Karin M. A cytokine-mediated link between innate immunity, inflammation, and cancer. J Clin Invest. 2007;117(5):1175–83.

45. Coussens LM, Werb Z. Inflammation and cancer. Nature. 2002;420(6917):860–7.

46. Berger FG. The interleukin-6 gene: a susceptibility factor that may contribute to racial and ethnic disparities in breast cancer mortality. Breast Cancer Res Treat. 2004;88(3):281–5.

47. Vasan RS, Sullivan LM, Roubenoff R, Dinarello CA, Harris T, Benjamin EJ, et al. Inflammatory markers and risk of heart failure in elderly subjects without prior myocardial infarction: the Framingham Heart Study. Circulation. 2003;107(11):1486–91.

48. Pai JK, Pischon T, Ma J, Manson JE, Hankinson SE, Joshipura K, et al. Inflammatory markers and the risk of coronary heart disease in men and women. N Engl J Med. 2004;351 (25):2599–610.

49. Allin KH, Bojesen SE, Nordestgaard BG. Baseline C-reactive protein is associated with incident cancer and survival in patients with cancer. J Clin Oncol. 2009;27(13):2217–24.

50. Erlinger TP, Platz EA, Rifai N, Helzlsouer KJ. C-reactive protein and the risk of incident colorectal cancer. JAMA. 2004;291(5):585–90.

51. Hennekens CH, Dyken ML, Fuster V. Aspirin as a therapeutic agent in cardiovascular disease: a statement for healthcare professionals from the American Heart Association.

Circulation. 1997;96(8):2751–3.

52. Seshasai SR, Wijesuriya S, Sivakumaran R, Nethercott S, Erqou S, Sattar N, et al. Effect of aspirin on vascular and nonvascular outcomes: meta-analysis of randomized controlled trials. Arch Intern Med. 2012;172(3):209–16.

53. Baigent C, Blackwell L, Collins R, Emberson J, Godwin J, Peto R, et al. Aspirin in the primary and secondary prevention of vascular disease: collaborative meta-analysis of individual participant data from randomised trials. Lancet. 2009;373(9678):1849–60.

54. Raju N, Sobieraj-Teague M, Hirsh J, O'Donnell M, Eikelboom J. Effect of aspirin on mortality in the primary prevention of cardiovascular disease. Am J Med. 2011;124 (7):621–9.

55. Cardwell CR, Kunzmann AT, Cantwell MM, Hughes C, Baron JA, Powe DG, et al. Low-dose aspirin use after diagnosis of colorectal cancer does not increase survival: a case-control analysis of a population-based cohort. Gastroenterology. 2014;146(3):700–8.

56. Walker AJ, Grainge MJ, Card TR. Aspirin and other non-steroidal anti-inflammatory drug use and colorectal cancer survival: a cohort study. Br J Cancer. 2012;107(9):1602–7.

57. Chan AT, Ogino S, Fuchs CS. Aspirin use and survival after diagnosis of colorectal cancer. JAMA. 2009;302(6):649–58.

58. Zell JA, Ziogas A, Bernstein L, Clarke CA, Deapen D, Largent JA, et al. Nonsteroidal anti-inflammatory drugs: effects on mortality after colorectal cancer diagnosis. Cancer. 2009;115 (24):5662–71.

59. Coghill AE, Newcomb PA, Campbell PT, Burnett-Hartman AN, Adams SV, Poole EM, et al. Prediagnostic non-steroidal anti-inflammatory drug use and survival after diagnosis of colorectal cancer. Gut. 2011;60(4):491–8.

60. Bastiaannet E, Sampieri K, Dekkers OM, de Craen AJ, van Herk-Sukel MP, Lemmens V, et al. Use of aspirin postdiagnosis improves survival for colon cancer patients. Br J Cancer. 2012;106(9):1564–70.

61. Reimers MS, Bastiaannet E, Langley RE, van Eijk R, van Vlierberghe RL, Lemmens VE, et al. Expression of HLA class I antigen, aspirin use, and survival after a diagnosis of colon cancer. JAMA Intern Med. 2014;174(5):732–9.

62. Ng K, Meyerhardt JA, Chan AT, Sato K, Chan JA, Niedzwiecki D, et al. Aspirin and COX-2 inhibitor use in patients with stage III colon cancer. J Natl Cancer Inst. 2015;107(1):345.

63. McCowan C, Munro AJ, Donnan PT, Steele RJ. Use of aspirin post-diagnosis in a cohort of patients with colorectal cancer and its association with all-cause and colorectal cancer specific mortality. Eur J Cancer. 2013;49(5):1049–57.

64. Li P, Wu H, Zhang H, Shi Y, Xu J, Ye Y, et al. Aspirin use after diagnosis but not prediagnosis improves established colorectal cancer survival: a meta-analysis. Gut. 2015;64 (9):1419–25.

65. Rothwell PM, Wilson M, Elwin CE, Norrving B, Algra A, Warlow CP, et al. Long-term effect of aspirin on colorectal cancer incidence and mortality: 20-year follow-up of five randomised trials. Lancet. 2010;376(9754):1741–50.

66. Baron JA, Cole BF, Sandler RS, Haile RW, Ahnen D, Bresalier R, et al. A randomized trial of aspirin to prevent colorectal adenomas. N Engl J Med. 2003;348(10):891–9.

67. Sandler RS, Halabi S, Baron JA, Budinger S, Paskett E, Keresztes R, et al. A randomized trial of aspirin to prevent colorectal adenomas in patients with previous colorectal cancer. N Engl J Med. 2003;348(10):883–90.

68. Liao X, Lochhead P, Nishihara R, Morikawa T, Kuchiba A, Yamauchi M, et al. Aspirin use, tumor PIK3CA mutation, and colorectal-cancer survival. N Engl J Med. 2012;367 (17):1596–606.

69. Paleari L, Puntoni M, Clavarezza M, DeCensi M, Cuzick J, DeCensi A. PIK3CA mutation, aspirin use after diagnosis and survival of colorectal cancer. A systematic review and meta-analysis of epidemiological studies. Clin Oncol (R Coll Radiol). 2016;28(5):317–26.

70. Nishihara R, Lochhead P, Kuchiba A, Jung S, Yamauchi M, Liao X, et al. Aspirin use and risk

of colorectal cancer according to BRAF mutation status. JAMA. 2013;309(24):2563–71.

71. Harris RE, Chlebowski RT, Jackson RD, Frid DJ, Ascenseo JL, Anderson G, et al. Breast cancer and nonsteroidal anti-inflammatory drugs: prospective results from the women's health initiative. Cancer Res. 2003;63(18):6096.

72. Luo T, Yan HM, He P, Luo Y, Yang YF, Zheng H. Aspirin use and breast cancer risk: a meta-analysis. Breast Cancer Res Treat. 2012;131(2):581–7.

73. Zhong S, Chen L, Zhang X, Yu D, Tang J, Zhao J. Aspirin use and risk of breast cancer: systematic review and meta-analysis of observational studies. Cancer Epidemiol Biomarkers Prev. 2015;24(11):1645–55.

74. Michaud TL, Abraham J, Jalal H, Luepker RV, Duval S, Hirsch AT. Cost-effectiveness of a statewide campaign to promote aspirin use for primary prevention of cardiovascular disease. J Am Heart Assoc. 2015;4(12).

75. Guirguis-Blake JM, Evans CV, Senger CA, et al. Aspirin for the primary prevention of cardiovascular events: a systematic evidence review for the U.S. Preventive Services Task Force [Internet]. Rockville: Agency for Healthcare Research and Quality (US); 2015. (Evidence Syntheses, No. 131). Available from https://www.ncbi.nlm.nih.gov/books/NBK321623/.

76. Chubak J, Kamineni A, Buist DSM, et al. Aspirin use for the prevention of colorectal cancer: an updated systematic evidence review for the U.S. Preventive Services Task Force [Internet]. Rockville: Agency for Healthcare Research and Quality (US); 2015. (Evidence Syntheses, No. 133). Available from https://www.ncbi.nlm.nih.gov/books/NBK321661/.

77. Whitlock EP, Williams SB, Burda BU, et al. Aspirin use in adults: cancer, all-cause mortality, and harms: a systematic evidence review for the U.S. Preventive Services Task Force [Internet]. Rockville: Agency for Healthcare Research and Quality (US); 2015. (Evidence Syntheses, No. 132). Available from https://www.ncbi.nlm.nih.gov/books/NBK321643/.

78. Driver JA, Djousse L, Logroscino G, Gaziano JM, Kurth T. Incidence of cardiovascular disease and cancer in advanced age: prospective cohort study. BMJ. 2008;337:a2467.

79. Jemal A, Siegel R, Xu J, Ward E. Cancer statistics, 2010. CA Cancer J Clin. 2010;60 (5):277–300.

80. Howlader N, Ries LAG, Mariotto AB, Reichman ME, Ruhl J, Cronin KA. Improved estimates of cancer-specific survival rates from population-based data. J Natl Cancer Inst. 2010;102(20):1584–98.

81. Parry C, Kent EE, Mariotto AB, Alfano CM, Rowland JH. Cancer survivors: a booming population. Cancer Epidemiol Biomarkers Prev. 2011;20(10):1996–2005.

82. Siegel RL, Miller KD, Jemal A. Cancer statistics, 2016. CA Cancer J Clin. 2016;66(1):7–30.

83. DeSantis CE, Lin CC, Mariotto AB, Siegel RL, Stein KD, Kramer JL, et al. Cancer treatment and survivorship statistics, 2014. CA Cancer J Clin. 2014;64(4):252–71.

84. Chapman JA, Meng D, Shepherd L, Parulekar W, Ingle JN, Muss HB, et al. Competing causes of death from a randomized trial of extended adjuvant endocrine therapy for breast cancer. J Natl Cancer Inst. 2008;100(4):252–60.

85. Hanrahan EO, Gonzalez-Angulo AM, Giordano SH, Rouzier R, Broglio KR, Hortobagyi GN, et al. Overall survival and cause-specific mortality of patients with stage T1a, bN0M0 breast carcinoma. J Clin Oncol. 2007;25(31):4952–60.

86. Schairer C, Mink PJ, Carroll L, Devesa SS. Probabilities of death from breast cancer and other causes among female breast cancer patients. J Natl Cancer Inst. 2004;96(17):1311–21.

87. Patnaik JL, Byers T, Diguiseppi C, Dabelea D, Denberg TD. Cardiovascular disease competes with breast cancer as the leading cause of death for older females diagnosed with breast cancer: a retrospective cohort study. Breast Cancer Res. 2011;13(3):R64.

88. Colzani E, Liljegren A, Johansson AL, Adolfsson J, Hellborg H, Hall PF, et al. Prognosis of patients with breast cancer: causes of death and effects of time since diagnosis, age, and tumor characteristics. J Clin Oncol. 2011;29(30):4014–21.

89. Smith MA, Altekruse SF, Adamson PC, Reaman GH, Seibel NL. Declining childhood and

adolescent cancer mortality. Cancer. 2014;120(16):2497–506.

90. Oeffinger KC, Mertens AC, Sklar CA, Kawashima T, Hudson MM, Meadows AT, et al. Chronic health conditions in adult survivors of childhood cancer. N Engl J Med. 2006;355 (15):1572–82.

91. Armstrong GT, Kawashima T, Leisenring W, Stratton K, Stovall M, Hudson MM, et al. Aging and risk of severe, disabling, life-threatening, and fatal events in the childhood cancer survivor study. J Clin Oncol. 2014;32(12):1218–27.

92. Kimmick G, Fleming ST, Sabatino SA, Wu XC, Hwang W, Wilson JF, et al. Comorbidity burden and guideline-concordant care for breast cancer. J Am Geriatr Soc. 2014;62(3):482–8.

93. Braithwaite D, Tammemagi CM, Moore DH, Ozanne EM, Hiatt RA, Belkora J, et al. Hypertension is an independent predictor of survival disparity between African-American and white breast cancer patients. Int J Cancer. 2009;124(5):1213–9.

94. Zhong S, Yu D, Zhang X, Chen X, Yang S, Tang J, et al. beta-Blocker use and mortality in cancer patients: systematic review and meta-analysis of observational studies. Eur J Cancer Prev. 2015. Epub 2015/09/05.

95. Drell TL, Joseph J, Lang K, Niggemann B, Zaenker KS, Entschladen F. Effects of neuro-transmitters on the chemokinesis and chemotaxis of MDA-MB-468 human breast carcinoma cells. Breast Cancer Res Treat. 2003;80(1):63–70.

96. Lang K, Drell TL, Lindecke A, Niggemann B, Kaltschmidt C, Zaenker KS, et al. Induction of a metastatogenic tumor cell type by neurotransmitters and its pharmacological inhibition by established drugs. Int J Cancer. 2004;112(2):231–8.

97. Sloan EK, Priceman SJ, Cox BF, Yu S, Pimentel MA, Tangkanangnukul V, et al. The sympathetic nervous system induces a metastatic switch in primary breast cancer. Cancer Res. 2010;70(18):7042–52.

98. McCourt C, Coleman HG, Murray LJ, Cantwell MM, Dolan O, Powe DG, et al. Beta-blocker usage after malignant melanoma diagnosis and survival: a population-based nested case-control study. Br J Dermatol. 2014;170(4):930–8.

99. Powe DG, Voss MJ, Zanker KS, Habashy HO, Green AR, Ellis IO, et al. Beta-blocker drug therapy reduces secondary cancer formation in breast cancer and improves cancer specific survival. Oncotarget. 2010;1(7):628–38.

100. Ganz PA, Habel LA, Weltzien EK, Caan BJ, Cole SW. Examining the influence of beta blockers and ACE inhibitors on the risk for breast cancer recurrence: results from the LACE cohort. Breast Cancer Res Treat. 2011;129(2):549–56.

101. Barron TI, Connolly RM, Sharp L, Bennett K, Visvanathan K. Beta blockers and breast cancer mortality: a population- based study. J Clin Oncol. 2011;29(19):2635–44.

第 2 章
抗癌药物的心脏毒性
Cardiotoxicity of Anticancer Therapies

Rabih Said，Myles Nickolich，Daniel J. Lenihan，
Apostolia M. Tsimberidou

唐 闽 倪 松 译

引言

　　抗癌药物治疗相关的心脏毒性不仅是临床面临的一个巨大挑战，也给越来越多的癌症生存者带来了巨大的经济和健康负担[1-2]。在西方国家，癌症患者因药物相关心脏毒性的死亡风险已经超过了癌症复发风险[2]。抗癌药物造成的心脏损害常常导致包括化学治疗、靶向治疗、生物治疗的中断[3]，其损害风险的大小因治疗方案和药物种类而异，也与患者本身存在的心脏合并症及使用的其他心脏毒性药物相关[3]。多种心脏保护药物（如血管紧张素转化酶抑制剂/血管紧张素受体阻滞剂、β受体阻滞剂等）的使用对于预防和逆转抗癌药物造成的心脏损害有重要的意义[4-5]。一个涉及全科医生、肿瘤科医生和心脏科医生的多学科合作综合临床领域——"肿瘤心脏病学"应运而生，以预防和治疗抗癌药物带来的心脏毒性，目标是帮助医生更好地识别其危险因素，提高对抗癌药物心脏毒性的防范意识，优化对患者的监测和治疗[3,6]。

　　本章将重点介绍具有潜在心脏毒性的抗癌药物（表 2.1 和图 2.1）。心脏毒性的发生率、损害类型以及最常见的预防和治疗方法总结在图 2.2 中。

表 2.1　具有潜在心脏毒性的抗癌药物

药物名称	药物分类	临床应用	心脏毒性	发生频率
化疗药物				
多柔比星	蒽环类	乳腺癌，肉瘤，肺癌，膀胱癌，胃癌，前列腺癌，白血病，淋巴瘤，其他	左心室功能不全	常见
表柔比星	蒽环类	乳腺癌，食管癌，胃癌	心律失常	不常见
环磷酰胺	烷化剂	肉瘤，干细胞移植，淋巴瘤，骨髓瘤，乳腺癌	心肌心包炎，心律失常	常见
异环磷酰胺	烷化剂	睾丸癌，肉瘤，淋巴瘤	心律失常，左心室功能不全	常见
顺铂	烷化剂	肺癌，膀胱癌，睾丸癌，肉瘤，乳腺癌，食管癌，头颈部肿瘤	心律失常，缺血性心脏病，血管毒性	不常见
5-氟尿嘧啶	抗代谢药物	结肠癌，胰腺癌，乳腺癌，头颈部肿瘤	冠状动脉痉挛，缺血性心脏病，心律失常	常见
卡培他滨	抗代谢药物	乳腺癌，结肠癌，胃癌，胰腺癌	胸痛，缺血性心脏病，心律失常	不常见
氟达拉滨	抗代谢药物	淋巴瘤，白血病，干细胞移植	胸痛	少见
长春碱	抗微管药物	淋巴瘤，睾丸癌，肺癌，黑色素瘤	缺血性心脏病，高血压	常见
紫杉醇	抗微管药物	乳腺癌，卵巢癌，肺癌，肉瘤，膀胱癌，宫颈癌，胃癌，食管癌，头颈部肿瘤	心律失常	少见
多西他赛	抗微管药物	乳腺癌，肺癌，前列腺癌，胃癌，头颈部肿瘤	心律失常，左心室功能不全	不常见
生物制剂				
贝伐珠单抗	抗体（VEGF）	结肠癌，直肠癌，宫颈癌，胶质母细胞瘤，卵巢癌，肾癌，子宫内膜癌，肉瘤	高血压，左心室功能不全	常见
曲妥珠单抗	抗体（HER-2）	乳腺癌，胃癌，胃食管癌	左心室功能不全	常见
帕妥珠单抗	抗体（HER-2）	乳腺癌	左心室功能不全	不常见
阿伦单抗	抗体（CD-52）	白血病，干细胞移植	心律失常	少见

续表

药物名称	药物分类	临床应用	心脏毒性	发生频率
西妥昔单抗	抗体（EGFR）	结肠癌，直肠癌，头颈部肿瘤，肺癌，鳞状细胞癌	缺血性心脏病，心肺毒性	不常见
雷莫芦单抗	抗体（VEGFR-2）	结肠癌，直肠癌，胃癌，肺癌	高血压，血栓栓塞疾病	常见
白介素 2	免疫制剂	黑色素瘤，肾癌	毛细血管渗漏综合征，低血压，心肌毒性	常见
肿瘤坏死因子	免疫制剂	黑色素瘤，肾癌，淋巴瘤	心律失常，缺血性心脏病	常见
酪氨酸激酶抑制剂				
舒尼替尼	VEGFR，PDGFR，c-Kit	肾癌，甲状腺癌，肉瘤，胃肠道间质肿瘤，原始神经外胚层肿瘤	高血压，左心室功能不全，血栓形成	常见
索拉菲尼	VEGFR-2，PDGFR，RAF-1，c-Kit	肝细胞肝癌，肾癌，甲状腺癌，血管肉瘤，胃肠道间质肿瘤	高血压，缺血性心脏病，左心室功能不全	常见
帕唑帕尼	VEGFR-1-3，PDGFR，FGFR-1，FGFR-3，c-Kit	肾癌，肉瘤，甲状腺癌	高血压，左心室功能不全，心律失常，缺血性心脏病，血栓栓塞性疾病	常见
阿西替尼	VEGFR-1-3	肾癌	高血压，血栓栓塞性疾病	常见
拉帕替尼	EGFR1，HER-2	乳腺癌	左心室功能不全	不常见
伊马替尼	BCR/ABL，PDGF，c-Kit	白血病，胃肠道间质肿瘤，骨髓异常增生综合征，黑色素瘤，肥大细胞增多症，肉瘤	左心室功能不全，水肿	少见
达沙替尼	BCR/ABL，Src，c-Kit	白血病，胃肠道间质肿瘤	胸腔积液，左心室功能不全，心律失常	不常见
曲美替尼	MEK1/MEK2	黑色素瘤	高血压，左心室功能不全	常见
凡德他尼	VEGFR-2，EGFR，RET	甲状腺癌	高血压，QT 间期延长	常见
普纳替尼	BCR/ABL	白血病	左心室功能不全	少见
			血管事件	常见

续表

药物名称	药物分类	临床应用	心脏毒性	发生频率
瑞格菲尼	VEGFR-1-3，KIT，PDGFR-α，PDGFR-β，RET，FGFR-1 和 FGFR-2	结肠癌，直肠癌，胃肠道间质肿瘤	高血压	常见
西地尼布	VEGFR-1-3，PDGFR-α/β，FGFR-1，c-Kit	各种实体肿瘤	高血压	常见
蛋白酶抑制剂				
硼替佐米	26S 蛋白酶体	多发性骨髓瘤，套细胞淋巴瘤	左心室功能不全，低血压	不常见
卡非佐米	26S 蛋白酶体	多发性骨髓瘤	左心室功能不全	不常见
			血管事件	常见
诱饵受体				
阿柏西普	VEGFR-1，VEGFR-2	结肠癌，直肠癌	高血压	常见

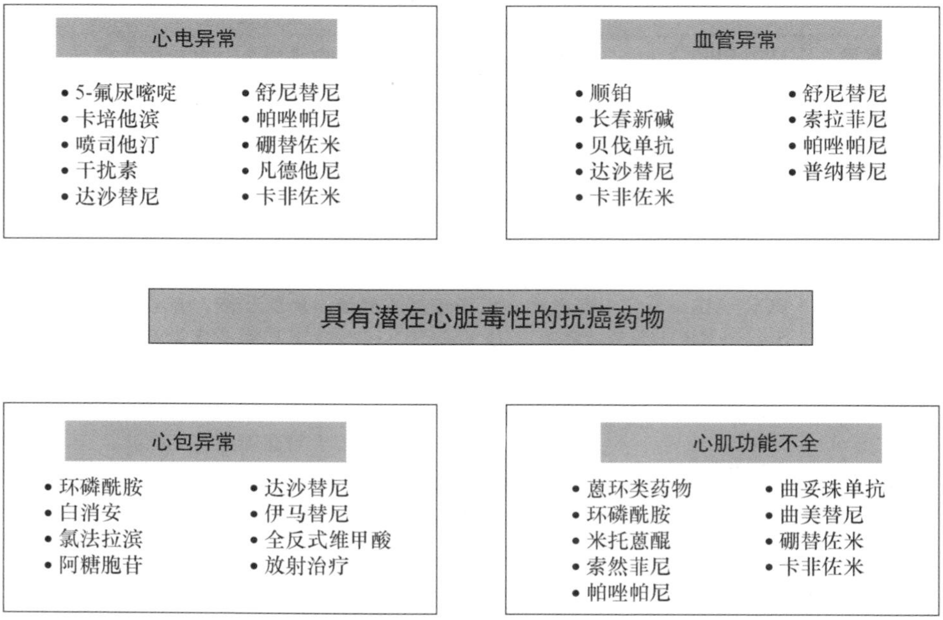

心电异常
- 5-氟尿嘧啶
- 卡培他滨
- 喷司他汀
- 干扰素
- 达沙替尼
- 舒尼替尼
- 帕唑帕尼
- 硼替佐米
- 凡德他尼
- 卡非佐米

血管异常
- 顺铂
- 长春新碱
- 贝伐单抗
- 达沙替尼
- 卡非佐米
- 舒尼替尼
- 索拉菲尼
- 帕唑帕尼
- 普纳替尼

具有潜在心脏毒性的抗癌药物

心包异常
- 环磷酰胺
- 白消安
- 氯法拉滨
- 阿糖胞苷
- 达沙替尼
- 伊马替尼
- 全反式维甲酸
- 放射治疗

心肌功能不全
- 蒽环类药物
- 环磷酰胺
- 米托蒽醌
- 索然菲尼
- 帕唑帕尼
- 曲妥珠单抗
- 曲美替尼
- 硼替佐米
- 卡非佐米

图 2.1 抗癌药物的心脏毒性表现

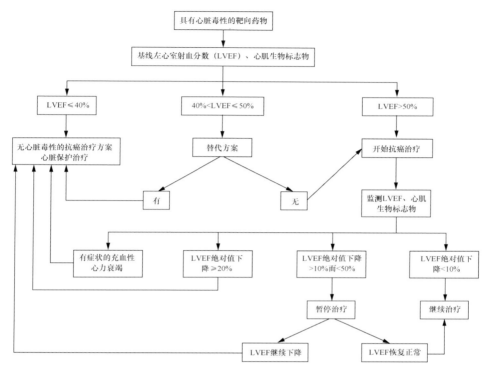

- 心脏保护治疗包括：血管紧张素转化酶抑制剂、卡维地洛、螺内酯+/-他汀类药物
- 心肌生物标志物包括肌钙蛋白和利钠肽

图 2.2 抗癌治疗诱发左心室功能不全患者的管理治疗方案

化学治疗

蒽环类药物

多柔比星

大约 40 年前，蒽环类药物导致的心脏毒性在多柔比星的临床研发阶段第一次被报道[7-8]。据报道，基于临床症状及体征诊断的蒽环类药物诱发的心力衰竭发生率低于 3%[8]。然而，随着非侵入性检测技术的发展，我们得以发现更多心功能不全的发生[9]。心功能不全发生的关键病理机制涉及活性氧的增加和拓扑异构酶Ⅱβ的改变，这两者都与心肌细胞损伤有关[10-11]。文献报道中接受蒽环类药物治疗的患者中急性心功能不全发生率为 3.2%[12]，通常在治疗开始后几周内发生。急性心功能不全一般表现为心电图的异常，包括心律

失常（室上性及室性）、心脏传导阻滞、心室功能障碍、心脏充盈压升高、心力衰竭和心包炎心肌炎综合征[13-17]。心功能不全在超过 20％的患者中表现为左心室射血分数（LVEF）的下降，但也可能没有明显临床表现，直到化疗结束后才发现[18-20]。

这些迟发的并发症是严重的，包括在结束蒽环类药物治疗后的几个月到几年内（通常在 3 个月内）发生的心力衰竭[8,21-23]。然而，症状性的心力衰竭也可以在治疗结束后 10 余年内发生，这是一个严重的临床问题，尤其对于那些幼年发生恶性肿瘤的生存者[22]。慢性心肌病可以表现为无症状性收缩或舒张功能异常，通常会逐渐进展为心力衰竭。心功能不全发生率与蒽环类药物的累积剂量直接相关，但也可能在低剂量时发生[24]。发展为心功能不全的其他危险因素还包括药物暴露时高龄或低龄、同时使用了其他心脏毒性药物（如曲妥珠单抗）、胸壁放疗史和存在心血管合并症等。有意识警惕这些危险因素可以帮助我们早期发现和治疗心力衰竭[25]。

将多柔比星包封于脂质体（聚乙二醇化脂质体多柔比星）内可以在保证相同功效的同时允许更高的累积剂量，因此显著降低了使用普通多柔比星时心力衰竭和心肌损伤的发生率[26]。尽管脂质体多柔比星相比多柔比星有更好的心脏安全性［临床心脏毒性（OR 0.18），亚临床心脏毒性（RR0.31）][27]，美国食品药品管理局（FDA）仍然推荐在使用脂质体多柔比星时常规监测左心室射血分数。

右丙亚胺是一种与乙二胺四乙酸（EDTA）类似的螯合剂，能够螯合铁离子，保护心肌细胞免受多柔比星的毒性损害[28]。使用多柔比星或表柔比星同时应用右丙亚胺的心肌保护效果已经得到临床证实[27]，然而令人担忧的是，对这种化疗方案的应答率更低，并且在幸存的儿童癌症患者中可能出现继发性白血病[29]。

表柔比星

相对于多柔比星，表柔比星的心脏毒性较小，因此某些情况下被认为是优先选择的蒽环类药物[30-31]。与多柔比星相比，表柔比星的临床［OR 0.39，95％CI（0.2～0.78）]和亚临床［OR 0.30，95％CI（0.16～0.57）]心脏毒性显著降低[27]。FDA 规定，表柔比星的累积剂量应当控制在每月 900 mg/m² 以下。

烷化剂

环磷酰胺

环磷酰胺被认为与心功能减退、心包积液、心电图低电压（甚至可在不伴心包积液时出现）有关[32-34]，在干细胞移植患者中常大剂量使用[35]。环磷酰胺相关的心脏毒性事件发生率与剂量并没有明确的关系[32-33]。环磷酰胺还会引起毛细血管内皮损伤，进而引起出血性心肌心包炎和心包积液[32·36]。这些心脏并发症通常在保守治疗下能够好转，但在某些少见的情况下也会导致心脏压塞甚至死亡[32]。增加环磷酰胺相关心脏毒性的因素包括既往纵隔或左胸壁放疗史、高龄及用药前已有左心室射血分数的减低。

异环磷酰胺

异环磷酰胺相关的心脏毒性较少报道，主要包括心律失常、心电图 ST-T 段改变和心力衰竭（剂量相关性）[37-38]。此类并发症在合适的治疗下多数可以逆转。

顺铂

顺铂诱发的心脏毒性包括室上性心动过速、心动过缓、心电图 ST-T 段改变、束支传导阻滞、急性心肌缺血伴或不伴心肌梗死以及心肌病[39-40]。顺铂还具有血管毒性，引起包括雷诺现象、高血压、脑缺血事件等。顺铂引发肾毒性时常并发电解质紊乱，也会进一步增加其心脏毒性。

抗代谢药物

5-氟尿嘧啶

接受 5-氟尿嘧啶（5-FU）治疗的患者中约 8%～20% 会发生心脏毒性事件[41-43]，其最常见的症状为胸痛和心电图改变。其他更为严重的表现包括心肌梗死和心律失常。心包炎和心搏骤停相对少见。这些症状出现的主要病理生理机制很可能是 5-氟尿嘧啶引起的冠状动脉痉挛。其他机制还包括其对血管内皮细胞的毒性损害、心肌炎和 Takotsubo 心肌病[44]。危险因素主要包括静脉滴注 5-氟尿嘧啶（相比于弹丸注射给药）、基础冠状动脉疾病、同时接受放疗或蒽环类药物治疗等。

大多数患者在停止 5-氟尿嘧啶治疗或同时应用硝酸盐类抗心绞痛药物后可以好转，但仍有少数死亡病例的报道[45]。通常不推荐重新开始治疗，除非没有其他有效的治疗方案可以替代。现有的证据就钙通道阻滞剂或硝酸盐类药物能否预防此类损害尚无定论[41·46-49]。

卡培他滨

卡培他滨是一种前体药物，能被代谢为其活性成分 5-氟尿嘧啶，其心脏毒性和静脉滴注 5-氟尿嘧啶类似[50]。曾在使用 5-氟尿嘧啶时出现过冠状动脉痉挛的患者，若使用卡培他滨，很可能会出现类似的表现[51]。在接受卡培他滨治疗的患者中，包括胸痛或心绞痛、心肌梗死、心律失常在内的血管痉挛相关异常发生率为 3%～9%[50,52-53]。卡培他滨诱导的心脏毒性的患者管理同 5-氟尿嘧啶类似。

氟达拉滨

胸痛和低血压在使用氟达拉滨的患者中已有报道[54]。在干细胞移植前的预处理方案中使用氟达拉滨联合马法兰也被认为与心功能不全有关[55]。其他抗代谢药物（克拉屈滨、甲氨蝶呤和阿糖胞苷）引起的心脏毒性也在病例报告中偶有报道[56-58]。

抗微管药物

长春花生物碱

长春花生物碱类药物诱发的心脏毒性事件并不常见，在长春碱中可能较长春新碱和长春瑞滨更为常见[59]；主要症状包括高血压、心肌缺血、心肌梗死和其他血管闭塞相关并发症[59-61]。

紫杉醇

紫杉醇具有较低的心脏毒性，常见表现为无症状性的心动过缓和心脏传导阻滞[62-63]。该药的给药期间并不需要常规监测心功能[62]，纳米白蛋白结合型紫杉醇（nab-paclitaxel）和普通紫杉醇具有相同的心脏毒性。

多西他赛

心电图异常和心绞痛在多西他赛使用者中已被报道[64-65]，多西他赛还被认为能增加蒽环类药物的心脏毒性[66]。

生物治疗

贝伐珠单抗

贝伐珠单抗是一种结合血管内皮生长因子（VEGF）并使之失活的单克隆抗体，通过抑制血管生成发挥其抗癌的效果。其最常见的心脏毒性反应为高血压[67]，有高血压基础病的贝伐珠单抗使用者可能会出现高血压的恶化[68]。尽管关于贝伐珠单抗的心脏毒性尚存争议[69-71]，一些临床研究和荟萃分析已经证实其与心力衰竭发生率的升高和左心室射血分数的降低有关[71]。早期的心脏毒性为 Takotsubo 心肌病样的表现[72]，然而其病理生理机制尚未明确[73]。在肾细胞癌（RCC）[70]、乳腺癌[71·74]和神经胶质瘤[75]的患者中，已有贝伐珠单抗诱导的心脏毒性事件报道。一项 meta 分析发现在乳腺癌患者中，接受贝伐珠单抗治疗的患者发生严重充血性心力衰竭的风险明显高于安慰剂对照组［RR 4.74，95%CI（1.66～11.18）；$P=0.001$］，不伴明显的剂量效应[74]。当贝伐珠单抗和多西他赛或蒽环类药物联合使用时，其心脏毒性明显增加[74·76]。

曲妥珠单抗

曲妥珠单抗是一种以人类表皮生长因子受体-2（HER-2 或 ErbB2）作为靶向目标的单克隆抗体，主要用于过度表达 HER-2 蛋白的恶性肿瘤，包括乳腺癌和胃癌等[77-79]。一项 meta 分析证实了曲妥珠单抗能够显著增加充血性心力衰竭的发生率［RR 5.11，90%CI（3.00～8.72）；$P<0.00001$］，左心室射血分数在结束曲妥珠单抗治疗后较前显著下降［RR 1.83，90%CI（1.36～2.47）；$P=0.0008$][80]。曲妥珠单抗的心脏毒性主要源于心脏收缩力的下降（而不是心肌细胞的死亡），因此其损害被认为是可逆的[81-82]。曲妥珠单抗诱导心脏毒性的危险因素包括蒽环类药物使用史（若多柔比星使用量大于 300 mg/m² 则更差）[24·83]、低左心室射血分数、高血压、高体重指数（BMI）和高龄[84]。

帕妥珠单抗

与曲妥珠单抗类似，帕妥珠单抗通过抑制 HER-2 同源二聚化，靶向作用于 HER-2（ErbB）受体[85-87]。最新的研究证实，联合使用帕妥珠单抗和曲妥珠单抗的患者具有显著的临床获益[87-88]。在 CLEOPATRA 临床研究中发现，在曲妥珠单抗联合多西他赛的治疗方案中加入帕妥珠单抗不会显著增加心脏毒性[89]，早期临床研究的心脏安全性分析发现，其心脏毒性相比曲妥珠单抗没有明显增加[90]。在一项联合使用曲妥珠单抗和帕妥珠单抗的研究中，64 名患者中有 1 位在结束治疗后左心室射血分数降至了 40% 以下[91]，另一项使用相同联合方案的研究中，3.9% 的患者在治疗后左心室射血分数下降超过了 10%[92]。美国 FDA 推荐在开始抗 HER-2 药物（帕妥珠单抗和曲妥珠单抗）治疗前应完成左心室射血分数的评估，并定期重新评估其变化（停药后每 3

个月和 6 个月复查）。

对于左心室射血分数降至 45％ 以下，或是虽然射血分数在 45％～49％，但较治疗开始前下降超过 10％ 的患者，目前的共识是立刻停止曲妥珠单抗和帕妥珠单抗治疗，重新评估左心室射血分数，同时考虑开始心脏保护治疗和适合心力衰竭患者的治疗方案。

阿伦单抗

阿伦单抗是以 CD52 为靶点的单克隆抗体，CD52 为一种存在于 B 细胞和 T 细胞表面的抗原呈递分子，结合后会引起抗体依赖的细胞溶解。阿伦单抗目前已经被批准用于 B 细胞慢性淋巴细胞白血病和复发型多发性硬化症的治疗[93-95]。一项在蕈样肉芽肿/Sezary 综合征患者中开展的研究中曾报道，8 名使用阿伦单抗的患者中有 4 名出现了左心室射血分数进行性降低和（或）心律失常，包括心房颤动和室性心动过速等[96]。多数患者在中断治疗后左心室射血分数得以恢复[96]。

西妥昔单抗

西妥昔单抗是一种靶向结合表皮生长因子受体（EGFR）的人鼠嵌合型单克隆抗体，通过抑制细胞生长、凋亡，抑制细胞内 VEGF 产生及野生型 KRAS 激活发挥其作用[97]。西妥昔单抗已经被批准联合 FOLFIRI（伊立替康、5-氟尿嘧啶和亚叶酸钙）用于 KRAS 突变阴性的结直肠癌治疗，或是单药用于难治性病例。在结直肠癌患者中观察到的西妥昔单抗相关心脏毒性事件十分有限。在某项纳入 128 名使用西妥昔单抗、奥沙利铂、5-氟尿嘧啶序贯卡培他滨治疗的患者中，曾报道过 1 例心脏性猝死的个案[98]。西妥昔单抗还被批准用于头颈部鳞状细胞癌的治疗，但是美国 FDA 同时给出了心脏呼吸骤停的黑框警告，约在 2％ 接受西妥昔单抗联合放射治疗的患者中观察到此类严重不良反应，目前认为可能与电解质异常相关[99]。

雷莫芦单抗

雷莫芦单抗是一种抑制血管生成的单克隆抗体，通过特异性的结合阻止血管内皮生长因子受体-2（VEGFR-2）与配体结合[100-102]。在 REGARD 临床研究中，雷莫芦单抗联合最佳支持治疗组相比安慰剂联合最佳支持治疗组出现更高的高血压发生率（分别为 16％ 和 8％），动脉血栓栓塞的发生率分别为 2％ 和 1％，使用雷莫芦单抗的患者中有 1 例发生了心肌梗死最终导致死亡[100]。

白介素-2

白介素-2 具有直接的心肌毒性[103]，引起毛细血管渗漏综合征。这会导致心排血量的增加和系统血管阻力的下降，引起全身炎症反应综合征样表现[104-105]，经过支持治疗后可好转[106]。

干扰素-α

干扰素-α 的应用也与心脏毒性相关，在 8%～20% 使用者中被报道主要表现为心律失常（房性和室性心动过速及心脏传导阻滞）[107-109]。一项在黑色素瘤和肾细胞癌患者中开展的研究报道了心肌病的发生[67,110]。然而另一项研究却发现，只有 1% 的患者出现了左心室射血分数的降低[111]。

靶向治疗

舒尼替尼

舒尼替尼是一种口服酪氨酸激酶抑制剂（TKI），靶向抑制血管内皮生长因子受体（VEGFR）、血小板衍生生长因子受体（PDGFR）、c-Kit 和 fms 样酪氨酸激酶-3（FLT-3）。舒尼替尼被美国 FDA 批准用于肾细胞癌、晚期胰腺内分泌肿瘤和伊马替尼难治型胃肠道间质肿瘤（GIST）的治疗[112]。一项针对接受舒尼替尼治疗的 GIST 患者的回顾性分析发现，多达 8% 的患者出现了临床症状显著加重的心力衰竭，28% 的患者出现了左心室射血分数下降超过 10%，47% 的患者出现了高血压（＞150/100 mmHg）[113-115]。除此以外，高血压还加重了舒尼替尼使用者致命性心力衰竭，因此提示了将高血压控制在合理水平的重要性[116]。由于高血压是抗 VEGF 药物常见的不良反应，在任何包含抗 VEGF 药物的治疗方案中都应严密监测并严格控制患者的血压水平。左心室射血分数的降低可能是由于舒尼替尼抑制了 RAF-1 活性[113,117] 和 PDGFR 引起的系统性血管收缩，导致了直接的线粒体损伤和心肌细胞凋亡，进而引起心功能不全[118]。舒尼替尼还和 QT 间期延长及心律失常有关[119]。心力衰竭、冠心病和低 BMI 可能会让患者更易受到舒尼替尼心血管毒性的损害[120]。

索拉菲尼

索拉菲尼是一种小分子的酪氨酸激酶抑制剂，通过抑制 VEGFR-2、PDGFR、RAF-1、原癌基因 B-Raf、fms 样酪氨酸激酶-3 和 c-Kit 来抑制

VEGF 功能。索拉菲尼被美国 FDA 批准用于肾细胞癌、肝细胞肝癌和高分化甲状腺癌的治疗[117]。索拉菲尼的心脏毒性不如舒尼替尼研究的明确。在一项研究中，2.9% 使用索拉菲尼治疗的肾细胞癌患者出现了心肌缺血性损伤，而安慰剂组中仅 0.4%[121]。在肝细胞肝癌的患者中，2.7% 的索拉菲尼组患者出现了心肌缺血，安慰剂组仅为 1.3%[122]。一项 meta 分析显示使用索拉菲尼治疗的患者发生高血压的 RR 为 1.78 [95%CI (1.09～2.92)][123]。

帕唑帕尼

帕唑帕尼是一种酪氨酸激酶抑制剂，目前被批准用于治疗软组织肉瘤和肾细胞癌，主要通过抑制细胞表面 VEGF 受体 1、2、3 和 PDGF 受体、成纤维细胞生长因子受体 (FGFR)-1 以及 FGFR-3、c-Kit、跨膜糖蛋白受体酪氨酸激酶、白介素 2 受体诱导的 T 细胞激酶发挥作用[124]。一项研究中显示49% 使用帕唑帕尼的患者发生了高血压，6.6% 的患者出现了左心室射血分数减低，而对照组中仅 2.4% 的患者出现左心室射血分数减低[125]。接受帕唑帕尼治疗的患者还出现了浓度依赖的 QT 间期延长[126]。

阿西替尼

阿西替尼是一种 VEGFR-1、VEGFR-2、VEGFR-3 特异的酪氨酸激酶抑制剂，主要用于肾细胞癌的治疗。和其他 VEGF 靶向酪氨酸激酶抑制剂类似，阿西替尼与高血压风险的增加（所有级别的高血压发生率大于 40%；3/4 级高血压发生率为 16%）、血栓栓塞事件及左心室功能不全有关[127-130]。

拉帕替尼

拉帕替尼是一种口服酪氨酸激酶抑制剂，用于过度表达 HER-2 的乳腺癌治疗。拉帕替尼通过抑制 EGFR (ErbB1) 和 HER-2 (ErbB2) 而发挥作用[79,131]，因此被认为可能和曲妥珠单抗具有类似的心脏毒性[132]。但新近的若干研究，包括一项在 HER-2 阳性乳腺癌患者中使用曲妥珠单抗和拉帕替尼治疗的 III 期临床研究均显示，这种理论上的心脏毒性可能并不存在[133]。另一项研究荟萃收集了 44 个临床研究的数据，纳入了单用拉帕替尼和联合使用曲妥珠单抗或蒽环类药物的相关研究，发现仅有少于 5% 的患者出现了临床症状明显的心脏事件，且其中 88% 的患者在（观察到左心室射血分数降低）停药后恢复到了治疗前水平[132]。尽管如此，目前美国 FDA 还是在说明书中推荐在开始治疗前评估左心室射血分数，并要求在其降至 50% 以下时立刻停止拉帕替尼的治疗。

伊马替尼

伊马替尼是一种靶向抑制 BCR-ABL 融合蛋白的酪氨酸激酶抑制剂，同时也是 PDGFR 干细胞因子和 c-Kit 抑制剂[134]。伊马替尼上市后不久，关于其对左心室收缩功能的影响就引起了密切的关注，其毒性可能是继发于伊马替尼引起的细胞应激反应对线粒体膜的损害[135]。然而在一项对使用伊马替尼治疗慢性髓系白血病（CML）的回顾性分析中发现，1276 名患者中只有 0.6％出现了伊马替尼相关的收缩性心力衰竭，且此类心血管事件主要发生于存在心血管基础病或冠心病的老年患者中[136-137]。在采用伊马替尼治疗胃肠道间质肿瘤的患者中也发现了相似的结果[138-140]。

达沙替尼

达沙替尼是一种小分子酪氨酸激酶抑制剂，用于抑制已对伊马替尼产生抵抗的 BCR-ABL 激酶[141-142]。在应用达沙替尼的患者中有出现过胸腔积液和心包积液，但其机制尚未明确。一项 III 期临床研究比较了两组同处于慢性髓系白血病加速期的患者，分别采用每日 1 次和每日 2 次达沙替尼治疗，在两组患者中分别观察到 0％和 3％的充血性心力衰竭发生率，以及 12.7％和 24.5％的胸腔积液发生率[143]。此外，达沙替尼还被报道与 QT 间期延长有关[144]。

曲美替尼

曲美替尼是一种有效的 MEK1/MEK2 选择性抑制剂，常被用于已证实具有 BRAF V600E 或 V600K 突变的晚期黑色素瘤的治疗。在一项黑色素瘤的 III 期临床研究中，曲美替尼被发现与 7％患者左心室射血分数的减低或左心室功能不全有关[145]。其中 1％的患者出现了 3 级心脏毒性，这也直接导致了这些患者永久停用曲美替尼[145]。除此以外，15％的患者还出现了高血压（其中3 级高血压者为 12％）[145]。

凡德他尼

凡德他尼是一种靶向结合 VEGFR-2、EGFR 和 RET 的多激酶抑制剂，具有良好的效果并被 FDA 批准用于甲状腺髓样癌的治疗[146]。在一项 III 期临床研究中，研究者发现凡德他尼治疗组相比安慰剂组具有更高的高血压风险（分别为 32％和 5％）。9％的患者出现了 3/4 级高血压。另外，凡德他尼还被发现与 QTc 的延长相关（所有级别为 14％；3/4 级为 8％）[146]。

硼替佐米

硼替佐米是第一代可逆性 26S 蛋白酶体抑制剂，会导致细胞周期停滞和细胞凋亡增加，现已被批准用于套细胞淋巴瘤和多发性骨髓瘤的治疗[147-148]。硼替佐米的使用还与心力衰竭发生率增加和相关症状有关；然而，有研究表明，使用硼替佐米治疗复发性多发性骨髓瘤的患者和使用高剂量地塞米松治疗的患者具有相似的心力衰竭发生率[149]，这种潜在的不良反应如果确实存在，似乎没有明显的剂量依赖性[148]。

卡非佐米

卡非佐米是第二代的 26S 蛋白酶体抑制剂，会导致细胞周期停滞并增加细胞凋亡，已被批准用于多发性骨髓瘤的治疗[150-151]。卡非佐米可能导致左心室射血分数的降低，引起新发的心力衰竭或导致原有心力衰竭恶化，极少数情况下，甚至导致心肌梗死。一项研究表明 257 名患者中有 2 例在开始卡非佐米治疗后不久即出现了心肌梗死，9 例（3.4%）发生了 3/4 级的呼吸困难。然而值得注意的是，这些患者中绝大多数在前期治疗中曾使用过硼替佐米[152]。另一项研究发现，在卡非佐米治疗开始后有 11% 的患者出现了心力衰竭相关表现[153]。很有可能和蒽环类药物导致的心脏毒性类似，卡非佐米的心脏不良反应事件可能不仅和左心室收缩功能不全相关，还和血栓栓塞事件发生率的升高有关[154]。

普纳替尼

普纳替尼是一种 BCR-ABL 酪氨酸激酶抑制剂，目前被批准用于治疗费城染色体阳性的急性淋巴细胞白血病和慢性髓系白血病[155]。一项 I 期临床研究发现，普纳替尼治疗期间约有 1% 的患者出现 3/4 级心力衰竭相关症状，2% 的患者出现了 QTc 延长[155]。另一项研究中则报道了严重的血管不良事件，约 3% 的患者发生了普纳替尼相关的动脉血栓事件，而共有 9% 的患者出现了动脉血栓事件（尽管这些事件不一定和治疗相关）[156]。了解这些不良事件发生的原因对于普纳替尼未来的治疗应用有重要意义[157]。

瑞格菲尼

瑞格菲尼是一种多激酶抑制剂，靶向抑制 VEGF 受体 1-3、KIT、PDG-FR-α、PDGFR-β、RET、FGFR-1 和 FGFR-2、TIE2、DDR2、TrkA、

Eph2A、RAF-1、BRAF、BRAF^{V600E}、SAPK2、PTK5 和 ABL，目前被批准用于转移性结直肠癌的治疗[158-159]。尽管在瑞格菲尼的治疗中尚未有过心力衰竭事件的报道，但最常见的心脏毒性是发生 3/4 级高血压[158,160-162]。

西地尼布

西地尼布是一种抑制 VEGF 通路和血管生成的多激酶抑制剂，靶向结合 VEGFR-1、VEGFR-2 和 VEGFR-3、PDGFR-α/PDGFR-β、FGFR-1 和 c-Kit[163]。和其他抑制 VEGF 通路的药物一样，高血压是西地尼布最主要的心脏毒性表现，已经在多项研究中被报道[163-166]。一项 Ⅱ 期临床研究发现，纳入的受试者有 46% 出现了 3 级及以上高血压[167]。

阿柏西普

阿柏西普是一种抗血管生成药物，作为 VEGF-A、VEGF-B 和胎盘生长因子的诱饵受体发挥作用，后者主要由 VEGFR-1 和 VEGFR-2 的结合域与人类 IgG-1 的 Fc 区共同构成[168]。一项临床研究发现阿柏西普与显著升高的高血压发病率有关，阿柏西普治疗组有 19% 的患者出现了 3 级不良事件，而在对照组仅为 1.5%，动脉血栓栓塞事件的发生率（治疗组 1.8%，对照组 0.5%）、静脉血栓栓塞的发生率（治疗组 7.9%，对照组 6.3%）都显著升高[168]。其他若干研究也发现接受阿柏西普治疗的患者高血压发病率和血栓栓塞事件发生率显著升高[169-171]。

总结

随着新型恶性肿瘤治疗方法的迅速发展，我们有必要开展更广泛的研究来识别这些药物的心脏毒性。在抗癌药物治疗期间对这些不良事件的早期识别和控制，已帮助多种经 FDA 批准的突破性药物成功和安全的研发，从而极大提高了癌症患者的临床预后。药物心脏毒性带来的严重并发症和合并症，已经成为新型抗癌药物研发过程中所面临的最大挑战[172]。通过用药期间对药物不良事件的严密监测，已经成功淘汰了多种具有严重心脏毒性的抗癌药物[173]。

正如预想的那样，目前在特定人群中开展的临床研究结果与观察性研究的结果并不一致。这种差别可能来自研究对象的异质性和研究类型的不同。有趣的是，许多病例报告和系列病例分析总是能提高我们对药物毒性的关注，因此有必要鼓励临床研究者多发表病例报告。

总而言之，心脏科医师和肿瘤科医师之间的通力合作，已经有效降低了使用潜在心脏毒性药物或新型抗癌药物的患者中严重心脏不良事件的发生率，并且有望消除与使用新药相关的严重心脏毒性（图 2.2）。

译者注：本章所提及高血压分级为通用不良事件术语标准（CTCAE）分级。

参考文献

1. Thakur A, Witteles RM. Cancer therapy-induced left ventricular dysfunction: interventions and prognosis. J Card Fail. 2014;20:155–8.
2. Cardinale D, Colombo A, Torrisi R, Sandri MT, Civelli M, Salvatici M, Lamantia G, Colombo N, Cortinovis S, Dessanai MA, Nole F, Veglia F, Cipolla CM. Trastuzumab-induced cardiotoxicity: clinical and prognostic implications of troponin I evaluation. J Clin Oncol. 2010;28:3910–6.
3. Herrmann J, Lerman A, Sandhu NP, Villarraga HR, Mulvagh SL, Kohli M. Evaluation and management of patients with heart disease and cancer: cardio-oncology. Mayo Clin Proc. 2014;89:1287–306.
4. Nakamae H, Tsumura K, Terada Y, Nakane T, Nakamae M, Ohta K, Yamane T, Hino M. Notable effects of angiotensin II receptor blocker, valsartan, on acute cardiotoxic changes after standard chemotherapy with cyclophosphamide, doxorubicin, vincristine, and prednisolone. Cancer. 2005;104:2492–8.
5. Wells QS, Lenihan DJ. Reversibility of left ventricular dysfunction resulting from chemotherapy: can this be expected? Prog Cardiovasc Dis. 2010;53:140–8.
6. Albini A, Pennesi G, Donatelli F, Cammarota R, De Flora S, Noonan DM. Cardiotoxicity of anticancer drugs: the need for cardio-oncology and cardio-oncological prevention. J Natl Cancer Inst. 2010;102:14–25.
7. Lefrak EA, Pitha J, Rosenheim S, Gottlieb JA. A clinicopathologic analysis of adriamycin cardiotoxicity. Cancer. 1973;32:302–14.
8. Von Hoff DD, Layard MW, Basa P, Davis Jr HL, Von Hoff AL, Rozencweig M, Muggia FM. Risk factors for doxorubicin-induced congestive heart failure. Ann Intern Med. 1979;91:710–7.
9. Swain SM, Whaley FS, Ewer MS. Congestive heart failure in patients treated with doxorubicin: a retrospective analysis of three trials. Cancer. 2003;97:2869–79.
10. Gianni L, Herman EH, Lipshultz SE, Minotti G, Sarvazyan N, Sawyer DB. Anthracycline cardiotoxicity: from bench to bedside. J Clin Oncol. 2008;26:3777–84.
11. Zhang S, Liu X, Bawa-Khalfe T, Lu LS, Lyu YL, Liu LF, Yeh ET. Identification of the molecular basis of doxorubicin-induced cardiotoxicity. Nat Med. 2012;18:1639–42.
12. Wojnowski L, Kulle B, Schirmer M, Schluter G, Schmidt A, Rosenberger A, Vonhof S, Bickeboller H, Toliat MR, Suk EK, Tzvetkov M, Kruger A, Seifert S, Kloess M, Hahn H, Loeffler M, Nurnberg P, Pfreundschuh M, Trumper L, Brockmoller J, Hasenfuss G. NAD(P)H oxidase and multidrug resistance protein genetic polymorphisms are associated with doxorubicin-induced cardiotoxicity. Circulation. 2005;112:3754–62.
13. Singal PK, Iliskovic N. Doxorubicin-induced cardiomyopathy. N Engl J Med. 1998;339:900–5.
14. Isner JM, Ferrans VJ, Cohen SR, Witkind BG, Virmani R, Gottdiener JS, Beck JR, Roberts WC. Clinical and morphologic cardiac findings after anthracycline chemotherapy. Analysis of 64 patients studied at necropsy. Am J Cardiol. 1983;51:1167–74.
15. Guglin M, Aljayeh M, Saiyad S, Ali R, Curtis AB. Introducing a new entity: chemotherapy-induced arrhythmia. Europace. 2009;11:1579–86.
16. Shan K, Lincoff AM, Young JB. Anthracycline-induced cardiotoxicity. Ann Intern Med. 1996;125:47–58.

17. Steinberg JS, Cohen AJ, Wasserman AG, Cohen P, Ross AM. Acute arrhythmogenicity of doxorubicin administration. Cancer. 1987;60:1213–8.
18. Tirelli U, Errante D, Van Glabbeke M, Teodorovic I, Kluin-Nelemans JC, Thomas J, Bron D, Rosti G, Somers R, Zagonel V, Noordijk EM. CHOP is the standard regimen in patients > or = 70 years of age with intermediate-grade and high-grade non-Hodgkin's lymphoma: results of a randomized study of the European Organization for Research and Treatment of Cancer Lymphoma Cooperative Study Group. J Clin Oncol. 1998;16:27–34.
19. Luminari S, Montanini A, Caballero D, Bologna S, Notter M, Dyer MJ, Chiappella A, Briones J, Petrini M, Barbato A, Kayitalire L, Federico M. Nonpegylated liposomal doxorubicin (MyocetTM) combination (R-COMP) chemotherapy in elderly patients with diffuse large B-cell lymphoma (DLBCL): results from the phase II EUR018 trial. Ann Oncol. 2010;21:1492–9.
20. Cardinale D, Sandri MT, Martinoni A, Tricca A, Civelli M, Lamantia G, Cinieri S, Martinelli G, Cipolla CM, Fiorentini C. Left ventricular dysfunction predicted by early troponin I release after high-dose chemotherapy. J Am Coll Cardiol. 2000;36:517–22.
21. Von Hoff DD, Rozencweig M, Layard M, Slavik M, Muggia FM. Daunomycin-induced cardiotoxicity in children and adults. A review of 110 cases. Am J Med. 1977;62:200–8.
22. Lipshultz SE, Colan SD, Gelber RD, Perez-Atayde AR, Sallan SE, Sanders SP. Late cardiac effects of doxorubicin therapy for acute lymphoblastic leukemia in childhood. N Engl J Med. 1991;324:808–15.
23. van der Pal HJ, van Dalen EC, Hauptmann M, Kok WE, Caron HN, van den Bos C, Oldenburger F, Koning CC, van Leeuwen FE, Kremer LC. Cardiac function in 5-year survivors of childhood cancer: a long-term follow-up study. Arch Intern Med. 2010;170:1247–55.
24. Bowles EJ, Wellman R, Feigelson HS, Onitilo AA, Freedman AN, Delate T, Allen LA, Nekhlyudov L, Goddard KA, Davis RL, Habel LA, Yood MU, McCarty C, Magid DJ, Wagner EH, Pharmacovigilance ST. Risk of heart failure in breast cancer patients after anthracycline and trastuzumab treatment: a retrospective cohort study. J Natl Cancer Inst. 2012;104:1293–305.
25. Cardinale D, Colombo A, Lamantia G, Colombo N, Civelli M, De Giacomi G, Rubino M, Veglia F, Fiorentini C, Cipolla CM. Anthracycline-induced cardiomyopathy: clinical relevance and response to pharmacologic therapy. J Am Coll Cardiol. 2010;55:213–20.
26. Safra T, Muggia F, Jeffers S, Tsao-Wei DD, Groshen S, Lyass O, Henderson R, Berry G, Gabizon A. Pegylated liposomal doxorubicin (doxil): reduced clinical cardiotoxicity in patients reaching or exceeding cumulative doses of 500 mg/m2. Ann Oncol. 2000;11:1029–33.
27. Smith LA, Cornelius VR, Plummer CJ, Levitt G, Verrill M, Canney P, Jones A. Cardiotoxicity of anthracycline agents for the treatment of cancer: systematic review and meta-analysis of randomised controlled trials. BMC Cancer. 2010;10:337.
28. Seifert CF, Nesser ME, Thompson DF. Dexrazoxane in the prevention of doxorubicin-induced cardiotoxicity. Ann Pharmacother. 1994;28:1063–72.
29. Meadows AT, Friedman DL, Neglia JP, Mertens AC, Donaldson SS, Stovall M, Hammond S, Yasui Y, Inskip PD. Second neoplasms in survivors of childhood cancer: findings from the Childhood Cancer Survivor Study cohort. J Clin Oncol. 2009;27:2356–62.
30. Nair R, Ramakrishnan G, Nair NN, Saikia TK, Parikh PM, Joshi SR, Soman CS, Mukhadan M, Dinshaw KT, Advani SH. A randomized comparison of the efficacy and toxicity of epirubicin and doxorubicin in the treatment of patients with non-Hodgkin's lymphoma. Cancer. 1998;82:2282–8.
31. Ryberg M, Nielsen D, Skovsgaard T, Hansen J, Jensen BV, Dombernowsky P. Epirubicin cardiotoxicity: an analysis of 469 patients with metastatic breast cancer. J Clin Oncol. 1998;16:3502–8.
32. Gottdiener JS, Appelbaum FR, Ferrans VJ, Deisseroth A, Ziegler J. Cardiotoxicity associated

with high-dose cyclophosphamide therapy. Arch Intern Med. 1981;141:758–63.

33. Braverman AC, Antin JH, Plappert MT, Cook EF, Lee RT. Cyclophosphamide cardiotoxicity in bone marrow transplantation: a prospective evaluation of new dosing regimens. J Clin Oncol. 1991;9:1215–23.

34. Lichtman SM, Ratain MJ, Van Echo DA, Rosner G, Egorin MJ, Budman DR, Vogelzang NJ, Norton L, Schilsky RL. Phase I trial of granulocyte-macrophage colony-stimulating factor plus high-dose cyclophosphamide given every 2 weeks: a Cancer and Leukemia Group B study. J Natl Cancer Inst. 1993;85:1319–26.

35. Zver S, Zadnik V, Bunc M, Rogel P, Cernelc P, Kozelj M. Cardiac toxicity of high-dose cyclophosphamide in patients with multiple myeloma undergoing autologous hematopoietic stem cell transplantation. Int J Hematol. 2007;85:408–14.

36. Appelbaum F, Strauchen JA, Graw Jr RG, Savage DD, Kent KM, Ferrans VJ, Herzig GP. Acute lethal carditis caused by high-dose combination chemotherapy. A unique clinical and pathological entity. Lancet. 1976;1:58–62.

37. Quezado ZM, Wilson WH, Cunnion RE, Parker MM, Reda D, Bryant G, Ognibene FP. High-dose ifosfamide is associated with severe, reversible cardiac dysfunction. Ann Intern Med. 1993;118:31–6.

38. Kandylis K, Vassilomanolakis M, Tsoussis S, Efremidis AP. Ifosfamide cardiotoxicity in humans. Cancer Chemother Pharmacol. 1989;24:395–6.

39. Tomirotti M, Riundi R, Pulici S, Ungaro A, Pedretti D, Villa S, Scanni A. Ischemic cardiopathy from cis-diamminedichloroplatinum (CDDP). Tumori. 1984;70:235–6.

40. Mortimer JE, Crowley J, Eyre H, Weiden P, Eltringham J, Stuckey WJ. A phase II randomized study comparing sequential and combined intraarterial cisplatin and radiation therapy in primary brain tumors. A southwest oncology group study. Cancer. 1992;69:1220–3.

41. Anand AJ. Fluorouracil cardiotoxicity. Ann Pharmacother. 1994;28:374–8.

42. de Forni M, Malet-Martino MC, Jaillais P, Shubinski RE, Bachaud JM, Lemaire L, Canal P, Chevreau C, Carrie D, Soulie P, et al. Cardiotoxicity of high-dose continuous infusion fluorouracil: a prospective clinical study. J Clin Oncol. 1992;10:1795–801.

43. Wacker A, Lersch C, Scherpinski U, Reindl L, Seyfarth M. High incidence of angina pectoris in patients treated with 5-fluorouracil. A planned surveillance study with 102 patients. Oncology. 2003;65:108–12.

44. Grunwald MR, Howie L, Diaz Jr LA. Takotsubo cardiomyopathy and Fluorouracil: case report and review of the literature. J Clin Oncol. 2012;30:e11–4.

45. Saif MW, Shah MM, Shah AR. Fluoropyrimidine-associated cardiotoxicity: revisited. Expert Opin Drug Saf. 2009;8:191–202.

46. Cianci G, Morelli MF, Cannita K, Morese R, Ricevuto E, Di Rocco ZC, Porzio G, Lanfiuti Baldi P, Ficorella C. Prophylactic options in patients with 5-fluorouracil-associated cardiotoxicity. Br J Cancer. 2003;88:1507–9.

47. Akpek G, Hartshorn KL. Failure of oral nitrate and calcium channel blocker therapy to prevent 5-fluorouracil-related myocardial ischemia: a case report. Cancer Chemother Pharmacol. 1999;43:157–61.

48. Oleksowicz L, Bruckner HW. Prophylaxis of 5-fluorouracil-induced coronary vasospasm with calcium channel blockers. Am J Med. 1988;85:750–1.

49. Kleiman NS, Lehane DE, Geyer Jr CE, Pratt CM, Young JB. Prinzmetal's angina during 5-fluorouracil chemotherapy. Am J Med. 1987;82:566–8.

50. Ng M, Cunningham D, Norman AR. The frequency and pattern of cardiotoxicity observed with capecitabine used in conjunction with oxaliplatin in patients treated for advanced colorectal cancer (CRC). Eur J Cancer. 2005;41:1542–6.

51. Frickhofen N, Beck FJ, Jung B, Fuhr HG, Andrasch H, Sigmund M. Capecitabine can induce acute coronary syndrome similar to 5-fluorouracil. Ann Oncol. 2002;13:797–801.

52. Van Cutsem E, Hoff PM, Blum JL, Abt M, Osterwalder B. Incidence of cardiotoxicity with the oral fluoropyrimidine capecitabine is typical of that reported with 5-fluorouracil. Ann

Oncol. 2002;13:484–5.
53. Saif MW, Tomita M, Ledbetter L, Diasio RB. Capecitabine-related cardiotoxicity: recognition and management. J Support Oncol. 2008;6:41–8.
54. Gutheil JFD. Antimetabolites. In: Perry MC editor. The chemotherapy sourcebook, 3rd edn. Lippincott, Williams and Wilkins, Philadelphia.
55. Van Besien K, Devine S, Wickrema A, Jessop E, Amin K, Yassine M, Maynard V, Stock W, Peace D, Ravandi F, Chen YH, Hoffman R, Sossman J. Regimen-related toxicity after fludarabine-melphalan conditioning: a prospective study of 31 patients with hematologic malignancies. Bone Marrow Transplant. 2003;32:471–6.
56. Grem JL, King SA, Chun HG, Grever MR. Cardiac complications observed in elderly patients following 2'-deoxycoformycin therapy. Am J Hematol. 1991;38:245–7.
57. Perez-Verdia A, Angulo F, Hardwicke FL, Nugent KM. Acute cardiac toxicity associated with high-dose intravenous methotrexate therapy: case report and review of the literature. Pharmacotherapy. 2005;25:1271–6.
58. Hermans C, Straetmans N, Michaux JL, Ferrant A. Pericarditis induced by high-dose cytosine arabinoside chemotherapy. Ann Hematol. 1997;75:55–7.
59. Kantor AF, Greene MH, Boice JD, Fraumeni Jr JF, Flannery JT. Are vinca alkaloids associated with myocardial infarction? Lancet. 1981;1:1111.
60. Zabernigg A, Gattringer C. Myocardial infarction associated with vinorelbine (Navelbine). Eur J Cancer. 1996;32A:1618–9.
61. Mandel EM, Lewinski U, Djaldetti M. Vincristine-induced myocardial infarction. Cancer. 1975;36:1979–82.
62. Arbuck SG, Strauss H, Rowinsky E, Christian M, Suffness M, Adams J, Oakes M, McGuire W, Reed E, Gibbs H, et al. A reassessment of cardiac toxicity associated with Taxol. J Natl Cancer Inst Monogr. 1993:117–30.
63. Rowinsky EK, McGuire WP, Guarnieri T, Fisherman JS, Christian MC, Donehower RC. Cardiac disturbances during the administration of taxol. J Clin Oncol. 1991;9:1704–12.
64. Fossella FV, Lee JS, Murphy WK, Lippman SM, Calayag M, Pang A, Chasen M, Shin DM, Glisson B, Benner S, et al. Phase II study of docetaxel for recurrent or metastatic non-small-cell lung cancer. J Clin Oncol. 1994;12:1238–44.
65. Francis P, Schneider J, Hann L, Balmaceda C, Barakat R, Phillips M, Hakes T. Phase II trial of docetaxel in patients with platinum-refractory advanced ovarian cancer. J Clin Oncol. 1994;12:2301–8.
66. Malhotra V, Dorr VJ, Lyss AP, Anderson CM, Westgate S, Reynolds M, Barrett B, Perry MC. Neoadjuvant and adjuvant chemotherapy with doxorubicin and docetaxel in locally advanced breast cancer. Clin Breast Cancer. 2004;5:377–84.
67. des Guetz G, Uzzan B, Chouahnia K, Morere JF. Cardiovascular toxicity of anti-angiogenic drugs. Target Oncol. 2011;6:197–202.
68. Wicki A, Hermann F, Pretre V, Winterhalder R, Kueng M, von Moos R, Rochlitz C, Herrmann R. Pre-existing antihypertensive treatment predicts early increase in blood pressure during bevacizumab therapy: the prospective AVALUE cohort study. Oncol Res Treat. 2014;37:230–6.
69. Hurvitz SA, Bosserman LD, Chan D, Hagenstad CT, Kass FC, Smith FP, Rodriguez GI, Childs BH, Slamon DJ. Cardiac safety results from a phase II, open-label, multicenter, pilot study of two docetaxel-based regimens plus bevacizumab for the adjuvant treatment of subjects with node-positive or high-risk node-negative breast cancer. Springerplus. 2014;3:244.
70. Hall PS, Harshman LC, Srinivas S, Witteles RM. The frequency and severity of cardiovascular toxicity from targeted therapy in advanced renal cell carcinoma patients. JACC Heart Failure. 2013;1:72–8.
71. Qi WX, Fu S, Zhang Q, Guo XM. Bevacizumab increases the risk of severe congestive heart failure in cancer patients: an up-to-date meta-analysis with a focus on different subgroups.

Clin Drug Investig. 2014;34:681–90.

72. Franco TH, Khan A, Joshi V, Thomas B. Takotsubo cardiomyopathy in two men receiving bevacizumab for metastatic cancer. Ther Clin Risk Manag. 2008;4:1367–70.

73. Groarke JD, Choueiri TK, Slosky D, Cheng S, Moslehi J. Recognizing and managing left ventricular dysfunction associated with therapeutic inhibition of the vascular endothelial growth factor signaling pathway. Curr Treat Options Cardiovasc Med. 2014;16:335.

74. Choueiri TK, Mayer EL, Je Y, Rosenberg JE, Nguyen PL, Azzi GR, Bellmunt J, Burstein HJ, Schutz FA. Congestive heart failure risk in patients with breast cancer treated with bevacizumab. J Clin Oncol. 2011;29:632–8.

75. Nagane M, Nishikawa R, Narita Y, Kobayashi H, Takano S, Shinoura N, Aoki T, Sugiyama K, Kuratsu J, Muragaki Y, Sawamura Y, Matsutani M. Phase II study of single-agent bevacizumab in Japanese patients with recurrent malignant glioma. Jpn J Clin Oncol. 2012;42:887–95.

76. Yardley DA, Hart L, Waterhouse D, Whorf R, Drosick DR, Murphy P, Badarinath S, Daniel BR, Childs BH, Burris H. Addition of bevacizumab to three docetaxel regimens as adjuvant therapy for early stage breast cancer. Breast Cancer Res Treat. 2013;142:655–65.

77. Andersson M, Lidbrink E, Bjerre K, Wist E, Enevoldsen K, Jensen AB, Karlsson P, Tange UB, Sorensen PG, Moller S, Bergh J, Langkjer ST. Phase III randomized study comparing docetaxel plus trastuzumab with vinorelbine plus trastuzumab as first-line therapy of meta-static or locally advanced human epidermal growth factor receptor 2-positive breast cancer: the HERNATA study. J Clin Oncol. 2011;29:264–71.

78. Bang YJ, Van Cutsem E, Feyereislova A, Chung HC, Shen L, Sawaki A, Lordick F, Ohtsu A, Omuro Y, Satoh T, Aprile G, Kulikov E, Hill J, Lehle M, Ruschoff J, Kang YK. Trastuzumab in combination with chemotherapy versus chemotherapy alone for treatment of HER2-positive advanced gastric or gastro-oesophageal junction cancer (ToGA): a phase 3, open-label, randomised controlled trial. Lancet. 2010;376:687–97.

79. Blackwell KL, Burstein HJ, Storniolo AM, Rugo HS, Sledge G, Aktan G, Ellis C, Florance A, Vukelja S, Bischoff J, Baselga J, O'Shaughnessy J. Overall survival benefit with lapatinib in combination with trastuzumab for patients with human epidermal growth factor receptor 2-positive metastatic breast cancer: final results from the EGF104900 Study. J Clin Oncol. 2012;30:2585–92.

80. Moja L, Tagliabue L, Balduzzi S, Parmelli E, Pistotti V, Guarneri V, D'Amico R. Trastuzumab containing regimens for early breast cancer. Cochrane Datab Syst Rev. 2012;4:Cd006243.

81. Ewer MS, Lippman SM. Type II chemotherapy-related cardiac dysfunction: time to recognize a new entity. J Clin Oncol. 2005;23:2900–2.

82. Romond EH, Jeong JH, Rastogi P, Swain SM, Geyer CE, Jr., Ewer MS, Rathi V, Fehrenbacher L, Brufsky A, Azar CA, Flynn PJ, Zapas JL, Polikoff J, Gross HM, Biggs DD, Atkins JN, Tan-Chiu E, Zheng P, Yothers G, Mamounas EP, Wolmark N. Seven-year follow-up assessment of cardiac function in NSABP B-31, a randomized trial comparing doxorubicin and cyclophosphamide followed by paclitaxel (ACP) with ACP plus trastuzumab as adjuvant therapy for patients with node-positive, human epidermal growth factor receptor 2-positive breast cancer. J Clin Oncol. 2012;30:3792–9.

83. Russell SD, Blackwell KL, Lawrence J, Pippen JE Jr., Roe MT, Wood F, Paton V, Holmgren E, Mahaffey KW. Independent adjudication of symptomatic heart failure with the use of doxorubicin and cyclophosphamide followed by trastuzumab adjuvant therapy: a combined review of cardiac data from the National Surgical Adjuvant breast and Bowel Project B-31 and the North Central Cancer Treatment Group N9831 clinical trials. J Clin Oncol. 2010;28:3416–21.

84. Perez EA, Suman VJ, Davidson NE, Sledge GW, Kaufman PA, Hudis CA, Martino S, Gralow JR, Dakhil SR, Ingle JN, Winer EP, Gelmon KA, Gersh BJ, Jaffe AS, Rodeheffer RJ. Cardiac safety analysis of doxorubicin and cyclophosphamide followed by paclitaxel with or without

trastuzumab in the North Central Cancer Treatment Group N9831 adjuvant breast cancer trial. J Clin Oncol. 2008;26:1231–8.

85. Agus DB, Gordon MS, Taylor C, Natale RB, Karlan B, Mendelson DS, Press MF, Allison DE, Sliwkowski MX, Lieberman G, Kelsey SM, Fyfe G. Phase I clinical study of pertuzumab, a novel HER dimerization inhibitor, in patients with advanced cancer. J Clin Oncol. 2005;23:2534–43.

86. Baselga J, Cortes J, Kim SB, Im SA, Hegg R, Im YH, Roman L, Pedrini JL, Pienkowski T, Knott A, Clark E, Benyunes MC, Ross G, Swain SM. Pertuzumab plus trastuzumab plus docetaxel for metastatic breast cancer. N Engl J Med. 2012;366:109–19.

87. Baselga J, Gelmon KA, Verma S, Wardley A, Conte P, Miles D, Bianchi G, Cortes J, McNally VA, Ross GA, Fumoleau P, Gianni L. Phase II trial of pertuzumab and trastuzumab in patients with human epidermal growth factor receptor 2-positive metastatic breast cancer that progressed during prior trastuzumab therapy. J Clin Oncol. 2010;28:1138–44.

88. Swain SM, Baselga J, Kim SB, Ro J, Semiglazov V, Campone M, Ciruelos E, Ferrero JM, Schneeweiss A, Heeson S, Clark E, Ross G, Benyunes MC, Cortes J. Pertuzumab, trastuzumab, and docetaxel in HER2-positive metastatic breast cancer. N Engl J Med. 2015;372:724–34.

89. Swain SM, Ewer MS, Cortes J, Amadori D, Miles D, Knott A, Clark E, Benyunes MC, Ross G, Baselga J. Cardiac tolerability of pertuzumab plus trastuzumab plus docetaxel in patients with HER2-positive metastatic breast cancer in CLEOPATRA: a randomized, double-blind, placebo-controlled phase III study. Oncologist. 2013;18:257–64.

90. Lenihan D, Suter T, Brammer M, Neate C, Ross G, Baselga J. Pooled analysis of cardiac safety in patients with cancer treated with pertuzumab. Ann Oncol. 2012;23:791–800.

91. Miller KD, Dieras V, Harbeck N, Andre F, Mahtani RL, Gianni L, Albain KS, Crivellari D, Fang L, Michelson G, de Haas SL, Burris HA. Phase IIa trial of trastuzumab emtansine with pertuzumab for patients with human epidermal growth factor receptor 2-positive, locally advanced, or metastatic breast cancer. J Clin Oncol. 2014;32:1437–44.

92. Schneeweiss A, Chia S, Hickish T, Harvey V, Eniu A, Hegg R, Tausch C, Seo JH, Tsai YF, Ratnayake J, McNally V, Ross G, Cortes J. Pertuzumab plus trastuzumab in combination with standard neoadjuvant anthracycline-containing and anthracycline-free chemotherapy regimens in patients with HER2-positive early breast cancer: a randomized phase II cardiac safety study (TRYPHAENA). Ann Oncol. 2013;24:2278–84.

93. Dearden CE, Johnson R, Pettengell R, Devereux S, Cwynarski K, Whittaker S, McMillan A. Guidelines for the management of mature T-cell and NK-cell neoplasms (excluding cutaneous T-cell lymphoma). Br J Haematol. 2011;153:451–85.

94. Coles AJ, Compston DA, Selmaj KW, Lake SL, Moran S, Margolin DH, Norris K, Tandon PK. Alemtuzumab vs. interferon beta-1a in early multiple sclerosis. N Engl J Med. 2008;359:1786–801.

95. Ferrajoli A, O'Brien SM, Cortes JE, Giles FJ, Thomas DA, Faderl S, Kurzrock R, Lerner S, Kontoyiannis DP, Keating MJ. Phase II study of alemtuzumab in chronic lymphoproliferative disorders. Cancer. 2003;98:773–8.

96. Lenihan DJ, Alencar AJ, Yang D, Kurzrock R, Keating MJ, Duvic M. Cardiac toxicity of alemtuzumab in patients with mycosis fungoides/Sezary syndrome. Blood. 2004;104:655–8.

97. Jonker DJ, O'Callaghan CJ, Karapetis CS, Zalcberg JR, Tu D, Au HJ, Berry SR, Krahn M, Price T, Simes RJ, Tebbutt NC, van Hazel G, Wierzbicki R, Langer C, Moore MJ. Cetuximab for the treatment of colorectal cancer. N Engl J Med. 2007;357:2040–8.

98. Primrose J, Falk S, Finch-Jones M, Valle J, O'Reilly D, Siriwardena A, Hornbuckle J, Peterson M, Rees M, Iveson T, Hickish T, Butler R, Stanton L, Dixon E, Little L, Bowers M, Pugh S, Garden OJ, Cunningham D, Maughan T, Bridgewater J. Systemic chemotherapy with or without cetuximab in patients with resectable colorectal liver metastasis: the New EPOC randomised controlled trial. Lancet Oncol. 2014;15:601–11.

99. Bonner JA, Harari PM, Giralt J, Azarnia N, Shin DM, Cohen RB, Jones CU, Sur R, Raben D,

Jassem J, Ove R, Kies MS, Baselga J, Youssoufian H, Amellal N, Rowinsky EK, Ang KK. Radiotherapy plus cetuximab for squamous-cell carcinoma of the head and neck. N Engl J Med. 2006;354:567–78.

100. Fuchs CS, Tomasek J, Yong CJ, Dumitru F, Passalacqua R, Goswami C, Safran H, dos Santos LV, Aprile G, Ferry DR, Melichar B, Tehfe M, Topuzov E, Zalcberg JR, Chau I, Campbell W, Sivan andan C, Pikiel J, Koshiji M, Hsu Y, Liepa AM, Gao L, Schwartz JD, Tabernero J. Ramucirumab monotherapy for previously treated advanced gastric or gastro-oesophageal junction adenocarcinoma (REGARD): an international, randomised, multicentre, placebo-controlled, phase 3 trial. Lancet. 2014;383:31–9.

101. Wilke H, Muro K, Van Cutsem E, Oh SC, Bodoky G, Shimada Y, Hironaka S, Sugimoto N, Lipatov O, Kim TY, Cunningham D, Rougier P, Komatsu Y, Ajani J, Emig M, Carlesi R, Ferry D, Chandrawansa K, Schwartz JD, Ohtsu A. Ramucirumab plus paclitaxel versus placebo plus paclitaxel in patients with previously treated advanced gastric or gastro-oesophageal junction adenocarcinoma (RAINBOW): a double-blind, randomised phase 3 trial. Lancet Oncol. 2014;15:1224–35.

102. Garon EB, Ciuleanu TE, Arrieta O, Prabhash K, Syrigos KN, Goksel T, Park K, Gorbunova V, Kowalyszyn RD, Pikiel J, Czyzewicz G, Orlov SV, Lewanski CR, Thomas M, Bidoli P, Dakhil S, Gans S, Kim JH, Grigorescu A, Karaseva N, Reck M, Cappuzzo F, Alexandris E, Sashegyi A, Yurasov S, Perol M. Ramucirumab plus docetaxel versus placebo plus docetaxel for second-line treatment of stage IV non-small-cell lung cancer after disease progression on platinum-based therapy (REVEL): a multicentre, double-blind, randomised phase 3 trial. Lancet. 2014;384:665–73.

103. Margolin KA, Rayner AA, Hawkins MJ, Atkins MB, Dutcher JP, Fisher RI, Weiss GR, Doroshow JH, Jaffe HS, Roper M, et al. Interleukin-2 and lymphokine-activated killer cell therapy of solid tumors: analysis of toxicity and management guidelines. J Clin Oncol. 1989;7:486–98.

104. Lee RE, Lotze MT, Skibber JM, Tucker E, Bonow RO, Ognibene FP, Carrasquillo JA, Shelhamer JH, Parrillo JE, Rosenberg SA. Cardiorespiratory effects of immunotherapy with interleukin-2. J Clin Oncol. 1989;7:7–20.

105. Weiss GR, Margolin KA, Aronson FR, Sznol M, Atkins MB, Dutcher JP, Gaynor ER, Boldt DH, Doroshow JH, Bar MH, et al. A randomized phase II trial of continuous infusion interleukin-2 or bolus injection interleukin-2 plus lymphokine-activated killer cells for advanced renal cell carcinoma. J Clin Oncol. 1992;10:275–81.

106. White Jr RL, Schwartzentruber DJ, Guleria A, MacFarlane MP, White DE, Tucker E, Rosenberg SA. Cardiopulmonary toxicity of treatment with high dose interleukin-2 in 199 consecutive patients with metastatic melanoma or renal cell carcinoma. Cancer. 1994;74:3212–22.

107. Atkins MB, Hsu J, Lee S, Cohen GI, Flaherty LE, Sosman JA, Sondak VK, Kirkwood JM. Phase III trial comparing concurrent biochemotherapy with cisplatin, vinblastine, dacarbazine, interleukin-2, and interferon alfa-2b with cisplatin, vinblastine, and dacarbazine alone in patients with metastatic malignant melanoma (E3695): a trial coordinated by the Eastern Cooperative Oncology Group. J Clin Oncol. 2008;26:5748–54.

108. Kruit WH, Punt KJ, Goey SH, de Mulder PH, van Hoogenhuyze DC, Henzen-Logmans SC, Stoter G. Cardiotoxicity as a dose-limiting factor in a schedule of high dose bolus therapy with interleukin-2 and alpha-interferon. An unexpectedly frequent complication. Cancer. 1994;74:2850–6.

109. Kruit WH, Goey SH, Lamers CH, Gratama JW, Visser B, Schmitz PI, Eggermont AM, Bolhuis RL, Stoter G. High-dose regimen of interleukin-2 and interferon-alpha in combination with lymphokine-activated killer cells in patients with metastatic renal cell cancer. J Immunother. 1997;20:312–20.

110. Khakoo AY, Halushka MK, Rame JE, Rodriguez ER, Kasper EK, Judge DP. Reversible cardiomyopathy caused by administration of interferon alpha. Nat Clin Pract Cardiovasc

Med. 2005;2:53–7.

111. Motzer RJ, Hutson TE, Tomczak P, Michaelson MD, Bukowski RM, Rixe O, Oudard S, Negrier S, Szczylik C, Kim ST, Chen I, Bycott PW, Baum CM, Figlin RA. Sunitinib versus interferon alfa in metastatic renal-cell carcinoma. N Engl J Med. 2007;356:115–24.

112. Force T, Kolaja KL. Cardiotoxicity of kinase inhibitors: the prediction and translation of preclinical models to clinical outcomes. Nat Rev Drug Discov. 2011;10:111–26.

113. Chu TF, Rupnick MA, Kerkela R, Dallabrida SM, Zurakowski D, Nguyen L, Woulfe K, Pravda E, Cassiola F, Desai J, George S, Morgan JA, Harris DM, Ismail NS, Chen JH, Schoen FJ, Van den Abbeele AD, Demetri GD, Force T, Chen MH. Cardiotoxicity associated with tyrosine kinase inhibitor sunitinib. Lancet. 2007;370:2011–9.

114. Zhu X, Stergiopoulos K, Wu S. Risk of hypertension and renal dysfunction with an angio-genesis inhibitor sunitinib: systematic review and meta-analysis. Acta Oncol. (Stockholm, Sweden). 2009;48:9–17.

115. Wu S, Chen JJ, Kudelka A, Lu J, Zhu X. Incidence and risk of hypertension with sorafenib in patients with cancer: a systematic review and meta-analysis. Lancet Oncol. 2008;9:117–23.

116. Khakoo AY, Kassiotis CM, Tannir N, Plana JC, Halushka M, Bickford C, Trent 2nd J, Champion JC, Durand JB, Lenihan DJ. Heart failure associated with sunitinib malate: a multitargeted receptor tyrosine kinase inhibitor. Cancer. 2008;112:2500–8.

117. Ratain MJ, Eisen T, Stadler WM, Flaherty KT, Kaye SB, Rosner GL, Gore M, Desai AA, Patnaik A, Xiong HQ, Rowinsky E, Abbruzzese JL, Xia C, Simantov R, Schwartz B, O'Dwyer PJ. Phase II placebo-controlled randomized discontinuation trial of sorafenib in patients with metastatic renal cell carcinoma. J Clin Oncol. 2006;24:2505–12.

118. Chintalgattu V, Ai D, Langley RR, Zhang J, Bankson JA, Shih TL, Reddy AK, Coombes KR, Daher IN, Pati S, Patel SS, Pocius JS, Taffet GE, Buja LM, Entman ML, Khakoo AY. Cardiomyocyte PDGFR-beta signaling is an essential component of the mouse cardiac response to load-induced stress. J Clin Invest. 2010;120:472–84.

119. Shah RR, Morganroth J, Shah DR. Cardiovascular safety of tyrosine kinase inhibitors: with a special focus on cardiac repolarisation (QT interval). Drug Saf. 2013;36:295–316.

120. Telli ML, Witteles RM, Fisher GA, Srinivas S. Cardiotoxicity associated with the cancer therapeutic agent sunitinib malate. Ann Oncol. 2008;19:1613–8.

121. Escudier B, Eisen T, Stadler WM, Szczylik C, Oudard S, Siebels M, Negrier S, Chevreau C, Solska E, Desai AA, Rolland F, Demkow T, Hutson TE, Gore M, Freeman S, Schwartz B, Shan M, Simantov R, Bukowski RM. Sorafenib in advanced clear-cell renal-cell carcinoma. N Engl J Med. 2007;356:125–34.

122. Llovet JM, Ricci S, Mazzaferro V, Hilgard P, Gane E, Blanc JF, de Oliveira AC, Santoro A, Raoul JL, Forner A, Schwartz M, Porta C, Zeuzem S, Bolondi L, Greten TF, Galle PR, Seitz JF, Borbath I, Haussinger D, Giannaris T, Shan M, Moscovici M, Voliotis D, Bruix J. Sorafenib in advanced hepatocellular carcinoma. N Engl J Med. 2008;359:378–90.

123. Chen J, Tian CX, Yu M, Lv Q, Cheng NS, Wang Z, Wu X. Efficacy and safety profile of combining sorafenib with chemotherapy in patients with HER2-negative advanced breast cancer: a meta-analysis. J Breast Cancer. 2014;17:61–8.

124. Hurwitz HI, Dowlati A, Saini S, Savage S, Suttle AB, Gibson DM, Hodge JP, Merkle EM, Pandite L. Phase I trial of pazopanib in patients with advanced cancer. Clin Cancer Res. 2009;15:4220–7.

125. van der Graaf WT, Blay JY, Chawla SP, Kim DW, Bui-Nguyen B, Casali PG, Schoffski P, Aglietta M, Staddon AP, Beppu Y, Le Cesne A, Gelderblom H, Judson IR, Araki N, Ouali M, Marreaud S, Hodge R, Dewji MR, Coens C, Demetri GD, Fletcher CD, Dei Tos AP, Hohenberger P. Pazopanib for metastatic soft-tissue sarcoma (PALETTE): a randomised, double-blind, placebo-controlled phase 3 trial. Lancet. 2012;379:1879–86.

126. Heath EI, Infante J, Lewis LD, Luu T, Stephenson J, Tan AR, Kasubhai S, LoRusso P, Ma B, Suttle AB, Kleha JF, Ball HA, Dar MM. A randomized, double-blind, placebo-controlled study to evaluate the effect of repeated oral doses of pazopanib on cardiac conduction in

patients with solid tumors. Cancer Chemother Pharmacol. 2013;71:565–73.

127. Rini BI, Escudier B, Tomczak P, Kaprin A, Szczylik C, Hutson TE, Michaelson MD, Gorbunova VA, Gore ME, Rusakov IG, Negrier S, Ou YC, Castellano D, Lim HY, Uemura H, Tarazi J, Cella D, Chen C, Rosbrook B, Kim S, Motzer RJ. Comparative effectiveness of axitinib versus sorafenib in advanced renal cell carcinoma (AXIS): a randomised phase 3 trial. Lancet. 2011;378:1931–9.

128. Rini BI, Schiller JH, Fruehauf JP, Cohen EE, Tarazi JC, Rosbrook B, Bair AH, Ricart AD, Olszanski AJ, Letrent KJ, Kim S, Rixe O. Diastolic blood pressure as a biomarker of axitinib efficacy in solid tumors. Clin Cancer Res. 2011;17:3841–9.

129. Ovadia D, Esquenazi Y, Bucay M, Bachier CR. Association between takotsubo cardiomyopathy and axitinib: case report and review of the literature. J Clin Oncol. 2015;33:e1–3.

130. Abdel-Rahman O, Fouad M. Risk of cardiovascular toxicities in patients with solid tumors treated with sunitinib, axitinib, cediranib or regorafenib: an updated systematic review and comparative meta-analysis. Crit Rev Oncol Hematol. 2014;92:194–207.

131. Bachelot T, Romieu G, Campone M, Dieras V, Cropet C, Dalenc F, Jimenez M, Le Rhun E, Pierga JY, Goncalves A, Leheurteur M, Domont J, Gutierrez M, Cure H, Ferrero JM, Labbe-Devilliers C. Lapatinib plus capecitabine in patients with previously untreated brain metastases from HER2-positive metastatic breast cancer (LANDSCAPE): a single-group phase 2 study. Lancet Oncol. 2013;14:64–71.

132. Perez EA, Koehler M, Byrne J, Preston AJ, Rappold E, Ewer MS. Cardiac safety of lapatinib: pooled analysis of 3689 patients enrolled in clinical trials. Mayo Clin Proc. 2008;83:679–86.

133. Baselga J, Bradbury I, Eidtmann H, Di Cosimo S, de Azambuja E, Aura C, Gomez H, Dinh P, Fauria K, Van Dooren V, Aktan G, Goldhirsch A, Chang TW, Horvath Z, Coccia-Portugal M, Domont J, Tseng LM, Kunz G, Sohn JH, Semiglazov V, Lerzo G, Palacova M, Probachai V, Pusztai L, Untch M, Gelber RD, Piccart-Gebhart M. Lapatinib with trastuzumab for HER2-positive early breast cancer (NeoALTTO): a randomised, open-label, multicentre, phase 3 trial. Lancet. 2012;379:633–40.

134. Brunstein CG, McGlave PB. The biology and treatment of chronic myelogenous leukemia. Oncology (Williston Park). 2001;15:23–31; discussion 31–2, 35.

135. Kerkela R, Grazette L, Yacobi R, Iliescu C, Patten R, Beahm C, Walters B, Shevtsov S, Pesant S, Clubb FJ, Rosenzweig A, Salomon RN, Van Etten RA, Alroy J, Durand JB, Force T. Cardiotoxicity of the cancer therapeutic agent imatinib mesylate. Nat Med. 2006;12:908–16.

136. Atallah E, Durand JB, Kantarjian H, Cortes J. Congestive heart failure is a rare event in patients receiving imatinib therapy. Blood. 2007;110:1233–7.

137. Maharsy W, Aries A, Mansour O, Komati H, Nemer M. Ageing is a risk factor in imatinib mesylate cardiotoxicity. Eur J Heart Fail. 2014;16:367–76.

138. Verweij J, Casali PG, Kotasek D, Le Cesne A, Reichard P, Judson IR, Issels R, van Oosterom AT, Van Glabbeke M, Blay JY. Imatinib does not induce cardiac left ventricular failure in gastrointestinal stromal tumours patients: analysis of EORTC-ISG-AGITG study 62005. Eur J Cancer. 2007;43:974–8.

139. Trent JC, Patel SS, Zhang J, Araujo DM, Plana JC, Lenihan DJ, Fan D, Patel SR, Benjamin RS, Khakoo AY. Rare incidence of congestive heart failure in gastrointestinal stromal tumor and other sarcoma patients receiving imatinib mesylate. Cancer. 2010;116:184–92.

140. Saito S, Nakata K, Kajiura S, Ando T, Hosokawa A, Sugiyama T. Long-term follow-up outcome of imatinib mesylate treatment for recurrent and unresectable gastrointestinal stromal tumors. Digestion. 2013;87:47–52.

141. Apperley JF, Cortes JE, Kim DW, Roy L, Roboz GJ, Rosti G, Bullorsky EO, Abruzzese E, Hochhaus A, Heim D, de Souza CA, Larson RA, Lipton JH, Khoury HJ, Kim HJ, Sillaber C, Hughes TP, Erben P, Van Tornout J, Stone RM. Dasatinib in the treatment of chronic myeloid leukemia in accelerated phase after imatinib failure: the START a trial. J Clin Oncol. 2009;27:3472–9.

142. Bradeen HA, Eide CA, O'Hare T, Johnson KJ, Willis SG, Lee FY, Druker BJ, Deininger MW. Comparison of imatinib mesylate, dasatinib (BMS-354825), and nilotinib (AMN107) in an N-ethyl-N-nitrosourea (ENU)-based mutagenesis screen: high efficacy of drug combinations. Blood. 2006;108:2332–8.

143. Kantarjian H, Cortes J, Kim DW, Dorlhiac-Llacer P, Pasquini R, DiPersio J, Muller MC, Radich JP, Khoury HJ, Khoroshko N, Bradley-Garelik MB, Zhu C, Tallman MS. Phase 3 study of dasatinib 140 mg once daily versus 70 mg twice daily in patients with chronic myeloid leukemia in accelerated phase resistant or intolerant to imatinib: 15-month median follow-up. Blood. 2009;113:6322–9.

144. Strevel EL, Ing DJ, Siu LL. Molecularly targeted oncology therapeutics and prolongation of the QT interval. J Clin Oncol. 2007;25:3362–71.

145. Flaherty KT, Robert C, Hersey P, Nathan P, Garbe C, Milhem M, Demidov LV, Hassel JC, Rutkowski P, Mohr P, Dummer R, Trefzer U, Larkin JM, Utikal J, Dreno B, Nyakas M, Middleton MR, Becker JC, Casey M, Sherman LJ, Wu FS, Ouellet D, Martin AM, Patel K, Schadendorf D, Group MS. Improved survival with MEK inhibition in BRAF-mutated melanoma. N Engl J Med. 2012;367:107–14.

146. Wells Jr SA, Robinson BG, Gagel RF, Dralle H, Fagin JA, Santoro M, Baudin E, Elisei R, Jarzab B, Vasselli JR, Read J, Langmuir P, Ryan AJ, Schlumberger MJ. Vandetanib in patients with locally advanced or metastatic medullary thyroid cancer: a randomized, double-blind phase III trial. J Clin Oncol. 2012;30:134–41.

147. Agathocleous A, Rohatiner A, Rule S, Hunter H, Kerr JP, Neeson SM, Matthews J, Strauss S, Montoto S, Johnson P, Radford J, Lister A. Weekly versus twice weekly bortezomib given in conjunction with rituximab, in patients with recurrent follicular lymphoma, mantle cell lymphoma and Waldenstrom macroglobulinaemia. Br J Haematol. 2010;151:346–53.

148. Bringhen S, Larocca A, Rossi D, Cavalli M, Genuardi M, Ria R, Gentili S, Patriarca F, Nozzoli C, Levi A, Guglielmelli T, Benevolo G, Callea V, Rizzo V, Cangialosi C, Musto P, De Rosa L, Liberati AM, Grasso M, Falcone AP, Evangelista A, Cavo M, Gaidano G, Boccadoro M, Palumbo A. Efficacy and safety of once-weekly bortezomib in multiple myeloma patients. Blood. 2010;116:4745–53.

149. Richardson PG, Sonneveld P, Schuster MW, Irwin D, Stadtmauer EA, Facon T, Harousseau JL, Ben-Yehuda D, Lonial S, Goldschmidt H, Reece D, San-Miguel JF, Blade J, Boccadoro M, Cavenagh J, Dalton WS, Boral AL, Esseltine DL, Porter JB, Schenkein D, Anderson KC. Bortezomib or high-dose dexamethasone for relapsed multiple myeloma. N Engl J Med. 2005;352:2487–98.

150. Alsina M, Trudel S, Furman RR, Rosen PJ, O'Connor OA, Comenzo RL, Wong A, Kunkel LA, Molineaux CJ, Goy A. A phase I single-agent study of twice-weekly consecutive-day dosing of the proteasome inhibitor carfilzomib in patients with relapsed or refractory multiple myeloma or lymphoma. Clin Cancer Res. 2012;18:4830–40.

151. Kortuem KM, Stewart AK. Carfilzomib. Blood. 2013;121:893–7.

152. Siegel DS, Martin T, Wang M, Vij R, Jakubowiak AJ, Lonial S, Trudel S, Kukreti V, Bahlis N, Alsina M, Chanan-Khan A, Buadi F, Reu FJ, Somlo G, Zonder J, Song K, Stewart AK, Stadtmauer E, Kunkel L, Wear S, Wong AF, Orlowski RZ, Jagannath S. A phase 2 study of single-agent carfilzomib (PX-171-003-A1) in patients with relapsed and refractory multiple myeloma. Blood. 2012;120:2817–25.

153. Lendvai N, Hilden P, Devlin S, Landau H, Hassoun H, Lesokhin AM, Tsakos I, Redling K, Koehne G, Chung DJ, Schaffer WL, Giralt SA. A phase 2 single-center study of carfilzomib 56 mg/m2 with or without low-dose dexamethasone in relapsed multiple myeloma. Blood. 2014;124:899–906.

154. Grandin EW, Ky B, Cornell RF, Carver J, Lenihan DJ. Patterns of cardiac toxicity associated with irreversible proteasome inhibition in the treatment of multiple myeloma. J Card Fail. 2015;21:138–44.

155. Cortes JE, Kantarjian H, Shah NP, Bixby D, Mauro MJ, Flinn I, O'Hare T, Hu S, Narasimhan

NI, Rivera VM, Clackson T, Turner CD, Haluska FG, Druker BJ, Deininger MW, Talpaz M. Ponatinib in refractory Philadelphia chromosome-positive leukemias. N Engl J Med. 2012;367:2075–88.

156. Cortes JE, Kim DW, Pinilla-Ibarz J, le Coutre P, Paquette R, Chuah C, Nicolini FE, Apperley JF, Khoury HJ, Talpaz M, DiPersio J, DeAngelo DJ, Abruzzese E, Rea D, Baccarani M, Muller MC, Gambacorti-Passerini C, Wong S, Lustgarten S, Rivera VM, Clackson T, Turner CD, Haluska FG, Guilhot F, Deininger MW, Hochhaus A, Hughes T, Goldman JM, Shah NP, Kantarjian H. A phase 2 trial of ponatinib in Philadelphia chromosome-positive leukemias. N Engl J Med. 2013;369:1783–96.

157. Groarke JD, Cheng S, Moslehi J. Cancer-drug discovery and cardiovascular surveillance. N Engl J Med. 2013;369:1779–81.

158. Mross K, Frost A, Steinbild S, Hedbom S, Buchert M, Fasol U, Unger C, Kratzschmar J, Heinig R, Boix O, Christensen O. A phase I dose-escalation study of regorafenib (BAY 73-4506), an inhibitor of oncogenic, angiogenic, and stromal kinases, in patients with advanced solid tumors. Clin Cancer Res. 2012;18:2658–67.

159. Demetri GD, Reichardt P, Kang YK, Blay JY, Rutkowski P, Gelderblom H, Hohenberger P, Leahy M, von Mehren M, Joensuu H, Badalamenti G, Blackstein M, Le Cesne A, Schoffski P, Maki RG, Bauer S, Nguyen BB, Xu J, Nishida T, Chung J, Kappeler C, Kuss I, Laurent D, Casali PG and investigators Gs. Efficacy and safety of regorafenib for advanced gastrointestinal stromal tumours after failure of imatinib and sunitinib (GRID): an international, multicentre, randomised, placebo-controlled, phase 3 trial. Lancet. 2013;381:295–302.

160. Strumberg D, Scheulen ME, Schultheis B, Richly H, Frost A, Buchert M, Christensen O, Jeffers M, Heinig R, Boix O, Mross K. Regorafenib (BAY 73-4506) in advanced colorectal cancer: a phase I study. Br J Cancer. 2012;106:1722–7.

161. Grothey A, Van Cutsem E, Sobrero A, Siena S, Falcone A, Ychou M, Humblet Y, Bouche O, Mineur L, Barone C, Adenis A, Tabernero J, Yoshino T, Lenz HJ, Goldberg RM, Sargent DJ, Cihon F, Cupit L, Wagner A, Laurent D. Regorafenib monotherapy for previously treated metastatic colorectal cancer (CORRECT): an international, multicentre, randomised, placebo-controlled, phase 3 trial. Lancet. 2013;381:303–12.

162. Li J, Qin S, Xu R, Yau TC, Ma B, Pan H, Xu J, Bai Y, Chi Y, Wang L, Yeh KH, Bi F, Cheng Y, Le AT, Lin JK, Liu T, Ma D, Kappeler C, Kalmus J, Kim TW. Regorafenib plus best supportive care versus placebo plus best supportive care in Asian patients with previously treated metastatic colorectal cancer (CONCUR): a randomised, double-blind, placebo-controlled, phase 3 trial. Lancet Oncol. 2015;16:619–29.

163. Lindsay CR, MacPherson IRJ, Cassidy J. Current status of cediranib: the rapid development of a novel anti-angiogenic therapy. Future Oncol. 2009;5:421–32.

164. Hirte H, Lheureux S, Fleming GF, Sugimoto A, Morgan R, Biagi J, Wang L, McGill S, Ivy SP, Oza AM. A phase 2 study of cediranib in recurrent or persistent ovarian, peritoneal or fallopian tube cancer: A trial of the Princess Margaret, Chicago and California Phase II Consortia. Gynecol Oncol. 2015;138:55–61.

165. Spreafico A, Chi KN, Sridhar SS, Smith DC, Carducci MA, Kavsak P, Wong TS, Wang L, Ivy SP, Mukherjee SD, Kollmannsberger CK, Sukhai MA, Takebe N, Kamel-Reid S, Siu LL, Hotte SJ. A randomized phase II study of cediranib alone versus cediranib in combination with dasatinib in docetaxel resistant, castration resistant prostate cancer patients. Invest New Drugs. 2014;32:1005–16.

166. Judson I, Scurr M, Gardner K, Barquin E, Marotti M, Collins B, Young H, Jürgensmeier JM, Leahy M. Phase II study of cediranib in patients with advanced gastrointestinal stromal tumors or soft-tissue sarcoma. Clin Cancer Res. 2014;20:3603–12.

167. Matulonis UA, Berlin S, Ivy P, Tyburski K, Krasner C, Zarwan C, Berkenblit A, Campos S, Horowitz N, Cannistra SA, Lee H, Lee J, Roche M, Hill M, Whalen C, Sullivan L, Tran C, Humphreys BD, Penson RT. Cediranib, an oral inhibitor of vascular endothelial growth factor receptor kinases, is an active drug in recurrent epithelial ovarian, fallopian tube, and perito-

neal cancer. J Clin Oncol. 2009;27:5601–6.

168. Van Cutsem E, Tabernero J, Lakomy R, Prenen H, Prausová J, Macarulla T, Ruff P, van Hazel GA, Moiseyenko V, Ferry D, McKendrick J, Polikoff J, Tellier A, Castan R, Allegra C. Addition of aflibercept to fluorouracil, leucovorin, and irinotecan improves survival in a phase III randomized trial in patients with metastatic colorectal cancer previously treated with an oxaliplatin-based regimen. J Clin Oncol. 2012;30:3499–506.

169. Tabernero J, Van Cutsem E, Lakomy R, Prausova J, Ruff P, van Hazel GA, Moiseyenko VM, Ferry DR, McKendrick JJ, Soussan-Lazard K, Chevalier S, Allegra CJ. Aflibercept versus placebo in combination with fluorouracil, leucovorin and irinotecan in the treatment of previously treated metastatic colorectal cancer: prespecified subgroup analyses from the VELOUR trial. Eur J Cancer (Oxford, England 1990). 2014;50:320–31.

170. Lockhart AC, Rothenberg ML, Dupont J, Cooper W, Chevalier P, Sternas L, Buzenet G, Koehler E, Sosman JA, Schwartz LH, Gultekin DH, Koutcher JA, Donnelly EF, Andal R, Dancy I, Spriggs DR, Tew WP. Phase I study of intravenous vascular endothelial growth factor trap, aflibercept, in patients with advanced solid tumors. J Clin Oncol. 2010;28:207–14.

171. Diaz-Padilla I, Siu LL, San Pedro-Salcedo M, Razak AR, Colevas AD, Shepherd FA, Leighl NB, Neal JW, Thibault A, Liu L, Lisano J, Gao B, Lawson EB, Wakelee HA. A phase I dose-escalation study of aflibercept administered in combination with pemetrexed and cisplatin in patients with advanced solid tumours. Br J Cancer. 2012;107:604–11.

172. Said R, Banchs J, Wheler J, Hess KR, Falchook G, Fu S, Naing A, Hong D, Piha-Paul S, Ye Y, Yeh E, Wolff RA, Tsimberidou AM. The prognostic significance of left ventricular ejection fraction in patients with advanced cancer treated in phase I clinical trials. Ann Oncol. 2014;25:276–82.

173. Subbiah IM, Lenihan DJ, Tsimberidou AM. Cardiovascular toxicity profiles of vascular-disrupting agents. Oncologist. 2011;16:1120–30.

第 3 章

癌症治疗中心脏毒性的筛查与监控
Screening and Monitoring for Cardiotoxicity During Cancer Treatment

Michel G. Khouri，Igor Klem，Chetan Shenoy，
Jeffrey Sulpher，Susan F. Dent

张海涛　马飞　译

预防心脏毒性的重要性

在过去的 30 年，癌症的死亡率已有所下降。早期检测、药物治疗和手术方式的发展以及更有效治疗方法的出现显著提高了癌症相关的生存率[1-3]。仅仅在美国，未来 10 年癌症的长期生存者数量有望增加约 30％，2022 年癌症的长期生存者预计达到 1800 万人[4]。癌症患者的生存期延长，转而面对衰老及其他危险因素，这些危险因素决定了他们长期有患心血管疾病（cardiovascular disease，CVD）的风险[5-7]。心血管疾病已经成为 50 岁以上乳腺癌患者的主要死亡原因[5-6,8]，而在老年生存者中心血管疾病已经成为比癌症更常见的死亡原因[9-10]。

癌症治疗对心血管系统的损伤具有特异性且程度不同，包括直接损害（如心肌毒性、缺血、高血压、心律失常）[11-14]和间接损害（如不利的生活方式改变）[11]。癌症治疗最为人所了解的直接心脏毒性作用出现在蒽环类药物的治疗中（如多柔比星、表柔比星）。在实体肿瘤（如乳腺癌、骨肉瘤等）和血液系统恶性肿瘤（霍奇金/非霍奇金淋巴瘤、急性淋巴细胞白血病等）治疗中，蒽环类药物现在依然有着广泛的应用，并且公认蒽环类药物可引起剂量依赖性、累积性、进行性的心功能障碍[15-16]。蒽环类相关的心功能障碍常表现为左心室射血分数（LVEF）降低[17-19]，并且 5％ 的患者最终表现为症状性心力衰竭（HF）[20]。新的靶向药物显著改善了多种癌症的治疗效果，但其同样具有心血管不良反应[13,21-23]。靶向治疗会干扰对心血管健康至关重要的分

子通路，特别是针对人类表皮生长因子受体 2（HER-2）（如曲妥珠单抗、帕妥珠单抗等）、血管内皮生长因子（VEGF）、VEGF 受体（VEGFRs）（如贝伐珠单抗、舒尼替尼、索拉菲尼等）以及 Abl 激酶活性（如伊马替尼、尼洛替尼、达沙替尼等）的单克隆抗体及酪氨酸激酶抑制剂（TKIs）[23-24]。而且，由这些药物引起的心脏损害可能具有累加效应；特别是曲妥珠单抗（赫赛汀®），一种应用于 HER-2 阳性早期乳腺癌的人类单克隆抗体，已经被证明与蒽环类药物同时使用时具有协同的心脏毒性[25-26]。

随着更新抗癌药物的批准，且这些药物的长期心血管安全性尚不为人知，心血管疾病发病率很可能呈指数级上升[27-28]。进而，早期检测策略对确定患者对于治疗相关心脏毒性的敏感性是必要的，可以避免重要抗癌治疗不必要的终止。另外，对于癌症生存者来说，要想降低治疗引起的心血管疾病发病率及死亡率，长期的心血管监控策略至关重要。

癌症及心脏疾病谱中的心脏毒性

肿瘤学与心脏病学组织尝试根据显著的临床事件与亚临床损伤将心脏毒性进行分类。美国国家癌症研究所（NCI）制定了一个包括心脏毒性在内的癌症不良事件报告综合体系——通用不良事件术语标准（CTCAE）。这一标准识别了细胞毒性治疗中多种重要的心脏和心血管事件，以及亚临床实验室及射血分数的改变。值得一提的是，与传统标准一致，NCI 将心肌毒性（如左心室收缩功能障碍、心力衰竭和左心室射血分数下降）分别定义，而不是在一个复杂的心脏毒性定义下统一这些参数[29]。心脏审查与评估委员会（CREC）的标准是在 2002 年对参与曲妥珠单抗研究患者的初始而广泛的安全性审查期间特别制定的，并根据体征、症状及 LVEF 界定了心脏毒性[30]。美国心脏病学会/美国心脏协会（ACC/AHA）制定了分期系统（A 期～D 期），对 HF 发展过程中的患者进行分期。接受潜在心脏毒性（A 期）或是具有无症状左心室（LV）功能障碍（B 期）的无症状患者有发展为有症状 HF（C 期和 D 期）的风险[31]。患者由 ACC/AHA 的 B 期无症状转变为 C 期有症状 HF 与 5 年生存率的明显降低相关（96%～75%），相当于社区人口的死亡风险增加了 5 倍[32]。

心脏毒性的早期检测为预防或逆转病情发展到晚期提供了机会；对于因蒽环类药物导致心肌病的癌症患者，其 LVEF 恢复及心脏事件减少与早期检测 LV 功能障碍及 HF 常规治疗的及时启动密切相关[33]。鉴于此，"肿瘤心脏病学"旨在与快速变革的抗癌治疗保持同步，关注其心脏和心血管副作用的发生率、严重性和后果，其学科发展促进了对抗癌治疗相关心脏毒性及早期检测重要性的认知[34]。然而，抗癌治疗相关心脏及心血管损伤的性质是非特异性的，因此确定可能有心脏毒性风险患者的一般方法仍错综复杂，进而临床后果（如严重性、时机等）不可预测，所以检测的最佳策略具有不确定性。

目前识别心脏毒性的方法

对接受可能有心脏毒性治疗的癌症患者，目前尚无监测其心脏情况的循证指南[35]。若干专业协会[31,36]为心力衰竭的处理提供了指导，但是几乎没有组织特别提出癌症患者在暴露于心脏毒性治疗期间及在此之后的心血管监测策略[35,37-38]。

2005年，美国临床肿瘤学会（ASCO）召集了专家组为成人和儿童癌症生存者的持续心血管监测及保健制定指南。"鉴于缺乏直接、高质量的证据证明筛查心脏远期效应的益处与危害"，ASCO没有发布拟定的指南文件。这一文件是在2007年以临床证据回顾的形式发布的，它概述了当时有关癌症生存者心脏远期效应的文献[39]。在过去的几年，相关出版物的数量呈指数级增长，这些出版物均强调了癌症治疗对心血管健康有潜在的短期或长期不利影响。然而，制定出人们普遍接受的监测策略仍非常困难。2011年，欧洲心脏病学会（ESC）心力衰竭分会发布了建议，提供了对于在癌症治疗期间有心脏毒性风险患者的鉴别及监测策略（表3.1）。他们建议病情检查要注意基线并发症（特别是冠心病及高血压），在癌症治疗期间定期进行心血管评估，并在癌症治疗之后开展心脏监测与随访，特别是对于接受了大剂量蒽环类药物的患者。但是，有关心脏监测推荐的类型及频率却未能给出详细的建议。

2012年，欧洲临床肿瘤学会（ESMO）基于现有证据的回顾，发布了癌症治疗期间心功能最优筛查及监控的建议标准。与ESC相似，他们推荐对心血管危险因素和并发症的基线评估。另外，ESMO还建议接受有潜在心脏毒性治疗的患者做基线12导联ECG，通过超声心动图或MUGA评估LVEF，以及测定包括肌钙蛋白及BNP在内的生物标志物。癌症治疗期间心脏监测的重点对象是使用了蒽环类＋/－曲妥珠单抗的患者。对于接受蒽环类药物治疗的患者，若未测定基线肌钙蛋白，建议第1年每3个月进行1次LVEF测定，之后每年测定1次。对于在蒽环类药物治疗期间肌钙蛋白水平正常的患者，建议在治疗开始后第12个月进行超声心动图检查，之后每年1次。接受曲妥珠单抗治疗的患者应在治疗期间每3个月进行1次LVEF评估，并在治疗开始后第12个月及第18个月再次评估。癌症治疗结束后，建议对暴露于高剂量蒽环类（>240 mg/m² 多柔比星）的患者在第4年、第10年再进行心脏评估，特别对60岁以上的患者更应提高警惕。ESMO同时对接受曲妥珠单抗治

表 3.1　接受具有潜在心脏毒性抗癌治疗患者的监测策略

	基线	癌症治疗期间	癌症治疗结束后
欧洲心脏病学会心力衰竭分会（2011）[40]	病情检查要注意基线并发症，特别是冠心病及高血压	定期进行心血管评估	开展随访心脏监测，特别是对于接受了大剂量蒽环类药物的患者
欧洲临床肿瘤学会（ESMO，2012）[38]	基线心血管评估（危险因素及并发症） 基线 12 导联 ECG、超声心动图或多门控采集（MUGA）扫描 基线生物标志物（肌钙蛋白、BNP） 对已有心脏病进行治疗	对于接受了蒽环类＋/－曲妥珠单抗的患者，应进行一系列实时心功能监控，分别于治疗期间第 3 个月、第 6 个月、第 9 个月及治疗开始后第 12 个月、第 18 个月 每治疗周期进行生物标志物测定	如有临床表现，对后续治疗进行监控对 60 岁以上的患者提高警惕 对＜15 岁及接受总剂量＞240 mg/m² 多柔比星，或＞360 mg/m² 表柔比星的＞15 岁的患者，建议在第 4 年、第 10 年进行心功能评估
欧洲心血管影像协会及美国超声心动图协会（2014）[41]	基线心脏评估，特别是 ＞ 65 岁以及 CTRCD、LV 功能障碍者，或者有接受大剂量蒽环类药物治疗（＞350 mg/m²） 病史，查体，超声心动图，基线全心纵向应变（GLS）以及肌钙蛋白 I	蒽环类：每周期肌钙蛋白测定；若结果为阳性：心脏科咨询。若剂量＞240 mg/m² 或等量：建议每增加 50 mg/m² 剂量之前进行 LVEF、GLS 及肌钙蛋白测定。 曲妥珠单抗：治疗期间每 3 个月进行 LVEF、GLS 及肌钙蛋白测定，治疗结束后 6 个月复查	由医疗人员对患者每年进行 1 次临床心血管评估，特别是癌症治疗期间未严格随访进行影像学检查的患者

疗的患者提出了停/撤药规则[38]。ESC 和 ESMO 均强调，新的靶向分子药物可能与心血管不良事件相关，心脏毒性的早期检测应纳入癌症患者的治疗及随访内容[42]。

2014 年，欧洲心血管影像协会及美国超声心动图协会发布了成年癌症患者治疗期间及治疗后监测策略的专家共识[41]（见表 3.1）。因为超声心动图设备普及、重复性好、功能丰富、辐射剂量低并且安全性好，特别对于伴有肾病的患者而言，因此共识建议将超声心动图作为癌症患者治疗前、治疗期间及治疗后心脏影像学评估的基础。与 ESMO 类似，他们认为一种包含了超声心动图及生物标志物的整合方法可能会有意义，并且在预测随后的癌症治疗相关心功能障碍中带来递增价值。在治疗结束后，特别是对未采取亚临床 LV

功能障碍早期检测策略的患者，该委员会建议由医疗人员每年进行 1 次临床心血管评估，寻找心血管疾病的早期标志及症状，并在医疗人员判定后做进一步的心脏影像学检查。该委员会强调他们的建议代表了目前各自的学术机构进行临床实践的共识。与其他共识声明类似，该委员会也意识到他们现有科学数据有限，而且缺少 A 类证据（由随机临床研究结果而来）支持他们的建议。

虽然这些共识文件为临床医生提供了指导，但是癌症治疗期间及治疗完成后的心脏监控在"现实世界"的临床环境中对于癌症患者心血管预后的影响并不明确。并且，文献中有关临床实践中对心脏监控建议遵守程度的数据是有限的。美国近期的研究显示，接受曲妥珠单抗的早期 HER-2 阳性绝经后乳腺癌妇女（66 岁及以上）中，有 78.8% 的人进行了基线心脏评估，但只有 42.6% 的人进行了随后的监控（曲妥珠单抗治疗期间至少每 4 个月 1 次的心脏评估）。近年来的癌症诊断和蒽环类药物治疗与更加充分的心脏监控密不可分[43]。

癌症患者的心血管监控策略一直被局限于蒽环类药物和抗 HER-2 药物（如曲妥珠单抗）。若干新型的有潜力的癌症治疗方法已经进入临床应用，其中的几种具有特殊的心血管毒性（见表 3.2）。酪氨酸激酶抑制剂已被证明在一些实体恶性肿瘤中有效［肾细胞癌（舒尼替尼），肝细胞癌（索拉菲尼），头颈癌（西妥昔单抗）］，但是这些药物会引发或加重高血压。一些癌症患者在接受这些新型靶向药物治疗时患上高血压，尽管治疗及监控这些患者的策略纷纷新鲜出炉，但是目前并没有共识或者循证指南或文件能够指导治疗。在此期间，应当遵从各组织目前发布的高血压指南对患者进行管理，如美国高血压协会（www. ash-us. org）、加拿大高血压学会（http://guidelines. hypertension. ca）以及欧洲高血压学会（www. eshonline. org）。一些新兴的癌症治疗与不常见的心脏毒性相关，包括 QTc 间期延长、心律失常、心脏缺血及血栓栓塞事件（见表 3.2）。对于这些癌症治疗，处理策略应遵循现有的国际循证指南［美国（www. heart. org），加拿大（www. ccs. ca），欧洲（www. escardio. org），英国（www. bhf. org. uk，heartuk. org. uk）］。

意识到对指南的需求日益增加，ASCO 生存指南建议工作组最近发布了一份指南以改善癌症生存者的保健质量，通过确定和提供指导以预防和监控癌症治疗引起的心功能障碍；加拿大心血管学会近期完成了评估癌症患者治疗中心血管并发症的指南[44-45]。

表 3.2　心脏毒性与癌症治疗

抗癌治疗	毒性的标志及症状
蒽环类 （多柔比星、柔红霉素、伊达比星、表柔比星、米托蒽醌）	（1）急性毒性： 　　<1%，可逆，输注不久之后 　　毒性包括心律失常、QT 间期延长＋/－HF （2）早发慢性进展性： 　　1.6%～2.1%，从治疗期间到治疗结束 1 年后，不可逆，临床上类似心肌炎，伴有舒张期功能障碍 （3）晚发慢性进展性： 　　1.6%～5%，治疗结束后 1 年以上，不可逆，临床失代偿通常在隐性 LVD 之后发生
环磷酰胺	（1）心律失常 （2）非典型 ST-T 异常 （3）心包积液 （4）出血性心肌心包炎 （5）有症状 HF（7%～28%） **给药后 1～14 天内出现，通常持续数天。毒性可能完全可逆或是具有长期后果**
异环磷酰胺	（1）心律失常 （2）ECG 非典型 ST-T 改变 （3）HF 17% **急性 HF 通常出现在首次异环磷酰胺给药后 6～23 天内**
顺铂	（1）胸痛 （2）心律失常 （3）ECG 非典型 ST-T 改变 （4）ACS （5）血栓栓塞（8.5%）
抗代谢药	
氟尿嘧啶（5-FU）	（1）胸痛或 ACS 3%～7.6% （2）心房颤动 （3）HF （4）心脏性猝死（罕见） 治疗期间或开始不久之后出现。 **症状最多持续 48 h，但通常会消除。在接受持续输注治疗的患者中，ECG 出现改变者达 68%。心脏生物标志物上升者达 43%**
卡培他滨	（1）胸痛或 ACS（3%～9%）并伴有 ECG 一过性 ST 段抬高 **治疗开始后 3 小时至 4 天出现症状** 心脏生物标志物通常保持在正常水平
针对微管的药物	
紫杉醇	（1）心肌缺血（1%～5%） （2）MI（0.5%） （3）心律失常以及心脏传导阻滞 **心脏并发症的出现率达 29%，其中最多的是无症状的心动过缓。在紫杉醇给药期间或给药后 14 天以内出现。** 治疗停止后症状通常消除

续表

抗癌治疗	毒性的标志及症状
多西他赛	（1）HF 2.3%～8% （2）心肌缺血（1.7%）
酪氨酸激酶抑制剂	
舒尼替尼	（1）HTN（47%） （2）无症状的 LVEF 下降（10%～21%） （3）有症状 HF 达 15% **症状出现时间不一（数天至数月）**
索拉菲尼	（1）MI（2.7%～3%） （2）HTN（17%～43%） （3）HF/LVD 心功能障碍比舒尼替尼少
阿昔替尼	HTN
瑞格菲尼	HTN
凡德他尼	尖端扭转型室性心动过速
伊马替尼	（1）LVEF 减少（0.5%～1.7%）
达沙替尼	（1）HF/LVD
拉帕替尼	（1）LVD（1.6%～2.2%） （2）有症状的 HF（0.2%～1.4%） （3）QTc 间期延长 **心脏不良事件发生率相对较低**
单克隆抗体	
曲妥珠单抗	（1）HF/LVD，根据临床试验定义的不同比例各异，单一疗法中 2%～7%，合并紫杉醇的治疗中 2%～13%，在合并蒽环类药物的治疗中达 27%
贝伐珠单抗	（1）HTN （2）HF（0.8%～22%） （3）MI/心绞痛（1.5%） （4）治疗期间的 ATE（中位数为 3 个月）
放射性治疗	（1）CAD （2）心脏瓣膜疾病 （3）心包疾病 （4）限制型心肌病 （5）传导系统疾病

LVD：左心室功能障碍，HF：心力衰竭，MI：心肌梗死，CAD：冠状动脉疾病，ECG：心电图，HTN：高血压，LVEF：左心室射血分数，ATE：动脉血栓事件，ACS：急性冠状动脉综合征

心脏毒性的定义

20 世纪 70 年代，蒽环类相关的有症状 HF 首次被描述[15]。20 世纪 70 年代及 80 年代，多门控采集 (multigated acquisition，MUGA) 扫描，又名静息放射性核素心血管造影术，成为在接受蒽环类药物治疗的成年人及儿童患者中监控 LV 功能的方式[46-49]。最初的指南由 Alexander 等提出，根据连续的 MUGA 影像测得的 LVEF 进行性下降，将 HF 分为轻度、中度及重度[46]。一项大型单中心研究遵循该指南实行了超过 7 年，结果表明指南应用和 MUGA 监控 LVEF 与蒽环类相关的 HF 发生率降低、良性病程和可逆程度是相关的[49]。因此，通过静息 LVEF 评估 LV 收缩功能成为目前接受抗癌治疗的患者心血管评估的常规程序[46]。在非癌症人群中，LVEF 已被反复证明是一项重要且独立的预后指标，在临床决策中十分常用[31,50-51]。而在癌症人群中，细胞毒性治疗会引起心肌持续性受损，由此可以推测，LV 收缩功能障碍的癌症患者预后比普通人群更差。

但目前的模式也存在不足，该模式是用静息 LVEF，在具有潜在心脏毒性的抗癌治疗期间及治疗后，监测心脏及心血管功能的变化。第一，静息 LVEF 显示的是心脏功能在理想条件下的简单情况，却并不能显示出早期心肌细胞损伤导致的亚临床心力储备损失[52]。第二，静息 LVEF 主要评估的是 LV 容积随负荷变化而发生的变化。在化疗中，负荷情况的变化是普遍发生的，因此 LVEF 并不能反映心肌收缩功能实际上发生的改变[53]。实际上，LVEF 可能会高估 LV 的健康程度，因为内在机制最初会对急性心肌损伤进行代偿，以达到心排血量的稳定[54]。当这种代偿最终走向衰退，LVEF 的变化才能够被观察到，但为时已晚，已不能阻止不可逆心肌病的发生，也不能减少心脏事件的发生[55-56]。第三，癌症治疗导致的损伤经常延伸到心脏之外，可能伴随有其他器官组成部分的（不良）适应，超过了静息 LVEF 的评估范围。许多抗癌治疗都会导致独特且不同程度的心血管系统损伤（如肺–血管/血液–骨骼肌）[57]。例如，放射治疗以及某种形式的全身治疗（如化疗、分子靶向治疗）会导致肺功能障碍、贫血、内皮细胞功能障碍和肺/系统性动脉硬化以及骨骼肌功能障碍[11-12,58-60]。这些直接损害会与"间接"生活方式变化（如体育活动减少）一起，共同导致心血管储备能力的显著降低[61]。

此外，由于在临床研究中 LVEF 的临界点、监控频率及测定方式存在差异，限制了直接对比，因此难以精确评估心脏毒性的频度及量级。目前尚未有心脏毒性的共识标准[38,41,62]；对基于研究的心脏安全性终点的定义也未统一：①LVEF 下降>10% 或>15%，②LVEF 下降>10% 或>15%，达到＜55％或＜50％的阈值，③LVEF下降至＜50％[63]。尽管这些LVEF测定方式不能互相转化，但临床研究或实践中比较常见的还是超声心动图、MUGA或者两者同时使用以进行心脏评估[64]。与心脏毒性标准范围一样，某些假说的正确性也存在争议，特别是LVEF的下降是否一定要归因于治疗相关毒性，以及当LVEF没有下降是否可以认为不具有心脏毒性[65]。对于无细胞毒性治疗史的成年癌症生存者，系统性随访LVEF评估效果的数据也是缺乏的[39]。在美国，对于特定心脏毒性药物，如曲妥珠单抗，FDA强制要求进行LVEF测定[66]，并且在曲妥珠单抗临床试验中，治疗期间的停药/保持规则（如LVEF下降≥16％或低于正常值下限10％～15％时）经转化已用于临床监测实践[67-69]。2014年，成年患者在癌症治疗期间及治疗后的多形式影像学评估专家共识[41]最新定义了心脏毒性，该定义为LVEF下降＞10％，至＜53％。进一步讲，采取一个心脏毒性的通用定义是必要的，这样才能更了解癌症患者暴露于抗癌药物后出现的心功能障碍。

筛查与监控心脏毒性的有效方式

常规影像学方式

在当前的实践中，多门控采集（MUGA）扫描和二维超声心动图（2DE）是评估静息LVEF的最常用方法。

MUGA应用99mTc标记的红细胞，通过γ照相机的门控采集将心血池可视化。在心动周期的每个阶段，采集一系列平面图像以量化左心室容积及LVEF（图3.1）。Schwartz等发明MUGA后[49]，作为监测心脏毒性的技术，MUGA很快就得到广泛应用，并且可以通过MUGA测定无症状LVEF下降这一方法监测慢性心力衰竭（CHF）的综合征进展。连续MUGA成像使医生能够给患者高累积剂量的蒽环类药物，以及在基线LVEF异常时使用蒽环类药物。MUGA同时也被证明有高重复性和低差异性，适合连续使用[48,70]。基于以上证据，MUGA在肿瘤学临床研究及实践中得到了广泛运用。直到现在，肿瘤学领域中MUGA的应用依然十分广泛，但是在心脏病学领域中由于超声心动图和心脏磁共振（CMR）成像的兴起，MUGA不再是评估LV收缩功能中最广泛应用的方式。心脏病学专家更偏好超声心动图及CMR的原因是这些方式可以传达MUGA不能提供的临床中有价值的信息，如舒张功能、右心室容积和功能、心房体积和功能、瓣膜疾病、心包疾病、心内血栓及心脏外病变[71]。一项近期发表的研究将SEER-Medicare医保人群中2203位应用曲妥珠单抗辅助治疗的乳腺癌患者作为研究对象，发现其中42％是通过超声

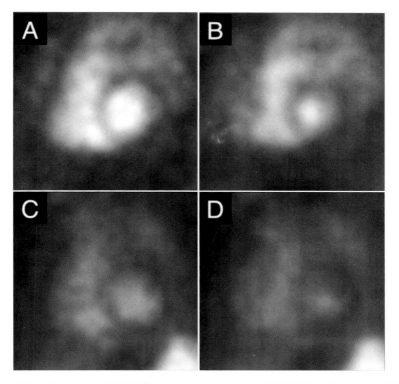

图 3.1　癌症患者 MUGA 成像示例。**A** 和 **B** 来自 1 名 61 岁的男性患者，LVEF 异常，为 47.0%，分别显示了舒张末期和收缩末期的 MUGA 影像。**C** 和 **D** 来自 1 名 61 岁的女性患者，LVEF 正常，为 69.2%，分别显示了舒张末期和收缩末期的 MUGA 影像

心动图监测，28% 通过 MUGA 监测，另外的 23% 则是交替使用两种影像学方法[72]。

MUGA 成像的优势是它几乎能够为所有患者进行检查，不会受患者体型大小或肥胖，声窗差或是有起搏器、除颤器等心脏装置的限制。MUGA 都可以被广泛使用[71]。MUGA 的缺点是血细胞比容低和一些常用药物，如地高辛、肝素、肼屈嗪等，会对红细胞的标记效率产生负面影响[73]。使用降低红细胞标记效率的药物会导致目标-背景比降低而导致错误。因为 MUGA 需要心脏门控，所以 LVEF 测定的准确性会受到心房颤动等心律失常的限制[73]。MUGA 的典型有效电离辐射剂量的平均值为 8 mSv[74-75]。因此，假设有一名接受曲妥珠单抗治疗的乳腺癌患者，建议她在开始治疗前，治疗中每 3 个月 1 次，以及治疗结束后每 6 个月 1 次且至少持续 2 年[76]进行 LVEF 评估，那么使用 MUGA 带来的有效累积剂量就是 72 mSv。据研究，99mTc 心肌灌注会带来放射相关的继发癌症风险[77]，根据该研究的估算，假设有 1 名 55 岁女性

患者，进行了 9 次 MUGA，她的终身放射相关继发癌症风险为 0.64%。这个风险与目前乳腺癌患者 5 年相对生存率 89%，10 年相对生存率 82%[78] 的高生存率相比并非是无足轻重的。最后，20 世纪 70 年代至 80 年代报道的 LVEF 测定具有高重复性这一结论，可能并不适用于现在的 γ 照相机。早期的 MUGA 研究使用的是小视野、单头 γ 照相机，可以实现患者的最佳定位以及左右心室的良好分离。而现在使用的 γ 照相机普遍使用大视野、双头系统，不能实现患者的最佳定位[71]。

二维超声心动图出现后，成为了进行癌症治疗前、治疗中及治疗后患者的主要心脏影像检查方式。利用 2DE 进行的 LVEF 测定需要 LV 心内膜缘充分可视化，以观测收缩末期及舒张末期的体积，进而计算出 LVEF。在临床实践中，利用 2DE 进行 LVEF 的视觉评估在超声心动图室十分常用[79]，先前的研究建议将 LVEF 评估与定量分析相关联[79-80]。已经报道的超声心动图的缺点包括必须依赖足够的声窗以及假定的 LV 几何结构（对于 2DE）。这些缺陷削弱了 2DE 在 LV 容积和 LVEF 测定中的可重复性及精确性，并且当进行连续测定以检测 LV 功能的微小变化时，也影响了 2DE 的敏感性；通过 2DE 测定 LVEF 的测定差异有时可能高于心脏毒性定义的阈值[81]。但是，2DE 也具有很多出众的优势，包括可以被广泛使用、轻便、操作简单，并且在使用中不会暴露于辐射或有潜在肾毒性的造影剂而更加安全。最后，由于 2DE 不使用造影剂，因此不需要静脉通道。

新型影像学方式

经胸壁超声心动图

三维超声心动图（3DE）保留了超声心动图的诸多优势，并改进了 2DE 的一些不足。在乳腺癌辅助治疗中，3DE 的准确性和重复性均优于 2DE，并且在早期乳腺癌患者的 LVEF 测定中，3DE 与 MUGA［与心脏磁共振（CMR）成像同为金标准］准确性相当[82]。同样，对于检测 LVEF 变化而言 3DE 可能更为可靠，已有标准对于治疗相关的心功能障碍是用 LVEF 下降的阈值（10%）来定义的，所以这对于临床意义重大[62]。Thavendiranathan 等[81] 在 56 名乳腺癌患者中对 3DE 和 2DE 进行了前瞻性比较，发现 3DE 测定的 LVEF 时间变异性为 5%～6%，而 2DE 为 10%～13%。在这一研究中，相对于 2DE，使用无造影剂的 3DE 测定 LVEF，具有最佳的测量者自身、测量者之间以及重复测试的结果变异性。尽管 3DE 在 LVEF 评估上有诸多优势，但其需要更多专业技能，与 2DE 相比 3DE 难以普及，这些限制了它在绝大多数中心标准检测中的使用。

　　尽管传统上超声心动图评估收缩功能局限于通过容积测定 LVEF，以及评估局部室壁运动或视觉评估室壁局部厚度，但在过去的几年新的收缩功能测定方法仍受关注，这种方法通过心肌形变成像进行测定，更具客观性和重复性。形变成像广义上讲可以直接评估心肌在心动周期中的缩短和伸长。一些指标可以评估心肌形变，包括应变、应变率、扭转。目前超声心动图的心肌形变评估是在组织多普勒成像（TDI）以及斑点追踪（STE）技术的基础上进行的，STE 对特定斑点图样进行二维追踪，这些图样是由组织中超声束的相长及相消干涉建立的，与 TDI 相比有着技术优势。斑点追踪技术对这些图样进行逐帧跟踪，准确性已通过超声测微法及标记 CMR 成像得以验证[83]。应变反映了心动周期中心室肌的整体形变，通常在收缩期峰值（即主动脉瓣关闭时）进行测定，并从纵切面（GLS）、径切面（GRS）和圆周面（GCS）测量[83]。除了测定线性形变，STE 测定的收缩期峰值扭转还可以评估心肌的旋转形变，利用心肌纤维的螺旋形走向，通过计算收缩期峰值时心尖旋转和心底旋转之间瞬时差的最大值得到结果。

　　这些指标能够更加敏感地测定亚临床左心室功能障碍，并且可能在检测癌症治疗诱导的心脏毒性以及患者纵向追踪中发挥作用[85]。在接受蒽环类药物治疗的癌症患者中，TDI 中应变及应变率降低揭示心肌功能受损要早于 LVEF 下降[86-88]及症状性 HF[89]，但是这些指标的预测价值却未被评估。STE 中的全心纵向应变能够检测到 LVEF 未发生改变癌症患者的收缩功能障碍，这些患者包括进行蒽环类-曲妥珠单抗治疗的早期乳腺癌患者[85,90]，以及经过蒽环类药物和（或）胸部放射治疗的儿童期癌症的成年生存者[91]。在不同的小规模研究中，Sawaya 等[90,92]发现在第 3 个月时 GLS 的绝对降低（>−19％）、Negishi 等[93]发现从基线到第 6 个月的 GLS 相对下降（≥11％）都能够预测乳腺癌患者的 LVEF，这些患者均接受了曲妥珠单抗治疗，部分使用蒽环类药物（图 3.2）。在非癌症人群中，GLS 也比 LVEF 提供了更有效的预后信息；一项最近的 meta 分析显示，在 5721 名患有各种心脏病（包括 HF、急性心肌梗死、心脏瓣膜疾病以及心脏淀粉样变）的患者中，GLS 比 LVEF 更有效预测死亡率[51]。在 25 名白血病/淋巴瘤患者经蒽环类药物治疗 1 个月后，观察到虽然 LVEF 尚未发生变化，但扭转和扭转率已出现异常[94]，在 35 名经蒽环类药物治疗后 7 年的儿童期癌症生存者中也观察到类似现象[95]。最后，三维（3D）STE 是一种综合评估 LV 心肌力学特性的新方法，能够同时追踪多维度的心肌形变，以及扭转和力学不同步性，在这种情况下，其在蒽环类药物治疗的儿童期癌症生存者中可以更早检测到 LV 的力学特性变化[96]。

　　尽管超声心动图心肌形变指标可能有效，但目前仍有一些因素限制了它

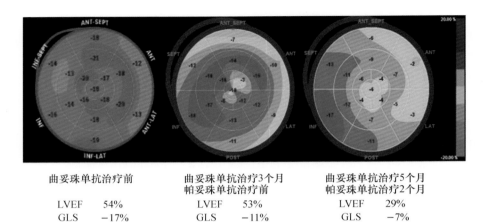

曲妥珠单抗治疗前	曲妥珠单抗治疗3个月 帕妥珠单抗治疗前	曲妥珠单抗治疗5个月 帕妥珠单抗治疗2个月
LVEF 54%	LVEF 53%	LVEF 29%
GLS −17%	GLS −11%	GLS −7%

图 3.2 超声心动图应变成像对心脏毒性的早期检测。在疾病状态下检测心肌收缩功能，通过二维超声心动图斑点追踪进行的全心纵向应变（GLS）测定较左心室射血分数（LVEF）测定更为敏感，且不易受到负荷情况变化的影响。在毒性导致的心肌损害中，不论临床前期或临床中，应变及应变率的降低出现在 LVEF 下降及症状性心力衰竭之前，反映出心肌功能受损

们在肿瘤心脏病学中的广泛运用。与化疗结束相关的最佳评估时间以及阳性测试结果的临界点仍未确定。超声心动图应变成像依赖于高质量图像，受到不同供应商及分析平台的影响，并且心肌形变的最佳参数以及研究单位之间的重复性也尚未确定[41]。但纵向应变已被证实更具重复性[97]，已有证据表明，心肌形变指标在治疗相关心脏毒性的早期检测中很有潜力，值得在大规模人群中进一步研究与确认。

心脏磁共振

　　心脏磁共振（CMR）成像作为常规临床检查不过 10 年。技术的巨大进步使器官形态成像模式由静态、层析图像为主转变为高分辨、动态图像为主，极佳的分辨率和对比度使心功能的评估成为可能。此外，组织定征技术的发展也使得 CMR 成为评估心肌活性、纤维化、浸润性及炎性疾病的金标准[98-99]。在本部分，我们将讨论癌症治疗期间心脏毒性检测中既定的常规 CMR 技术，目前这些技术主要依赖于左心室收缩功能的成像。另外，我们也会讨论在肿瘤心脏病患者中，常规 CMR 检查可以包含的其他信息，即心肌组织损伤、心肌血流受损、心脏和心包的受累及血栓形成的早期检测。我们也会讲述潜在的新技术发展，这些新技术在患者人群中的应用尚在探索中。

CMR 评估心室功能及容积

CMR 是心脏影像学界广泛认同的评估心脏容积、左心室质量及功能的金标准[100]，美国心脏病学会/美国心脏协会认定其为筛查化疗相关心脏毒性的方法[101]。从概念上看，连续成像检测心室功能改变的关键参数是 LVEF 影像学测定方法在研究之间的可重复性。这是由重复的影像学检查之间平均差的标准差（SD）决定的。当变异的幅度增大时（通常表示为±2SD），检测亚临床 LVEF 下降（通常较小）的能力就下降了。因此，患者可能在连续成像检测出明显的 LVEF 下降之前就表现出 HF 症状。另一方面，重要治疗可能因为"测量误差"导致的假性 LVEF 下降而不能进行。可以通过阅读前期文献得到关于这些方法相对重复性的信息，在这些研究中，图像采集和 LVEF 测定的重复操作都是在相同患者中进行的。Grothues 等在 60 名患者中进行了研究，用 2D 超声心动图及 CMR 进行了 2 次 LVEF 测定，他们发现，CMR 的重复性要优于 2D 超声心动图，其平均差及标准差分别为 -0.5 ± 1.7 和 0.5 ± 5.6[102]。但在 LVEF 测定中进行类似的直接比较 MUGA 或 CMR 的区别并不可行；据报道，重复 MUGA 测定 LVEF 的平均差为 1.8%，SD 在 4.4% 和 6.9% 之间[103-104]。需要说明，平均差的 SD 为 5% 意味着，如果在重复的评估中 LVEF 没有发生显著的真性变化，那么这种成像方式所得的 LVEF 结果彼此之间相差在 20% 以内（即±2SD）。有了这个概念，Swain 等的研究可能就不值得惊讶了，该研究分析了 630 名使用了多柔比星的患者，结果表明，在表现出 HF 症状的患者中，66% 都没有在连续 MUGA 扫描中发现显著的 LVEF 降低，并且许多患者有着相似的 EF 变化，却没有 HF 表现[16]。他们得出结论，LVEF 测定（通过 MUGA）并不能精准预测使用多柔比星的患者是否会发生 HF。已知 HF 症状在心脏毒性的情况下出现都是伴有 LVEF 下降的，那么现在问题就不在于 LVEF 的生理学概念，而是测定方法的重复性是否有缺陷。

现行检测心脏毒性的指南中临界点是在使用 MUGA 测定 LVEF 的研究中确定的，其中正常人群中 LVEF 的变异性为 5.4%±4.4%，而异常人群中变异性为 2.1%±2.0%[47]。由于 CMR 的变异性较低，因此使用 CMR 可能会使我们能够可靠地检测到微小变化，并在 LVEF 大幅下降（>10%）之前，更早地诊断心脏毒性。因此，应用 CMR 检测 LVEF 心脏毒性需要更深入的研究，指南可能会在这些研究的基础上进行重新定义。Drafts 等[105]的研究支持这一观点，他们发现患者 LVEF 只发生了较小的变化，即<10% 的变化（58%±1% 到 53%±1%），但是其他特征如应变、脉搏波速度和生物标志物确认了这些患者确实有心脏毒性，而如果严格遵循目前指南的话，他们并没有达到现行的 LVEF 变化临界值。

虽然 CMR 一直应用于心脏毒性筛查，并在癌症治疗后的心肌病诊断方面有实质性进步[106]，目前它在肿瘤学中应用仍有限。CMR 使用的争议主要在其普及性和价格上[62]。针对后者，仔细看 2014 美国联邦医疗保险国民覆盖手册中说明，实际上相关 CMR 的检查与 MUGA 和超声心动图相比花费都是更少的（CPT 75557 "无增强的形态及功能心脏核磁成像" 费用为 294.78 美元，而 CPT78473 "心血池成像，门控平衡室壁运动和射血分数" 费用为 397.32 美元，CPT 93306 "经胸壁超声心动图" 费用为 427.00 美元）[107-108]。其次，美国的 MRI 设备普及性高，总数达 12 000 台，每百万人口 38 台，并且 LVEF 测定的基础功能可以很容易加入到临床扫描中，几乎不需要额外的花销和训练。

因此，应用 MRI 筛查癌症的主要局限性因素是病理性幽闭恐惧症，这种现象在大多数患者中都是轻微的，且可以通过清醒镇静克服，MRI 也受到植入式器械的限制，如老式非 MRI 兼容的心脏起搏器和埋藏式心脏复律除颤器。一些乳房组织扩张器也具有磁性，如乳腺外形轮廓组织扩张器（曼托，圣巴巴拉，加州），对于 MRI 检查可能并不安全。使用现在最高水准的 CMR 技术，LVEF 测定可以在 15 min 内完成检查，且不需要静脉通路或造影剂注射。在商业工作站 3D 数据集线下图像分析可以在 5 min 内完成（图 3.3 和图 3.4）。重要的是，心脏的图像化不会受到声窗的限制（声窗可能被乳腺扩张器遮挡，如生理盐水、硅酮植入物、骨或肺组织），另外，每次连续 MUGA 扫描的放射剂量通常在 7 mSv 左右，使用 CMR 则可以使这些已经在癌症治疗阶段暴露于高剂量辐射的癌症患者避免接受这些辐射[109]。

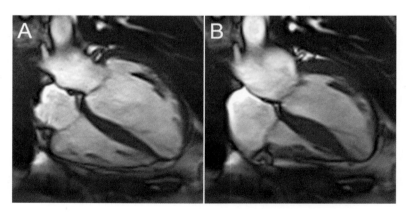

图 3.3　CMR 成像显示心肌病示例。一名 47 岁的乳腺癌患者使用了蒽环类药物，图示心肌病情况。**A** 显示舒张期，**B** 显示收缩期。测得 LVEF 为 42%

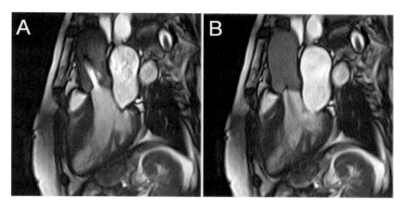

图 3.4　CMR 成像显示心脏瓣膜疾病示例。一名 61 岁淋巴瘤患者接受了化疗和放疗，图示主动脉瓣闭锁（**A**）及主动脉瓣反流（**B**）

延迟增强 CMR 评估心脏纤维化

心脏纤维化的出现可不伴有 LVEF 下降[100,111]，它是器质性心脏病高敏感性的标志之一。心脏纤维化以两种形式出现——反应性的及替代性的。在反应性纤维化中，胶原广泛积聚在血管周围及间质组织中，没有心肌细胞的缺失，而在替代性纤维化中，涉及心肌细胞的缺失。心脏纤维化在收缩性及舒张性心力衰竭的发生和发展中起到了重要作用[112-113]。心脏纤维化程度的加深会导致心功能的持续恶化，无论心肌病的病因如何，在晚期心力衰竭患者中都发现了较严重的心脏纤维化[114-115]。心脏纤维化的出现及其程度与心力衰竭[114]及死亡[115-116]是相关的，甚至在未发现心脏病的受试者中也是如此[110,117,119]。近年，心脏纤维化被证实在多种心脏病中具有不良预后影响，如缺血性心脏病[120]、非缺血性扩张型心肌病[121]、肥厚型心肌病[122]、心脏淀粉样变[123]、结节性心脏病[124]、心肌炎[125]及主动脉瓣狭窄[126]。因此，心脏纤维化不仅具有高敏感性，也是器质性心脏病的一个重要预后标志。重要的是，常规用于癌症患者 LVEF 评估的影像学方法，超声心动图和 MUGA 扫描[72]，不能评估心脏纤维化。CMR 能够对反应性及替代性纤维化进行精确检测和量化[98,127-129]，T1 mapping 检测反应性纤维化，延迟增强 CMR（DE-CMR）检测替代性纤维化。

曼尼托巴大学（University of Manitoba）的小组开展了 2 项回顾性研究及一项前瞻性研究，描述了在心肌病背景下，乳腺癌患者使用蒽环类及曲妥珠单抗治疗期间[130-131]及治疗结束后[132]心外膜下延迟增强的发生率为 94％～100％。但是，其他小组[105,133]的后续研究显示，化疗相关的心脏毒性，并非总是与治疗期间及治疗后早期的延迟增强相关。在我们的从医经历中，我们也观察到使用蒽环类药物或曲妥珠单抗化疗的患者中，治疗期间或治疗后早期心脏毒性者并无延迟增强。

一些因为心脏毒性患上慢性心肌病的患者可能在基底中层心肌或右心室插入点出现延迟增强[133]。这些情况的发生率很低[133-135]，且都是非特异性的，任何原因导致的慢性心肌病都会表现出这些形式。一项 62 名蒽环类药物治疗的儿童肿瘤生存者中展开的研究发现，7.8 年之后的成像显示没有延迟增强[136]。因此，化疗相关的心脏毒性并不具有特定的延迟增强模式或替代性纤维化。

因为化疗相关的心脏毒性并不一定与替代性纤维化相关，所以在 LVEF 降低的情况下，CMR 中有延迟增强影像的纤维化可能要用另外的心肌病解释，如缺血性心肌病或心肌炎[99]。因此，延迟增强影像对于评估假定的化疗相关心肌病仍然是有一定作用的，它能够确定心肌病的病因，并能够排除其他具有重要意义的诊断，如缺血性心脏病。

CMR 评估癌症患者合并的心脏病

诊断为乳腺癌等癌症的老年患者数量增加[137]，因此其中合并心血管疾病的患病率也有所上升，这些疾病的及时诊断及开始治疗必须在潜在心脏毒性的药物治疗之前进行。预先存在的心脏病，如冠心病和心肌病，对于蒽环类[55,138]及曲妥珠单抗[139]相关的心脏并发症而言均是已知的危险因素，因此，及时诊断和治疗尤为重要。

一项 CMR 研究模块化地将基础 CMR 测试方案从 LVEF 评估扩展到缺血性心脏病和（或）心肌病评估，该评估是基于患者的危险因素及症状病史进行的。心肌缺血的评估需要增加的步骤很少，包括静脉通路和造影剂注射。大多数老年癌症患者的运动耐量均受限；因此，利用舒血管药物，如腺苷和瑞加德松，进行药理学负荷试验在大多情况下是可行的。该"缺血"方案将无增强的基线测试延长了大约 20 min，它通常是将心肌活力/瘢痕评估与前文提及的延迟增强技术相结合。近期的 1 篇 meta 分析报道，负荷 CMR 检测 CAD 的敏感性为 91%，特异性为 81%[140]。此外，该研究显示 CMR 在女性中更具实用效果，女性通常在无创 CAD 诊断中存在一定困难，因为女性心脏体积更小，更常见中度临界病变及局限范围的 CAD，在女性该方法的敏感性和特异性分别为 84% 和 88%[141]。

作为主要受影响的器官，癌症患者的心包可能受累，如心包间皮瘤，但是这在临床诊断中并不常见[142]。但是，尸检研究显示，19%～40% 死于肺癌的患者和 10%～28% 死于乳腺癌的患者心包受累，这通常是由于胸部原发性肿瘤的直接蔓延[143]。心包肿瘤受累的后遗症是心包积液，导致心脏压塞。心包积液也可能是多种抗癌药物心脏毒性的后遗症[12]。心包形态及积液的存在可以通过评估 LVEF 的同一影像数据序列来评估。这些动态影像也能提供血流动力学相关的信息，如右心房和右心室塌陷，或上腔静脉扩张[144]。显示心肌组织特征的延迟增强影像中，心包增强表示存在炎症反应。缩窄性心包炎的典型表现是心包增厚及动态电影成像中呼吸时心室间相互作用增强[145]。

CMR 应变成像

为了更好地检测收缩期间心肌螺旋层的复合形变及缩短，并将功能障碍心肌区域的被动牵拉从主动收缩中分辨出来，引进了应变成像[146-147]。应变是纤维长度变化的百分比，可在径向、环向及纵向测得。标记 CMR 是一种被广泛验证且具有可重复性的应变成像工具，通过带有选择性射频饱和度的磁化扰动进行局部诱导，将无创的标志（如标记）放置到网格样格式中，有数种量化运动的技术，最常用的是谐波相位（HARP）分析[148]。最大纵向应变的正常值（%；平均值 ± SD）取决于年龄和性别，心尖部最高，心底部最低，底部的正常值为 -0.13 ± 0.04 至 -0.15 ± 0.03，心尖部的正常值为 -0.18 ± 0.05 至 -0.19 ± 0.04 [149]。一项研究通过斑点追踪超声心动图及 CMR 评估了儿童癌症生存者的心肌应变，这些生存者均暴露于蒽环类药物治疗，且收缩功能正常。这些生存者的环向及纵向心肌应变与正常对照组相比均下降 [CMR 测得环向应变平均峰值分别为 -14.9 ± 1.4 vs. -19.5 ± 2.1（$P < 0.001$），纵向应变峰值分别为 -13.5 ± 1.9 vs. -17.3 ± 1.4（$P < 0.001$）][150]。应变成像预期的额外优势是在接受潜在心脏毒性化疗的患者中检测亚临床心脏毒性。为了在蒽环类药物治疗的过程中检测环向应变的变化，Drafts 等在 53 名患者治疗后第 1 个月、第 3 个月和第 6 个月检测了连续 CMR 成像。发现环向应变的降低具有显著性（-17.7 ± 0.4 到 -15.1 ± 0.4；$P = 0.003$）；有趣的是，该变化伴随着貌似微小但实际上却显著的 LVEF 变化（58% ± 1% 到 53% ± 1%；$P = 0.0002$）[105]。这项研究又引发了新的需要深入探索的问题，既然 LVEF 的微小变化都可以被 CMR 作为心脏毒性的痕迹检测出来，那么同时进行影像学（应变成像等）及非影像学（肌钙蛋白等）检查又能够带来多少附加诊断信息呢？

CMR T1 及 T2 mapping 下的心肌特征

心肌 T1 及 T2 mapping 是有前景的 CMR 新技术，可以在弥漫性心肌病（纤维化和水肿）评估中对心肌进行定量评估（利用 T1 及 T2 弛豫时间）。

反应性纤维化通常利用 CMR T1 mapping 技术进行评估，在无增强扫描中用"原始（native）"T1 值表示，在增强扫描中用细胞外液体积分数（ECV）表示。组织的纵向弛豫时间 T1 反映了 1 次射频脉冲后质子恢复的快慢。增强前（或"原始"）T1 随含水量改变，并可能因弥漫性心肌纤维化而增加，但是它反映的是心肌细胞与间质的复合信号，且随测量方式与 CMR 磁场强度的不同有所改变。在注射含钆造影剂后，T1 时间会缩短。T1 时间主要反映间质中钆浓度，和浓度成反比。因此，在注射造影剂之后测量 T1 能更好地检测组织间隙。但是，增强后的 T1 也会随钆剂量、清除率、注射造影剂时间、体位、血细胞比容和心率的变化而变化。如果造影剂注射后的 T1 变化是在造影剂分布平衡后在心肌及血液中测量的，则由此可计算出分配系数。对血细胞比容进行校正后，推算得到心肌 ECV。ECV 很大程度上不受测量方式及 CMR 磁场强度的影响，是个体心肌组织间隙的固有数值。

T1 mapping 在评价化疗相关的心脏毒性中有着很大潜力，因为在心脏毒性中观察到的纤维化主要类型是反应性纤维化，而非替代性纤维化。弥漫性反应性纤维化实际上是心脏毒性状态的标志。动物实验表明，具有慢性蒽环类心脏毒性的个体与对照组相比表现出更高的原始 T1 值[151-152]。ECV 表现出与蒽环类药物剂量、功能容量、LV 功能障碍的相关性，以及作为儿童[153]和成年人[154]在蒽环类药物化疗后 LV 重构的标志物。类似的，一项在 65 名癌症患者中的研究显示，CMR 测定的增强 T1 加权信号强度在具有潜在心脏毒性的化疗开始 3 个月后上升[155]。因此，CMR 评估的弥漫性反应性纤维化在病理生理学中有重要意义，对化疗相关心脏毒性预后可能也起着重要作用。

T2 加权 CMR 能够根据水肿的存在与否来区分急性和慢性心肌梗死。但是 T2 加权序列有一些缺点，包括对伪影敏感，以及水肿与正常心肌的信号强度差异较小，使得图像判读比较困难。并且与 DE-CMR 类似，T2 加权影像的基础是局灶增强的信号强度与"远程正常"心肌之间差别的分辨。而可以预见的是化疗相关的心脏毒性会出现弥散性水肿，故 T2 加权这样的方式对于在整体心肌中确定弥散性水肿的存在是没有效果的。相比这一点而言，T2 mapping 则能够对弥漫性心肌水肿进行客观定量的测定。

在蒽环类药物早期心脏毒性的动物实验中，与对照组相比，即使在不具有 LV 功能障碍或者心脏纤维化及坏死的组织病理学证据情况下，使用了蒽环类药物治疗的大鼠移植心脏的 T2 值升高[156]。但另一项蒽环类药物心脏毒性的大鼠实验中，使用了蒽环类药物治疗的大鼠移植心脏并没有表现出 T2 值的显著变化[151]。一项在 65 名癌症患者中展开的人类研究中，这些患者均使用了蒽环类药物，并在化疗前及化疗开始第 3 个月进行了 CMR 检查，LVEF 的变化虽然轻微但显著降低，而 T2 加权影像中心肌相关增强（以心肌与骨骼肌信号强度比作为定量）没有显著增加[155]。对于该阴性结果的解释主要有 3 点：其一，心脏毒性可能并没有引起显著的水肿；其二，该研究仅对 LVEF 发生轻微变化的患者进行了观察，而水肿可能在 LVEF 出现较大下降的患者中才会出现；其三，第 3 个月可能并不是检测心脏毒性造成水肿的最佳时机。

因此，还需要进一步研究来探究 T2 mapping 是否能用于心脏毒性的早期检测。

CMR 标记核医学成像

细胞凋亡导致的细胞死亡是缺血性及非缺血性心肌病的重要机制[157]。细胞凋亡的一个早期事件是细胞膜外侧面磷脂酰丝氨酸易位，膜联蛋白 V 可以结合于其上，这种可溶性蛋白在市场上即可买到。该蛋白可被偶联到超顺磁性氧化铁（SPIO）上，SPIO 是一种阴性 MRI 造影剂，通过 T2 * 加权 MRI 脉冲序列可以将其可视化。Dash 等对该技术进行了测试，在多柔比星心脏毒性模型小鼠中检测细胞凋亡。他们发现 CMR T2 * 信号丢失和组织样本中的凋亡细胞数量有着很好的相关性。在体内，能够在多柔比星暴露后 10 天内检测到凋亡活性，并证明了凋亡是一种可逆的过程，可以应用 α-1-肾上腺素能受体激动剂对其进行治疗[158]。

CMR 检测血管损伤

除心肌毒性造成的心力衰竭，蒽环类药物[59]、激素[159]治疗以及针对血管内皮生长因子（VEGF）通路的贝伐珠单抗[160]和索拉菲尼[161]治疗也会增加内皮损伤和血管疾病风险。相位对比流速显影技术能够测定血流速度并生成流速时间曲线，Chaosuwannakit 等利用该技术证实了蒽环类药物治疗后主动脉僵硬度有所上升。他们在 40 名患者蒽环类药物治疗前及治疗后测定了主动脉血流，结果显示接受治疗的患者中脉冲波速度增加、主动脉扩张性降低，但在对照组中却没有这些情况[59]。内皮功能可通过流量介导血管舒张（FMAD）进行无创评估[162]，并可用于化疗的血管效应研究。

核心脏病学技术

新型放射药物和闪烁扫描术的进步促进了癌症患者核素心脏成像的革命，从用 MUGA 定量测定 LVEF 开始，到以高阶功能技术进行心脏组织水平的病理生理和神经生理过程成像。分子造影技术，包括铟 111-抗心肌肌凝蛋白（心肌细胞坏死的特异性标志物）和碘 123-间碘苄胍（显示传出交感神经分布），已经在蒽环类药物治疗患者中表现出早期预测化疗诱导的心脏毒性的潜力。在一项研究中，铟 111-抗心肌肌凝蛋白的摄取在低 LVEF 的患者中更强，并与 LVEF 值相关[163]，其在中间累积剂量下的摄取量增加在 LVEF 恶化之前就预示了患者心脏毒性的风险[164]。同一组研究还显示，在中间剂量下铟 111-抗心肌肌凝蛋白摄取更强的患者，在最大累积剂量下往往心脏功能受损更严重[165]。另外一项小规模前瞻性研究发现，在低剂量水平的多柔比星及表柔比星治疗下，在无 LV 收缩及舒张功能障碍时已出现铟 111-抗心肌肌凝蛋白摄取，即铟 111-抗心肌肌凝蛋白在检测先于 LV 功能障碍的心肌细胞损伤中非常敏感[166]。碘 123-间碘苄胍摄取的下降也在 LVEF 变化之前即表现出与高累积剂量蒽环类药物的相关性[165,167]。然而，尽管结果令人信服，但是这些 10 多年前就进行的研究至今也没有被纳入到标准临床实践中。

基于血液的心脏生物标志物

根据众多小规模研究的发现，以血液为基础的心脏生物标志物，尤其是肌钙蛋白，成为具有潜力的癌症治疗相关心脏毒性的无创标志物。心肌细胞死亡后，心脏肌钙蛋白（肌钙蛋白 I、T 等）被释放入血清，是检测任何原因导致的心脏细胞坏死的金标准。心脏肌钙蛋白 I 的一过性升高已被证实在使用了高剂量蒽环类药物的恶性血液与实体肿瘤患者中（表 3.3）可预测 LVEF 下降的发生[168-169]和程度[169-169]。在使用了含蒽环类-曲妥珠单抗治疗的女性中，检测的肌钙蛋白 I 水平＞0.08 ng/ml，"心脏毒性（LVEF 下降＞10％至＜50％）"风险增加 23 倍，及停药后 LVEF 不可逆的风险增加 3 倍[56]。高敏和超敏肌钙蛋白 I 的早期变化已经愈加显示出在接受蒽环类-曲妥珠单抗治疗的早期乳腺癌患者中预测 HF 预后的能力，特别是与 STE 相结合应用时[90,92]。但是据 Swaya 等[90]报导，超敏肌钙蛋白 I 在预测蒽环类-曲妥珠单抗的心脏毒性中的敏感性与特异性并不高，分别为 48％（95％CI，27％～69％）和 73％（95％CI，59％～84％），并且肌钙蛋白测定在非蒽环类化疗中的临床意义也未被证实[172]。利钠肽家族［如脑利钠肽（BNP）、N 末端 BNP 前体以及 N 末端心房利钠肽前体］能够评估心肌负荷/拉伸程度，并在一般 HF 人群中具有预测意义，但在癌症背景下它们预测 LVEF 下降的能力似乎不如肌钙蛋白[174-175]。

综上所述，有关肌钙蛋白和利钠肽的研究有着显著的局限性。已经有一些小规模研究评价这些生物标志物的预测作用，其中包括了接受多种细胞毒性以及靶向治疗的各种各样的癌症人群[175]。另外，评估时机、测定方法和临界值的标准化仍未有定论，这些都限制了其转化为临床应用。

负荷相关功能测试

癌症治疗与心血管储备降低相关的原因可能是治疗的直接效应或治疗相关的生活方式改变所带来的间接效应[11,176]。"系统负荷"（通过药理学或运动）的应用是一个现有的检测亚临床心肌功能损伤的方法，虽然这些方法在癌症相关心脏毒性中受到的关注有限，但收缩储备定量是冠状动脉疾病（CAD）患者中比 LVEF 更重要的独立预后预测因子[61]。Khouri 等对 57 名静

表 3.3 肌钙蛋白对于早期检测及预测癌症治疗相关心脏毒性的作用

文献来源	患者人群	治疗	N	检测	临界值	% BM+	LVEF 测定方式	平均 LVEF↓		↓LVEF>10% 或 LVEF<50% 的发生率		症状性 HF 发生率		BM 预测 (P sig)	
								BM+	BM−	BM+	BM−	BM+	BM−	↓LVEF	HF
Sawaya[92]	乳腺癌	ANT, H	43	hsTnI	0.015 μg/L	28%	Echo	—	—	50%	10%	—	—	是	—
Sawaya[90]	乳腺癌	ANT, H	81	usTnI	30 pg/ml	14%	Echo	—	—	42%	27%	8%	5%	是	—
Fallah-Rad[132]	乳腺癌	FEC, HAC, H	42	cTnT	0.01 ng/ml	0%	Echo	—	~4%	—	24%	—	24%	否	否
Cardinale[168]	多种诊断	HDC	204	cTnI	0.4 ng/ml	32%	Echo	>10%	~0%	29%	0%	5%	0%	是	是[a]
Cardinale[169]	多种诊断	HDC	703	cTnI	0.08 ng/ml	30%	Echo	—	—	72%	2%	22%	0.2%	是	是[b]
Cardinale[170]	乳腺癌	HDC	211	cTnI	0.5 ng/ml	33%	Echo	>15%	~0%	72%	—	14%	0%	是	—
Sandri[171]	多种诊断	HDC	179	cTnI	0.08 ng/ml	32%	Echo	18%	3%	72%	7%	—	—	是	—
Cardinale[56]	乳腺癌	H	251	cTnI	0.08 ng/ml	14%	Echo	—	—	72%	7%	19%	0%	是	是[b]
Morris[172]	乳腺癌	ddAC~T H L	95	cTnI	0.04 ng/ml~0.06 ng/ml	67%	RNA	—	—	5%	19%	2%	7%	否	否

↓ = 下降或受损

表格根据 Khouri 等[173]改写

AC：多柔比星与环磷酰胺；ANT：蒽环类；BM：生物标志物；cTnI：心肌肌钙蛋白 I；cTnT：心肌肌钙蛋白 T；dd：剂量强度；Echo：超声心动图；FEC：氟尿嘧啶、表柔比星、环磷酰胺；H：曲妥珠单抗；HDC：高剂量化疗；HF：心力衰竭；hsTnI：高敏肌钙蛋白 I；L：拉帕替尼；LVEF：左心室射血分数；RNA：放射性核素血管造影；T：紫杉醇；usTnI：超敏肌钙蛋白 I

a 研究期间所有发展为 HF 的患者（n=3）均为 cTnI+

b cTnI 的升高预测了复合心脏事件，包括心力衰竭息 LVEF≥50％的无症状早期乳腺癌生存者进行了运动负荷超声心动图检查，发现 LV 搏出量和心脏指数（自静息时）均发生明显下降，与对照组相比分别下降了 12％和 24％，这预示患者 LV 收缩储备（LVCR）受损[177]。McKillop[178]等在 37 名使用了多柔比星的患者中通过放射性核素测定了静息及运动时的 LVEF；运动 LVEF 将心脏毒性检测的敏感性自 58％提高到了 100％。Civelli 等[179]在晚期乳腺癌女性患者中进行了 LVCR（定义为峰值及静息 LVEF 之差）测定，这些患者均在高剂量化疗期间或是化疗之后应用小剂量多巴酚丁胺；发现 LVCR 自基线无症状下降≥5 个单位则预示 LVEF 下降至＜50％。但相比之下，蒽环类药物治疗的儿童期恶性肿瘤的成年生存者中已进行了多项运动和药物负荷试验，检测治疗诱导的亚临床心脏毒性，运动[180-183]及药物[184-185]负荷超声心动图与单独静息超声心动图增量灵敏度结果却并不一致。

　　癌症治疗相关的心脏损伤也会与其他器官的（不良）适应[11,61,105,153]共同出现。因此，能够评估心血管器官成分之间关联的工具，如 VO$_{2peak}$，可用来在癌症背景下综合测定治疗相关的总体心血管效应[61]。在广泛的人群中，作为整体心血管功能及储备能力的衡量方式，VO$_{2peak}$ 与心血管及全因死亡率（包括肺癌）呈负相关[186-189]。Jones 等发现[190]，尽管静息时 LVEF 保持≥50％，130 名乳腺癌患者在辅助治疗完成后平均 3 年的随访中，VO$_{2peak}$ 与无乳腺癌病史的久坐型同龄女性相比降低了 22％。但 VO$_{2peak}$ 在急性或迟发的心力衰竭及其他心血管事件中的预测价值还需要进一步研究。

遗传风险分析

　　防治抗癌治疗诱导的心脏毒性的未来策略可能包含个性化治疗，根据基因组学方法为患者量身定制特异性方案[191]。基因多态性可以部分解释观察到的心脏毒性发生率的异质性，以及由曲妥珠单抗[192]和蒽环类药物[193-195]导致的心肌损伤。羰基还原酶 3（CBR3）G 等位基因纯合子会增加使用低至中等剂量蒽环类药物治疗的癌症生存儿童患心肌病的风险[193]，然而乳腺癌易感基因 2（BRCA2）尚不足以被证实可增加蒽环类导致的 DNA 损伤、凋亡以及在小鼠模型中心力衰竭的风险[194]。另外，在蒽环类药物治疗的儿童中单核苷酸多态性（SNPs）分析发现，将父母的遗传信息与临床危险因素相结合与单独依靠临床危险因素相比，改善了对蒽环类药物导致的心脏毒性风险的辨识[195]。尽管刚刚起步，这些结果支持遗传检测在监控及预测心脏毒性中的潜力，但仍需进一步研究。

总结

在北美人群中，心血管疾病和癌症所导致的发病率和死亡率依然较高。癌症治疗的改善提高了生存率；但这些治疗也可能升高心脏病的发病率和死亡率。关于如何在治疗期间及之后监测癌症患者的指南仍是缺失的。目前用于检测心脏毒性的影像学方法，如静息 LVEF，敏感度不高。现在有多种可供选择的方法，包括先进的心脏影像技术、功能性检测、基于血液的生物标志物测定以及基因检测，但是还没有明确最佳方法或者组合方法。仍需开展评估生物标志物、多种影像策略以及检测技术应用的最佳时机和频率的研究。大型前瞻性、多中心的研究将明确这些技术是否可以在实践中应用，以改善心脏毒性的检测，及对心血管和总体生存率的预测，从而促进早期干预，降低下游心血管病发病率且保证抗癌治疗的功效不受影响。

参考文献

1. Jemal A, Ward E, Hao Y, Thun M. Trends in the leading causes of death in the United States, 1970–2002. JAMA. 2005;294(10):1255–9.
2. Jemal A, Ward E, Thun M. Declining death rates reflect progress against cancer. PLoS One. 2010;5(3):e9584.
3. Howlader N, Ries LA, Mariotto AB, Reichman ME, Ruhl J, Cronin KA. Improved estimates of cancer-specific survival rates from population-based data. J Natl Cancer Inst. 2010;102(20):1584–98.
4. Siegel R, DeSantis C, Virgo K, Stein K, Mariotto A, Smith T, et al. Cancer treatment and survivorship statistics, 2012. CA Cancer J Clin. 2012;62(4):220–41.
5. Chapman JA, Meng D, Shepherd L, Parulekar W, Ingle JN, Muss HB, et al. Competing causes of death from a randomized trial of extended adjuvant endocrine therapy for breast cancer. J Natl Cancer Inst. 2008;100(4):252–60.
6. Hanrahan EO, Gonzalez-Angulo AM, Giordano SH, Rouzier R, Broglio KR, Hortobagyi GN, et al. Overall survival and cause-specific mortality of patients with stage T1a, bN0M0 breast carcinoma. J Clin Oncol. 2007;25(31):4952–60.
7. Lloyd-Jones DM, Leip EP, Larson MG, D'Agostino RB, Beiser A, Wilson PW, et al. Prediction of lifetime risk for cardiovascular disease by risk factor burden at 50 years of age. Circulation. 2006;113(6):791–8.
8. Schairer C, Mink PJ, Carroll L, Devesa SS. Probabilities of death from breast cancer and other causes among female breast cancer patients. J Natl Cancer Inst. 2004;96(17):1311–21.
9. Patnaik JL, Byers T, Diguiseppi C, Dabelea D, Denberg TD. Cardiovascular disease competes with breast cancer as the leading cause of death for older females diagnosed with breast cancer: a retrospective cohort study. Breast Cancer Res. 2011;13(3):R64.
10. Colzani E, Liljegren A, Johansson AL, Adolfsson J, Hellborg H, Hall PF, et al. Prognosis of patients with breast cancer: causes of death and effects of time since diagnosis, age, and tumor characteristics. J Clin Oncol. 2011;29(30):4014–21.
11. Jones LW, Haykowsky MJ, Swartz JJ, Douglas PS, Mackey JR. Early breast cancer therapy and cardiovascular injury. J Am Coll Cardiol. 2007;50(15):1435–41.

12. Yeh ET, Bickford CL. Cardiovascular complications of cancer therapy: incidence, patho-genesis, diagnosis, and management. J Am Coll Cardiol. 2009;53(24):2231–47.

13. Chu TF, Rupnick MA, Kerkela R, Dallabrida SM, Zurakowski D, Nguyen L, et al. Cardiotoxicity associated with tyrosine kinase inhibitor sunitinib. Lancet. 2007;370 (9604):2011–9.

14. Hall PS, Harshman LC, Srinivas S, Witteles RM. The frequency and severity of cardiovas-cular toxicity from targeted therapy in advanced renal cell carcinoma patients. JACC Heart Fail. 2013;1(1):72–8.

15. Von Hoff DD, Layard MW, Basa P, Davis Jr HL, Von Hoff AL, Rozencweig M, et al. Risk factors for doxorubicin-induced congestive heart failure. Ann Intern Med. 1979;91(5):710–7.

16. Swain SM, Whaley FS, Ewer MS. Congestive heart failure in patients treated with doxoru-bicin: a retrospective analysis of three trials. Cancer. 2003;97(11):2869–79.

17. Perez EA, Suman VJ, Davidson NE, Kaufman PA, Martino S, Dakhil SR, et al. Effect of doxorubicin plus cyclophosphamide on left ventricular ejection fraction in patients with breast cancer in the North Central Cancer Treatment Group N9831 Intergroup Adjuvant Trial. J Clin Oncol. 2004;22(18):3700–4.

18. Meinardi MT, van Veldhuisen DJ, Gietema JA, Dolsma WV, Boomsma F, van den Berg MP, et al. Prospective evaluation of early cardiac damage induced by epirubicin-containing adjuvant chemotherapy and locoregional radiotherapy in breast cancer patients. J Clin Oncol. 2001;19(10):2746–53.

19. Mackey JR, Martin M, Pienkowski T, Rolski J, Guastalla JP, Sami A, et al. Adjuvant docetaxel, doxorubicin, and cyclophosphamide in node-positive breast cancer: 10-year fol-low-up of the phase 3 randomised BCIRG 001 trial. Lancet Oncol. 2013;14(1):72–80.

20. Wouters KA, Kremer LC, Miller TL, Herman EH, Lipshultz SE. Protecting against anthracycline-induced myocardial damage: a review of the most promising strategies. Br J Haematol. 2005;131(5):561–78.

21. Schmidinger M, Zielinski CC, Vogl UM, Bojic A, Bojic M, Schukro C, et al. Cardiac toxicity of sunitinib and sorafenib in patients with metastatic renal cell carcinoma. J Clin Oncol. 2008;26(32):5204–12.

22. Tocchetti CG, Ragone G, Coppola C, Rea D, Piscopo G, Scala S, et al. Detection, monitoring, and management of trastuzumab-induced left ventricular dysfunction: an actual challenge. Eur J Heart Fail. 2012;14(2):130–7.

23. Force T, Kolaja KL. Cardiotoxicity of kinase inhibitors: the prediction and translation of preclinical models to clinical outcomes. Nat Rev Drug Discov. 2011;10(2):111–26.

24. Ky B, Vejpongsa P, Yeh ET, Force T, Moslehi JJ. Emerging paradigms in cardiomyopathies associated with cancer therapies. Circ Res. 2013;113(6):754–64.

25. Tan-Chiu E, Yothers G, Romond E, Geyer Jr CE, Ewer M, Keefe D, et al. Assessment of cardiac dysfunction in a randomized trial comparing doxorubicin and cyclophosphamide followed by paclitaxel, with or without trastuzumab as adjuvant therapy in node-positive, human epidermal growth factor receptor 2-overexpressing breast cancer: NSABP B-31. J Clin Oncol. 2005;23(31):7811–9.

26. Perez EA, Rodeheffer R. Clinical cardiac tolerability of trastuzumab. J Clin Oncol. 2004;22 (2):322–9.

27. Cheng H, Force T. Molecular mechanisms of cardiovascular toxicity of targeted cancer therapeutics. Circ Res. 2010;106(1):21–34.

28. Telli ML, Hunt SA, Carlson RW, Guardino AE. Trastuzumab-related cardiotoxicity: calling into question the concept of reversibility. J Clin Oncol. 2007;25(23):3525–33.

29. Common Terminology Criteria for Adverse Events v4.03 (CTCAE). http://evs.nci.nih.gov/ftp1/CTCAE. Publish date: June 14 DaN, 2011.

30. Seidman A, Hudis C, Pierri MK, Shak S, Paton V, Ashby M, et al. Cardiac dysfunction in the trastuzumab clinical trials experience. J Clin Oncol. 2002;20(5):1215–21.

31. Yancy CW, Jessup M, Bozkurt B, Butler J, Casey Jr DE, Drazner MH, et al. 2013 ACCF/

AHA guideline for the management of heart failure: a report of the American College of Cardiology Foundation/American Heart Association Task Force on Practice Guidelines. J Am Coll Cardiol. 2013;62(16):e147–239.

32. Ammar KA, Jacobsen SJ, Mahoney DW, Kors JA, Redfield MM, Burnett Jr JC, et al. Prevalence and prognostic significance of heart failure stages: application of the American College of Cardiology/American Heart Association heart failure staging criteria in the community. Circulation. 2007;115(12):1563–70.

33. Cardinale D, Colombo A, Lamantia G, Colombo N, Civelli M, De Giacomi G, et al. Anthracycline-induced cardiomyopathy: clinical relevance and response to pharmacologic therapy. J Am Coll Cardiol. 2010;55(3):213–20.

34. Lenihan DJ, Sawyer DB. Heart disease in cancer patients: a burgeoning field where optimizing patient care is requiring interdisciplinary collaborations. Heart Fail Clin. 2011;7(3):xxi–xxiii.

35. Schmitz KH, Prosnitz RG, Schwartz AL, Carver JR. Prospective surveillance and management of cardiac toxicity and health in breast cancer survivors. Cancer. 2012;118 (8 Suppl):2270–6.

36. Arnold JM, Howlett JG, Dorian P, Ducharme A, Giannetti N, Haddad H, et al. Canadian Cardiovascular Society Consensus Conference recommendations on heart failure update 2007: Prevention, management during intercurrent illness or acute decompensation, and use of biomarkers. Can J Cardiol. 2007;23(1):21–45.

37. Davis M, Witteles RM. Cardiac testing to manage cardiovascular risk in cancer patients. Semin Oncol. 2013;40(2):147–55.

38. Curigliano G, Cardinale D, Suter T, Plataniotis G, de Azambuja E, Sandri MT, et al. Cardiovascular toxicity induced by chemotherapy, targeted agents and radiotherapy: ESMO Clinical Practice Guidelines. Ann Oncol. 2012;23 Suppl 7:vii155–66.

39. Carver JR, Shapiro CL, Ng A, Jacobs L, Schwartz C, Virgo KS, et al. American Society of Clinical Oncology clinical evidence review on the ongoing care of adult cancer survivors: cardiac and pulmonary late effects. J Clin Oncol. 2007;25(25):3991–4008.

40. McDonagh TA, Blue L, Clark AL, Dahlström U, Ekman I, Lainscak M, et al. European Society of Cardiology Heart Failure Association Standards for delivering heart failure care. Eur J Heart Fail. 2011;13(3):235–41.

41. Plana JC, Galderisi M, Barac A, Ewer MS, Ky B, Scherrer-Crosbie M, et al. Expert consensus for multimodality imaging evaluation of adult patients during and after cancer therapy: a report from the American Society of Echocardiography and the European Association of Cardiovascular Imaging. J Am Soc Echocardiogr. 2014;27(9):911–39.

42. Carver JR, Szalda D, Ky B. Asymptomatic cardiac toxicity in long-term cancer survivors: defining the population and recommendations for surveillance. Semin Oncol. 2013;40 (2):229–38.

43. Chavez-MacGregor M, Niu J, Zhang N, Elting LS, Smith BD, Banchs J, et al. Cardiac monitoring during adjuvant trastuzumab-based chemotherapy among older patients with breast cancer. J Clin Oncol. 2015:JCO. 2014.58. 9465.

44. Armenian SH, et al. Prevention and monitoring of cardiac dysfunction in survivors of adult cancers: American society of clinical oncology clinical practice guideline. J Clin Oncol. 2016 (Epub ahead of print).

45. Virani SA, et al. Canadian cardiovascular society guidelines for evaluation and management of cardiovascular complications of cancer therapy. Can J Cardiol. 2016;32:831–41.

46. Alexander J, Dainiak N, Berger HJ, Goldman L, Johnstone D, Reduto L, et al. Serial assessment of doxorubicin cardiotoxicity with quantitative radionuclide angiocardiography. N Engl J Med. 1979;300(6):278–83.

47. Wackers FJ, Berger HJ, Johnstone DE, Goldman L, Reduto LA, Langou RA, et al. Multiple gated cardiac blood pool imaging for left ventricular ejection fraction: validation of the technique and assessment of variability. Am J Cardiol. 1979;43(6):1159–66.

48. Upton MT, Rerych SK, Newman GE, Bounous Jr EP, Jones RH. The reproducibility of radionuclide angiographic measurements of left ventricular function in normal subjects at rest and during exercise. Circulation. 1980;62(1):126–32.

49. Schwartz RG, McKenzie WB, Alexander J, Sager P, D'Souza A, Manatunga A, et al. Congestive heart failure and left ventricular dysfunction complicating doxorubicin therapy. Seven-year experience using serial radionuclide angiocardiography. Am J Med. 1987;82 (6):1109–18.

50. McMurray JJ, Adamopoulos S, Anker SD, Auricchio A, Bohm M, Dickstein K, et al. ESC Guidelines for the diagnosis and treatment of acute and chronic heart failure 2012: The Task Force for the Diagnosis and Treatment of Acute and Chronic Heart Failure 2012 of the European Society of Cardiology. Developed in collaboration with the Heart Failure Association (HFA) of the ESC. Eur Heart J. 2012;33(14):1787–847.

51. Kalam K, Otahal P, Marwick TH. Prognostic implications of global LV dysfunction: a systematic review and meta-analysis of global longitudinal strain and ejection fraction. Heart. 2014;100(21):1673–80.

52. Ewer MS, Ali MK, Mackay B, Wallace S, Valdivieso M, Legha SS, et al. A comparison of cardiac biopsy grades and ejection fraction estimations in patients receiving Adriamycin. J Clin Oncol. 1984;2(2):112–7.

53. Delgado V, Mollema SA, Ypenburg C, Tops LF, van der Wall EE, Schalij MJ, et al. Relation between global left ventricular longitudinal strain assessed with novel automated function imaging and biplane left ventricular ejection fraction in patients with coronary artery disease. J Am Soc Echocardiogr. 2008;21(11):1244–50.

54. Mann DL, Bristow MR. Mechanisms and models in heart failure: the biomechanical model and beyond. Circulation. 2005;111(21):2837–49.

55. Doyle JJ, Neugut AI, Jacobson JS, Grann VR, Hershman DL. Chemotherapy and cardiotoxicity in older breast cancer patients: a population-based study. J Clin Oncol. 2005;23(34):8597–605.

56. Cardinale D, Colombo A, Torrisi R, Sandri MT, Civelli M, Salvatici M, et al. Trastuzumab-induced cardiotoxicity: clinical and prognostic implications of troponin I evaluation. J Clin Oncol. 2010;28(25):3910–6.

57. Jones LW, Eves ND, Haykowsky M, Freedland SJ, Mackey JR. Exercise intolerance in cancer and the role of exercise therapy to reverse dysfunction. Lancet Oncol. 2009;10 (6):598–605.

58. Lakoski SG, Eves ND, Douglas PS, Jones LW. Exercise rehabilitation in patients with cancer. Nat Rev Clin Oncol. 2012;9(5):288–96.

59. Chaosuwannakit N, D'Agostino Jr R, Hamilton CA, Lane KS, Ntim WO, Lawrence J, et al. Aortic stiffness increases upon receipt of anthracycline chemotherapy. J Clin Oncol. 2010;28 (1):166–72.

60. Beckman JA, Thakore A, Kalinowski BH, Harris JR, Creager MA. Radiation therapy impairs endothelium-dependent vasodilation in humans. J Am Coll Cardiol. 2001;37(3):761–5.

61. Koelwyn GJ, Khouri M, Mackey JR, Douglas PS, Jones LW. Running on empty: cardiovascular reserve capacity and late effects of therapy in cancer survivorship. J Clin Oncol. 2012;30(36):4458–61.

62. Khouri MG, Douglas PS, Mackey JR, Martin M, Scott JM, Scherrer-Crosbie M, et al. Cancer therapy-induced cardiac toxicity in early breast cancer: addressing the unresolved issues. Circulation. 2012;126(23):2749–63.

63. Verma S, Ewer MS. Is cardiotoxicity being adequately assessed in current trials of cytotoxic and targeted agents in breast cancer? Ann Oncol. 2011;22(5):1011–8.

64. Bellenger NG, Burgess MI, Ray SG, Lahiri A, Coats AJ, Cleland JG, et al. Comparison of left ventricular ejection fraction and volumes in heart failure by echocardiography, radionuclide ventriculography and cardiovascular magnetic resonance; are they interchangeable? Eur Heart J. 2000;21(16):1387–96.

65. Ewer MS, Lenihan DJ. Left ventricular ejection fraction and cardiotoxicity: is our ear really to the ground? J Clin Oncol. 2008;26(8):1201–3.

66. Trastuzumab (Herceptin). Package Insert. San Francisco CG, Inc.

67. Romond EH, Jeong JH, Rastogi P, Swain SM, Geyer Jr CE, Ewer MS, et al. Seven-year follow-up assessment of cardiac function in NSABP B-31, a randomized trial comparing doxorubicin and cyclophosphamide followed by paclitaxel (ACP) with ACP plus trastuzumab as adjuvant therapy for patients with node-positive, human epidermal growth factor receptor 2-positive breast cancer. J Clin Oncol. 2012;30(31):3792–9.

68. Romond EH, Perez EA, Bryant J, Suman VJ, Geyer Jr CE, Davidson NE, et al. Trastuzumab plus adjuvant chemotherapy for operable HER2-positive breast cancer. N Engl J Med. 2005;353(16):1673–84.

69. Slamon D, Eiermann W, Robert N, Pienkowski T, Martin M, Press M, et al. Adjuvant trastuzumab in HER2-positive breast cancer. N Engl J Med. 2011;365(14):1273–83.

70. van Royen N, Jaffe CC, Krumholz HM, Johnson KM, Lynch PJ, Natale D, et al. Comparison and reproducibility of visual echocardiographic and quantitative radionuclide left ventricular ejection fractions. Am J Cardiol. 1996;77(10):843–50.

71. Plana JC, Galderisi M, Barac A, Ewer MS, Ky B, Scherrer-Crosbie M, et al. Expert consensus for multimodality imaging evaluation of adult patients during and after cancer therapy: a report from the American Society of Echocardiography and the European Association of Cardiovascular Imaging. Eur Heart J Cardiovasc Imaging. 2014;15(10):1063–93.

72. Chavez-MacGregor M, Niu J, Zhang N, Elting LS, Smith BD, Banchs J, et al. Cardiac monitoring during adjuvant trastuzumab-based chemotherapy among older patients with breast cancer. J Clin Oncol. 2015;33(19):2176–83.

73. Corbett JR, Akinboboye OO, Bacharach SL, Borer JS, Botvinick EH, DePuey EG, et al. Equilibrium radionuclide angiocardiography. J Nucl Cardiol. 2006;13(6):e56–79.

74. Einstein AJ, Berman DS, Min JK, Hendel RC, Gerber TC, Carr JJ, et al. Patient-centered imaging: shared decision making for cardiac imaging procedures with exposure to ionizing radiation. J Am Coll Cardiol. 2014;63(15):1480–9.

75. Chen J, Einstein AJ, Fazel R, Krumholz HM, Wang Y, Ross JS, et al. Cumulative exposure to ionizing radiation from diagnostic and therapeutic cardiac imaging procedures: a population-based analysis. J Am Coll Cardiol. 2010;56(9):702–11.

76. Herceptin (Trastuzumab) Prescribing Information. Available online at http://wwwgenecom/download/pdf/herceptin_prescribing.pdf. Date checked 30 Aug 2015.

77. Berrington de Gonzalez A, Kim KP, Smith-Bindman R, McAreavey D. Myocardial perfusion scans: projected population cancer risks from current levels of use in the United States. Circulation. 2010;122(23):2403–10.

78. DeSantis CE, Lin CC, Mariotto AB, Siegel RL, Stein KD, Kramer JL, et al. Cancer treatment and survivorship statistics, 2014. CA Cancer J Clin. 2014;64(4):252–71.

79. Shih T, Lichtenberg R, Jacobs W. Ejection fraction: subjective visual echocardiographic estimation versus radionuclide angiography. Echocardiography. 2003;20(3):225–30.

80. Jensen-Urstad K, Bouvier F, Hojer J, Ruiz H, Hulting J, Samad B, et al. Comparison of different echocardiographic methods with radionuclide imaging for measuring left ventricular ejection fraction during acute myocardial infarction treated by thrombolytic therapy. Am J Cardiol. 1998;81(5):538–44.

81. Thavendiranathan P, Grant AD, Negishi T, Plana JC, Popovic ZB, Marwick TH. Reproducibility of echocardiographic techniques for sequential assessment of left ventricular ejection fraction and volumes: application to patients undergoing cancer chemotherapy. J Am Coll Cardiol. 2013;61(1):77–84.

82. Walker J, Bhullar N, Fallah-Rad N, Lytwyn M, Golian M, Fang T, et al. Role of three-dimensional echocardiography in breast cancer: comparison with two-dimensional echocardiography, multiple-gated acquisition scans, and cardiac magnetic resonance imaging. J Clin Oncol. 2010;28(21):3429–36.

83. Gorcsan 3rd J, Tanaka H. Echocardiographic assessment of myocardial strain. J Am Coll Cardiol. 2011;58(14):1401–13.

84. Sengupta PP, Tajik AJ, Chandrasekaran K, Khandheria BK. Twist mechanics of the left ventricle: principles and application. JACC Cardiovasc Imaging. 2008;1(3):366–76.

85. Thavendiranathan P, Poulin F, Lim KD, Plana JC, Woo A, Marwick TH. Use of myocardial strain imaging by echocardiography for the early detection of cardiotoxicity in patients during and after cancer chemotherapy: a systematic review. J Am Coll Cardiol. 2014;63 (25 Pt A):2751–68.

86. Ganame J, Claus P, Uyttebroeck A, Renard M, D'Hooge J, Bijnens B, et al. Myocardial dysfunction late after low-dose anthracycline treatment in asymptomatic pediatric patients. J Am Soc Echocardiogr. 2007;20(12):1351–8.

87. Jurcut R, Wildiers H, Ganame J, D'Hooge J, De Backer J, Denys H, et al. Strain rate imaging detects early cardiac effects of pegylated liposomal Doxorubicin as adjuvant therapy in elderly patients with breast cancer. J Am Soc Echocardiogr. 2008;21(12):1283–9.

88. Hare JL, Brown JK, Leano R, Jenkins C, Woodward N, Marwick TH. Use of myocardial deformation imaging to detect preclinical myocardial dysfunction before conventional measures in patients undergoing breast cancer treatment with trastuzumab. Am Heart J. 2009;158 (2):294–301.

89. Mercuro G, Cadeddu C, Piras A, Dessi M, Madeddu C, Deidda M, et al. Early epirubicin-induced myocardial dysfunction revealed by serial tissue Doppler echocardiography: correlation with inflammatory and oxidative stress markers. Oncologist. 2007;12(9):1124–33.

90. Sawaya H, Sebag IA, Plana JC, Januzzi JL, Ky B, Tan TC, et al. Assessment of echocardiography and biomarkers for the extended prediction of cardiotoxicity in patients treated with anthracyclines, taxanes, and trastuzumab. Circ Cardiovasc Imaging. 2012;5(5):596–603.

91. Armstrong GT, Joshi VM, Ness KK, Marwick TH, Zhang N, Srivastava D, et al. Comprehensive echocardiographic detection of treatment-related cardiac dysfunction in adult survivors of childhood cancer: results from the St. Jude Lifetime Cohort Study. J Am Coll Cardiol. 2015;65(23):2511–22.

92. Sawaya H, Sebag IA, Plana JC, Januzzi JL, Ky B, Cohen V, et al. Early detection and prediction of cardiotoxicity in chemotherapy-treated patients. Am J Cardiol. 2011;107 (9):1375–80.

93. Negishi K, Negishi T, Hare JL, Haluska BA, Plana JC, Marwick TH. Independent and incremental value of deformation indices for prediction of trastuzumab-induced cardiotoxicity. J Am Soc Echocardiogr. 2013;26(5):493–8.

94. Motoki H, Koyama J, Nakazawa H, Aizawa K, Kasai H, Izawa A, et al. Torsion analysis in the early detection of anthracycline-mediated cardiomyopathy. Eur Heart J Cardiovasc Imaging. 2012;13(1):95–103.

95. Cheung YF, Li SN, Chan GC, Wong SJ, Ha SY. Left ventricular twisting and untwisting motion in childhood cancer survivors. Echocardiography. 2011;28(7):738–45.

96. Yu HK, Yu W, Cheuk DK, Wong SJ, Chan GC, Cheung YF. New three-dimensional speckle-tracking echocardiography identifies global impairment of left ventricular mechanics with a high sensitivity in childhood cancer survivors. J Am Soc Echocardiogr. 2013;26(8):846–52.

97. Risum N, Ali S, Olsen NT, Jons C, Khouri MG, Lauridsen TK, et al. Variability of global left ventricular deformation analysis using vendor dependent and independent two-dimensional speckle-tracking software in adults. J Am Soc Echocardiogr. 2012;25(11):1195–203.

98. Kim RJ, Fieno DS, Parrish TB, Harris K, Chen EL, Simonetti O, et al. Relationship of MRI delayed contrast enhancement to irreversible injury, infarct age, and contractile function. Circulation. 1999;100(19):1992–2002.

99. Senthilkumar A, Majmudar MD, Shenoy C, Kim HW, Kim RJ. Identifying the etiology: a systematic approach using delayed-enhancement cardiovascular magnetic resonance. Heart Fail Clin. 2009;5(3):349–67. vi.

100. Pennell DJ, Sechtem UP, Higgins CB, Manning WJ, Pohost GM, Rademakers FE, et al.

Clinical indications for cardiovascular magnetic resonance (CMR): Consensus Panel report. Eur Heart J. 2004;25(21):1940–65.

101. Hendel RC, Patel MR, Kramer CM, Poon M, Hendel RC, Carr JC, et al. ACCF/ACR/SCCT/SCMR/ASNC/NASCI/SCAI/SIR 2006 appropriateness criteria for cardiac computed tomography and cardiac magnetic resonance imaging: a report of the American College of Cardiology Foundation Quality Strategic Directions Committee Appropriateness Criteria Working Group, American College of Radiology, Society of Cardiovascular Computed Tomography, Society for Cardiovascular Magnetic Resonance, American Society of Nuclear Cardiology, North American Society for Cardiac Imaging, Society for Cardiovascular Angiography and Interventions, and Society of Interventional Radiology. J Am Coll Cardiol. 2006;48 (7):1475–97.

102. Grothues F, Smith GC, Moon JC, Bellenger NG, Collins P, Klein HU, et al. Comparison of interstudy reproducibility of cardiovascular magnetic resonance with two-dimensional echocardiography in normal subjects and in patients with heart failure or left ventricular hypertrophy. Am J Cardiol. 2002;90(1):29–34.

103. Hoilund-Carlsen PF, Lauritzen SL, Marving J, Rasmussen S, Hesse B, Folke K, et al. The reliability of measuring left ventricular ejection fraction by radionuclide cardiography: evaluation by the method of variance components. Br Heart J. 1988;59(6):653–62.

104. Dymond DS, Elliott A, Stone D, Hendrix G, Spurrell R. Factors that affect the reproducibility of measurements of left ventricular function from first-pass radionuclide ventriculograms. Circulation. 1982;65(2):311–22.

105. Drafts BC, Twomley KM, D'Agostino Jr R, Lawrence J, Avis N, Ellis LR, et al. Low to moderate dose anthracycline-based chemotherapy is associated with early noninvasive imaging evidence of subclinical cardiovascular disease. JACC Cardiovasc Imaging. 2013;6 (8):877–85.

106. Armstrong GT, Plana JC, Zhang N, Srivastava D, Green DM, Ness KK, et al. Screening adult survivors of childhood cancer for cardiomyopathy: comparison of echocardiography and cardiac magnetic resonance imaging. J Clin Oncol. 2012;30(23):2876–84.

107. CMS. CMS Website HOPPS CY2014 Final Rule.

108. ASE. [Available from: http://asecho.org/wordpress/wp-content/uploads/2014/06/2014-reimbursement-newsletter-.pdf.

109. Thomas G. Dehn M, FACR, Chief Medical Officer, National Imaging Associates. Ionizing Radiation Exposure from Radiologic Imaging: The Issue and What We Can Do [Available from: http://www1.radmd.com/media/126106/n-o100rev2-radsafety-provider-edu.pdf.

110. Kim HW, Klem I, Shah DJ, Wu E, Meyers SN, Parker MA, et al. Unrecognized non-Q-wave myocardial infarction: prevalence and prognostic significance in patients with suspected coronary disease. PLoS Med. 2009;6(4):e1000057.

111. Su MY, Lin LY, Tseng YH, Chang CC, Wu CK, Lin JL, et al. CMR-verified diffuse myocardial fibrosis is associated with diastolic dysfunction in HFpEF. JACC Cardiovasc Imaging. 2014;7(10):991–7.

112. Paulus WJ, Tschope C. A novel paradigm for heart failure with preserved ejection fraction: comorbidities drive myocardial dysfunction and remodeling through coronary microvascular endothelial inflammation. J Am Coll Cardiol. 2013;62(4):263–71.

113. Schelbert EB, Fonarow GC, Bonow RO, Butler J, Gheorghiade M. Therapeutic targets in heart failure: refocusing on the myocardial interstitium. J Am Coll Cardiol. 2014;63 (21):2188–98.

114. Sun Y, Weber KT. Cardiac remodelling by fibrous tissue: role of local factors and circulating hormones. Ann Med. 1998;30 Suppl 1:3–8.

115. Heling A, Zimmermann R, Kostin S, Maeno Y, Hein S, Devaux B, et al. Increased expression of cytoskeletal, linkage, and extracellular proteins in failing human myocardium. Circ Res. 2000;86(8):846–53.

116. Wong TC, Piehler KM, Zareba KM, Lin K, Phrampus A, Patel A, et al. Myocardial damage

detected by late gadolinium enhancement cardiovascular magnetic resonance is associated with subsequent hospitalization for heart failure. J Am Heart Assoc. 2013;2(6):e000416.

117. Schelbert EB, Cao JJ, Sigurdsson S, Aspelund T, Kellman P, Aletras AH, et al. Prevalence and prognosis of unrecognized myocardial infarction determined by cardiac magnetic resonance in older adults. JAMA. 2012;308(9):890–6.

118. Wong TC, Piehler K, Meier CG, Testa SM, Klock AM, Aneizi AA, et al. Association between extracellular matrix expansion quantified by cardiovascular magnetic resonance and short-term mortality. Circulation. 2012;126(10):1206–16.

119. Kwong RY, Chan AK, Brown KA, Chan CW, Reynolds HG, Tsang S, et al. Impact of unrecognized myocardial scar detected by cardiac magnetic resonance imaging on event-free survival in patients presenting with signs or symptoms of coronary artery disease. Circulation. 2006;113(23):2733–43.

120. Gerber BL, Rousseau MF, Ahn SA, le Polain de Waroux JB, Pouleur AC, Phlips T, et al. Prognostic value of myocardial viability by delayed-enhanced magnetic resonance in patients with coronary artery disease and low ejection fraction: impact of revascularization therapy. J Am Coll Cardiol. 2012;59(9):825–35.

121. Gulati A, Jabbour A, Ismail TF, Guha K, Khwaja J, Raza S, et al. Association of fibrosis with mortality and sudden cardiac death in patients with nonischemic dilated cardiomyopathy. JAMA. 2013;309(9):896–908.

122. Chan RH, Maron BJ, Olivotto I, Pencina MJ, Assenza GE, Haas T, et al. Prognostic value of quantitative contrast-enhanced cardiovascular magnetic resonance for the evaluation of sudden death risk in patients with hypertrophic cardiomyopathy. Circulation. 2014;130 (6):484–95.

123. Greulich S, Deluigi CC, Gloekler S, Wahl A, Zurn C, Kramer U, et al. CMR imaging predicts death and other adverse events in suspected cardiac sarcoidosis. JACC Cardiovasc Imaging. 2013;6(4):501–11.

124. Austin BA, Tang WH, Rodriguez ER, Tan C, Flamm SD, Taylor DO, et al. Delayed hyper-enhancement magnetic resonance imaging provides incremental diagnostic and prognostic utility in suspected cardiac amyloidosis. JACC Cardiovasc Imaging. 2009;2(12):1369–77.

125. Grun S, Schumm J, Greulich S, Wagner A, Schneider S, Bruder O, et al. Long-term follow-up of biopsy-proven viral myocarditis: predictors of mortality and incomplete recovery. J Am Coll Cardiol. 2012;59(18):1604–15.

126. Barone-Rochette G, Pierard S, De Meester de Ravenstein C, Seldrum S, Melchior J, Maes F, et al. Prognostic significance of LGE by CMR in aortic stenosis patients undergoing valve replacement. J Am Coll Cardiol. 2014;64(2):144–54.

127. Mewton N, Liu CY, Croisille P, Bluemke D, Lima JA. Assessment of myocardial fibrosis with cardiovascular magnetic resonance. J Am Coll Cardiol. 2011;57(8):891–903.

128. Jerosch-Herold M, Kwong RY. Cardiac T(1) imaging. Top Magn Reson Imaging. 2014;23 (1):3–11.

129. Iles LM, Ellims AH, Llewellyn H, Hare JL, Kaye DM, McLean CA, et al. Histological validation of cardiac magnetic resonance analysis of regional and diffuse interstitial myocardial fibrosis. Eur Heart J Cardiovasc Imaging. 2015;16(1):14–22.

130. Wadhwa D, Fallah-Rad N, Grenier D, Krahn M, Fang T, Ahmadie R, et al. Trastuzumab mediated cardiotoxicity in the setting of adjuvant chemotherapy for breast cancer: a retrospective study. Breast Cancer Res Treat. 2009;117(2):357–64.

131. Fallah-Rad N, Lytwyn M, Fang T, Kirkpatrick I, Jassal DS. Delayed contrast enhancement cardiac magnetic resonance imaging in trastuzumab induced cardiomyopathy. J Cardiovasc Magn Reson. 2008;10:5.

132. Fallah-Rad N, Walker JR, Wassef A, Lytwyn M, Bohonis S, Fang T, et al. The utility of cardiac biomarkers, tissue velocity and strain imaging, and cardiac magnetic resonance imaging in predicting early left ventricular dysfunction in patients with human epidermal growth factor receptor II-positive breast cancer treated with adjuvant trastuzumab therapy. J

Am Coll Cardiol. 2011;57(22):2263–70.

133. Neilan TG, Coelho-Filho OR, Pena-Herrera D, Shah RV, Jerosch-Herold M, Francis SA, et al. Left ventricular mass in patients with a cardiomyopathy after treatment with anthracyclines. Am J Cardiol. 2012;110(11):1679–86.

134. Lunning MA, Kutty S, Rome ET, Li L, Padiyath A, Loberiza F, et al. Cardiac magnetic resonance imaging for the assessment of the myocardium after doxorubicin-based chemotherapy. Am J Clin Oncol. 2013;38(4):377–81.

135. Lawley C, Wainwright C, Segelov E, Lynch J, Beith J, McCrohon J. Pilot study evaluating the role of cardiac magnetic resonance imaging in monitoring adjuvant trastuzumab therapy for breast cancer. Asia Pac J Clin Oncol. 2012;8(1):95–100.

136. Ylanen K, Poutanen T, Savikurki-Heikkila P, Rinta-Kiikka I, Eerola A, Vettenranta K. Cardiac magnetic resonance imaging in the evaluation of the late effects of anthracyclines among long-term survivors of childhood cancer. J Am Coll Cardiol. 2013;61(14):1539–47.

137. Yancik R, Ries LA. Aging and cancer in America. Demographic and epidemiologic perspectives. Hematol Oncol Clin North Am. 2000;14(1):17–23.

138. Pinder MC, Duan Z, Goodwin JS, Hortobagyi GN, Giordano SH. Congestive heart failure in older women treated with adjuvant anthracycline chemotherapy for breast cancer. J Clin Oncol. 2007;25(25):3808–15.

139. Perez EA, Suman VJ, Davidson NE, Sledge GW, Kaufman PA, Hudis CA, et al. Cardiac safety analysis of doxorubicin and cyclophosphamide followed by paclitaxel with or without trastuzumab in the North Central Cancer Treatment Group N9831 adjuvant breast cancer trial. J Clin Oncol. 2008;26(8):1231–8.

140. Nandalur KR, Dwamena BA, Choudhri AF, Nandalur MR, Carlos RC. Diagnostic performance of stress cardiac magnetic resonance imaging in the detection of coronary artery disease: a meta-analysis. J Am Coll Cardiol. 2007;50(14):1343–53.

141. Klem I, Greulich S, Heitner JF, Kim H, Vogelsberg H, Kispert EM, et al. Value of cardiovascular magnetic resonance stress perfusion testing for the detection of coronary artery disease in women. JACC Cardiovasc Imaging. 2008;1(4):436–45.

142. Vavalle J, Bashore TM, Klem I. Surprising finding of a primary pericardial mesothelioma. Int J Cardiovasc Imaging. 2010;26(6):625–7.

143. Lestuzzi C. Neoplastic pericardial disease: old and current strategies for diagnosis and management. World J Cardiol. 2010;2(9):270–9.

144. Grizzard JD, Ang GB. Magnetic resonance imaging of pericardial disease and cardiac masses. Cardiol Clin. 2007;25(1):111–40. vi.

145. Francone M, Dymarkowski S, Kalantzi M, Bogaert J. Real-time cine MRI of ventricular septal motion: a novel approach to assess ventricular coupling. J Magn Reson Imaging. 2005;21(3):305–9.

146. Edvardsen T, Gerber BL, Garot J, Bluemke DA, Lima JA, Smiseth OA. Quantitative assessment of intrinsic regional myocardial deformation by Doppler strain rate echocardiography in humans: validation against three-dimensional tagged magnetic resonance imaging. Circulation. 2002;106(1):50–6.

147. Shehata ML, Cheng S, Osman NF, Bluemke DA, Lima JA. Myocardial tissue tagging with cardiovascular magnetic resonance. J Cardiovasc Magn Reson. 2009;11:55.

148. Osman NF, Kerwin WS, McVeigh ER, Prince JL. Cardiac motion tracking using CINE harmonic phase (HARP) magnetic resonance imaging. Magn Reson Med. 1999;42(6):1048–60.

149. Kawel-Boehm N, Maceira A, Valsangiacomo-Buechel ER, Vogel-Claussen J, Turkbey EB, Williams R, et al. Normal values for cardiovascular magnetic resonance in adults and children. J Cardiovasc Magn Reson. 2015;17:29.

150. Toro-Salazar OH, Gillan E, O'Loughlin MT, Burke GS, Ferranti J, Stainsby J, et al. Occult cardiotoxicity in childhood cancer survivors exposed to anthracycline therapy. Circ Cardiovasc Imaging. 2013;6(6):873–80.

151. Thompson RC, Canby RC, Lojeski EW, Ratner AV, Fallon JT, Pohost GM. Adriamycin cardiotoxicity and proton nuclear magnetic resonance relaxation properties. Am Heart J. 1987;113(6):1444–9.

152. Lightfoot JC, D'Agostino Jr RB, Hamilton CA, Jordan J, Torti FM, Kock ND, et al. Novel approach to early detection of doxorubicin cardiotoxicity by gadolinium-enhanced cardiovascular magnetic resonance imaging in an experimental model. Circ Cardiovasc Imaging. 2010;3(5):550–8.

153. Tham EB, Haykowsky MJ, Chow K, Spavor M, Kaneko S, Khoo NS, et al. Diffuse myocardial fibrosis by T1-mapping in children with subclinical anthracycline cardiotoxicity: relationship to exercise capacity, cumulative dose and remodeling. J Cardiovasc Magn Reson. 2013;15:48.

154. Neilan TG, Coelho-Filho OR, Shah RV, Feng JH, Pena-Herrera D, Mandry D, et al. Myocardial extracellular volume by cardiac magnetic resonance imaging in patients treated with anthracycline-based chemotherapy. Am J Cardiol. 2013;111(5):717–22.

155. Jordan JH, D'Agostino Jr RB, Hamilton CA, Vasu S, Hall ME, Kitzman DW, et al. Longitudinal assessment of concurrent changes in left ventricular ejection fraction and left ventricular myocardial tissue characteristics after administration of cardiotoxic chemotherapies using T1-weighted and T2-weighted cardiovascular magnetic resonance. Circ Cardiovasc Imaging. 2014;7(6):872–9.

156. Cottin Y, Ribuot C, Maupoil V, Godin D, Arnould L, Brunotte F, et al. Early incidence of adriamycin treatment on cardiac parameters in the rat. Can J Physiol Pharmacol. 1994;72 (2):140–5.

157. Garg S, Narula J, Chandrashekhar Y. Apoptosis and heart failure: clinical relevance and therapeutic target. J Mol Cell Cardiol. 2005;38(1):73–9.

158. Dash R, Chung J, Chan T, Yamada M, Barral J, Nishimura D, et al. A molecular MRI probe to detect treatment of cardiac apoptosis in vivo. Magn Reson Med. 2011;66(4):1152–62.

159. Hu JC, Williams SB, O'Malley AJ, Smith MR, Nguyen PL, Keating NL. Androgen-deprivation therapy for nonmetastatic prostate cancer is associated with an increased risk of peripheral arterial disease and venous thromboembolism. Eur Urol. 2012;61(6):1119–28.

160. Miller K, Wang M, Gralow J, Dickler M, Cobleigh M, Perez EA, et al. Paclitaxel plus bevacizumab versus paclitaxel alone for metastatic breast cancer. N Engl J Med. 2007;357 (26):2666–76.

161. Escudier B, Eisen T, Stadler WM, Szczylik C, Oudard S, Staehler M, et al. Sorafenib for treatment of renal cell carcinoma: Final efficacy and safety results of the phase III treatment approaches in renal cancer global evaluation trial. J Clin Oncol. 2009;27(20):3312–8.

162. Lee JM, Shirodaria C, Jackson CE, Robson MD, Antoniades C, Francis JM, et al. Multimodal magnetic resonance imaging quantifies atherosclerosis and vascular dysfunction in patients with type 2 diabetes mellitus. Diab Vasc Dis Res. 2007;4(1):44–8.

163. Estorch M, Carrio I, Berna L, Martinez-Duncker C, Alonso C, Germa JR, et al. Indium-111-antimyosin scintigraphy after doxorubicin therapy in patients with advanced breast cancer. J Nucl Med. 1990;31(12):1965–9.

164. Carrio I, Lopez-Pousa A, Estorch M, Duncker D, Berna L, Torres G, et al. Detection of doxorubicin cardiotoxicity in patients with sarcomas by indium-111-antimyosin monoclonal antibody studies. J Nucl Med. 1993;34(9):1503–7.

165. Carrio I, Estorch M, Berna L, Lopez-Pousa J, Tabernero J, Torres G. Indium-111-antimyosin and iodine-123-MIBG studies in early assessment of doxorubicin cardiotoxicity. J Nucl Med. 1995;36(11):2044–9.

166. Valdes Olmos RA, Carrio I, Hoefnagel CA, Estorch M, ten Bokkel Huinink WW, Lopez-Pousa J, et al. High sensitivity of radiolabelled antimyosin scintigraphy in assessing anthracycline related early myocyte damage preceding cardiac dysfunction. Nucl Med Commun. 2002;23(9):871–7.

167. Valdes Olmos RA, ten Bokkel Huinink WW, ten Hoeve RF, van Tinteren H, Bruning PF, van

Vlies B, et al. Assessment of anthracycline-related myocardial adrenergic derangement by [123I]metaiodobenzylguanidine scintigraphy. Eur J Cancer. 1995;31A(1):26–31.

168. Cardinale D, Sandri MT, Martinoni A, Tricca A, Civelli M, Lamantia G, et al. Left ventricular dysfunction predicted by early troponin I release after high-dose chemotherapy. J Am Coll Cardiol. 2000;36(2):517–22.

169. Cardinale D, Sandri MT, Colombo A, Colombo N, Boeri M, Lamantia G, et al. Prognostic value of troponin I in cardiac risk stratification of cancer patients undergoing high-dose chemotherapy. Circulation. 2004;109(22):2749–54.

170. Cardinale D, Sandri MT, Martinoni A, Borghini E, Civelli M, Lamantia G, et al. Myocardial injury revealed by plasma troponin I in breast cancer treated with high-dose chemotherapy. Ann Oncol. 2002;13(5):710–5.

171. Sandri MT, Cardinale D, Zorzino L, Passerini R, Lentati P, Martinoni A, et al. Minor increases in plasma troponin I predict decreased left ventricular ejection fraction after high-dose chemotherapy. Clin Chem. 2003;49(2):248–52.

172. Morris PG, Chen C, Steingart R, Fleisher M, Lin N, Moy B, et al. Troponin I and C-reactive protein are commonly detected in patients with breast cancer treated with dose-dense chemotherapy incorporating trastuzumab and lapatinib. Clin Cancer Res. 2011;17 (10):3490–9.

173. Khouri MG, Klein MR, Velazquez EJ, Jones LW. Current and emerging modalities for detection of cardiotoxicity in cardio-oncology. Future Cardiol. 2015;11(4):471–84.

174. Ky B, Putt M, Sawaya H, French B, Januzzi Jr JL, Sebag IA, et al. Early increases in multiple biomarkers predict subsequent cardiotoxicity in patients with breast cancer treated with doxorubicin, taxanes, and trastuzumab. J Am Coll Cardiol. 2014;63(8):809–16.

175. Cardinale D, Sandri MT. Role of biomarkers in chemotherapy-induced cardiotoxicity. Prog Cardiovasc Dis. 2010;53(2):121–9.

176. Lakoski SG, Barlow CE, Koelwyn GJ, Hornsby WE, Hernandez J, Defina LF, et al. The influence of adjuvant therapy on cardiorespiratory fitness in early-stage breast cancer seven years after diagnosis: the Cooper Center Longitudinal Study. Breast Cancer Res Treat. 2013;138(3):909–16.

177. Khouri MG, Hornsby WE, Risum N, Velazquez EJ, Thomas S, Lane A, et al. Utility of 3-dimensional echocardiography, global longitudinal strain, and exercise stress echocardiography to detect cardiac dysfunction in breast cancer patients treated with doxorubicin-containing adjuvant therapy. Breast Cancer Res Treat. 2014;143(3):531–9.

178. McKillop JH, Bristow MR, Goris ML, Billingham ME, Bockemuehl K. Sensitivity and specificity of radionuclide ejection fractions in doxorubicin cardiotoxicity. Am Heart J. 1983;106(5 Pt 1):1048–56.

179. Civelli M, Cardinale D, Martinoni A, Lamantia G, Colombo N, Colombo A, et al. Early reduction in left ventricular contractile reserve detected by dobutamine stress echo predicts high-dose chemotherapy-induced cardiac toxicity. Int J Cardiol. 2006;111(1):120–6.

180. Smibert E, Carlin JB, Vidmar S, Wilkinson LC, Newton M, Weintraub RG. Exercise echocardiography reflects cumulative anthracycline exposure during childhood. Pediatr Blood Cancer. 2004;42(7):556–62.

181. De Souza AM, Potts JE, Potts MT, De Souza ES, Rowland TW, Pritchard SL, et al. A stress echocardiography study of cardiac function during progressive exercise in pediatric oncology patients treated with anthracyclines. Pediatr Blood Cancer. 2007;49(1):56–64.

182. Guimaraes-Filho FV, Tan DM, Braga JC, Rodrigues A, Waib PH, Matsubara BB. Ventricular systolic reserve in asymptomatic children previously treated with low doses of anthracyclines: a longitudinal, prospective exercise echocardiography study. Pediatr Blood Cancer. 2012;59(3):548–52.

183. Sieswerda E, Kremer LC, Vidmar S, De Bruin ML, Smibert E, Sjoberg G, et al. Exercise echocardiography in asymptomatic survivors of childhood cancer treated with anthracyclines: a prospective follow-up study. Pediatr Blood Cancer. 2010;54(4):579–84.

184. Klewer SE, Goldberg SJ, Donnerstein RL, Berg RA, Hutter Jr JJ. Dobutamine stress echocardiography: a sensitive indicator of diminished myocardial function in asymptomatic doxorubicin-treated long-term survivors of childhood cancer. J Am Coll Cardiol. 1992;19 (2):394–401.

185. Lanzarini L, Bossi G, Laudisa ML, Klersy C, Arico M. Lack of clinically significant cardiac dysfunction during intermediate dobutamine doses in long-term childhood cancer survivors exposed to anthracyclines. Am Heart J. 2000;140(2):315–23.

186. Gupta S, Rohatgi A, Ayers CR, Willis BL, Haskell WL, Khera A, et al. Cardiorespiratory fitness and classification of risk of cardiovascular disease mortality. Circulation. 2011;123 (13):1377–83.

187. Gulati M, Pandey DK, Arnsdorf MF, Lauderdale DS, Thisted RA, Wicklund RH, et al. Exercise capacity and the risk of death in women: the St James Women Take Heart Project. Circulation. 2003;108(13):1554–9.

188. Jones LW, Watson D, Herndon 2nd JE, Eves ND, Haithcock BE, Loewen G, et al. Peak oxygen consumption and long-term all-cause mortality in nonsmall cell lung cancer. Cancer. 2010;116(20):4825–32.

189. Jones LW, Hornsby WE, Goetzinger A, Forbes LM, Sherrard EL, Quist M, et al. Prognostic significance of functional capacity and exercise behavior in patients with metastatic non-small cell lung cancer. Lung Cancer. 2012;76(2):248–52.

190. Jones LW, Courneya KS, Mackey JR, Muss HB, Pituskin EN, Scott JM, et al. Cardiopulmonary function and age-related decline across the breast cancer survivorship continuum. J Clin Oncol. 2012;30(20):2530–7.

191. Ginsburg GS, Seo D, Frazier C. Microarrays coming of age in cardiovascular medicine: standards, predictions, and biology. J Am Coll Cardiol. 2006;48(8):1618–20.

192. Beauclair S, Formento P, Fischel JL, Lescaut W, Largillier R, Chamorey E, et al. Role of the HER2 [Ile655Val] genetic polymorphism in tumorogenesis and in the risk of trastuzumab-related cardiotoxicity. Ann Oncol. 2007;18(8):1335–41.

193. Blanco JG, Sun CL, Landier W, Chen L, Esparza-Duran D, Leisenring W, et al. Anthracycline-related cardiomyopathy after childhood cancer: role of polymorphisms in carbonyl reductase genes--a report from the Children's Oncology Group. J Clin Oncol. 2012;30(13):1415–21.

194. Singh KK, Shukla PC, Quan A, Desjardins JF, Lovren F, Pan Y, et al. BRCA2 protein deficiency exaggerates doxorubicin-induced cardiomyocyte apoptosis and cardiac failure. J Biol Chem. 2012;287(9):6604–14.

195. Visscher H, Ross CJ, Rassekh SR, Barhdadi A, Dube MP, Al-Saloos H, et al. Pharmacogenomic prediction of anthracycline-induced cardiotoxicity in children. J Clin Oncol. 2012;30(13):1422–8.

第 4 章
化疗相关心肌病的管理
Management of Chemotherapy-Associated Cardiomyopathy

Lauren Gilstrap，Mike Harrison，Gretchen G. Kimmick，
Anju Nohria

张宇辉　马　飞　译

引言

　　癌症治疗相关的心血管并发症并不罕见，对于有心脏疾病的患者而言更是如此。随着新的联合疗法和生物靶向治疗的引入，癌症治疗相关的心血管并发症发生率与日俱增[1]。许多化疗药物的长期心血管并发症，包括心肌病、心肌梗死和心律失常等都有详细记录[2]。本章主要关注癌症治疗导致的心肌病的管理。

　　在过去的 20 年间，由于更好的筛查方式和治疗手段的出现，大多数癌症患者的生存率得到大幅提高。然而，随着患者的生存时间延长，我们愈加意识到癌症治疗的不良反应和毒性。特别是心脏毒性方面，其临床意义主要在于以下两点：首先，心脏毒性发展可能限制或阻碍有望挽救生命的化疗方案选择；其次，化疗相关的心脏毒性是癌症生存者肿瘤预后的独立因素，能引起明显的临床症状，并且影响预期寿命[3]。

与心肌病密切相关的化疗药物

　　与心肌病发生密切相关的化疗药物中，最为常见的是蒽环类药物和人表皮生长因子受体-2（HER-2）靶向药物。其他心肌病相关药物详见表 4.1。针对化疗药物诱导的心肌病管理方面的数据大部分来源于使用蒽环类药物和曲妥珠单抗治疗的患者。所以，除了对所有化疗药物心肌病的一般管理进行说明之外，还会对这两类药物的相关内容进行详细讨论。

表 4.1　心肌病相关的化疗药物

化疗药物分类	举例
蒽环类	柔红霉素
	多柔比星
	表柔比星
	米托蒽醌
烷化剂	环磷酰胺
	顺铂
抗微管药物	紫杉醇
	多西他赛
拓扑异构酶 II 抑制剂	依托泊苷
生物效应调节剂	干扰素
	白介素-2
抗代谢药	氟尿嘧啶
抗体	曲妥珠单抗
	帕妥珠单抗
	T-DM1
	贝伐珠单抗
	阿伦单抗
酪氨酸激酶抑制剂	舒尼替尼
	索拉菲尼
	伊马替尼
	拉帕替尼
	曲美替尼
蛋白酶体抑制剂	卡非佐米

蒽环类药物

　　早在 1967 年，就有报道称用柔红霉素治疗儿童白血病时发生了充血性心力衰竭 （CHF）[4]。蒽环类药物，例如多柔比星、柔红霉素、表柔比星和伊达比星，通过以下机制发挥抗肿瘤作用：①插入到 DNA/RNA 链的碱基对之间以抑制 DNA 和 RNA 合成[5]；②抑制拓扑异构酶 II 从而阻碍 DNA 转录与复制[6]；③铁介导氧自由基生成[7]；④诱导组蛋白从染色质上游离从而下调DNA 损伤应答[8]。

　　目前，尚不清楚蒽环类药物介导心脏毒性的确切机制。现已提出的机制包括[9]：①蒽环类醌基团的氧化还原循环及蒽环类-铁复合物形成造成心肌氧化应激增加；②干扰细胞和线粒体内的钙稳态；③线粒体能量破坏；④降解包括肌联蛋白和抗肌营养不良蛋白在内的超微结构蛋白；⑤抑制拓扑异构酶Ⅱβ造成 DNA 直接损伤[10]；⑥抑制促生存信号通路，比如神经调节蛋白-1和 ErbB；⑦对心脏祖细胞的直接细胞毒效应导致其在心肌受损后修复潜能降低[11]。

临床表现

蒽环类心脏毒性可表现为急性、早发慢性进展和晚发慢性进展 3 种类型[12]。急性心脏毒性常在蒽环类药物使用 1 周内发生，而在致病药物停用后患者通常可恢复。近期一项对 2625 名接受蒽环类药物治疗的成人患者进行的前瞻性观察研究表明，大多数（98%）蒽环类药物的心脏毒性事件发生较早，一般在治疗第 1 年内[13]。之后可进展为慢性心肌病，成人以扩张型为主，儿童则以限制型居多[14]。蒽环类药物还可在治疗后数年至数十年内引发更加难以觉察的慢性心肌病[15]。这种蒽环类药物相关心肌病常常导致心室功能不全，随后发生临床心力衰竭及心律失常[16]。

危险因素

目前尚未报道与蒽环类药物急性心脏毒性事件发生相关的危险因素。而蒽环类药物早发和晚发心脏毒性的危险因素包括累积剂量、合并纵隔放疗史、年幼及年老者、女性、心脏危险因素或有基础心脏病[14]。下面的公式用于评估蒽环类药物相关心肌病的可能性：

$$Y = (X)^2/a$$

其中 Y＝发生心肌病的可能性大小，X＝蒽环类药物的化疗周期次数，a＝修正常数，由每周期给药剂量与周期间隔的比值决定[3]。

监测推荐

无症状性心肌病可进展为症状性心力衰竭且预后不良。对于蒽环类药物诱导的心肌病而言，若仅通过体格检查可能会漏掉超过 50% 的早期及潜在可逆病例[17]；在治疗后应用心电图（ECG）、超声心动图、生物标志物（如肌钙蛋白 I）等一系列监测措施有望使高风险患者获益，且目前已得到一些组织的推荐[18]。然而该策略并未得到广泛认可，现已成为未来指南发展的热点研究方向。

过去在化疗期间传统使用放射性核素多门控血池显像（译者注：即多门控采集扫描，MUGA）评估连续左心室射血分数（LVEF）。随着对 MUGA 放射暴露的关注日益增加，二维超声心动图已成为公认的用于患者蒽环类药物治疗时连续评估 LVEF 的方法。以 MUGA 数据为基础，在开始蒽环类药物治疗之前，推荐先行 LVEF 基线评估。如果 LVEF 基线＞50％，推荐在累积剂量达到 250～300 mg/m²、450 mg/m² 及每个化疗周期剂量＞450 mg/m² 时进行系列检查。当 LVEF 从基线水平下降 10％至 LVEF≤50％，应中止蒽环类药物治疗[19]。对于原先有左心室功能不全的患者（基线 LVEF＜50％），不推荐其中 LVEF＜30％的人接受蒽环类药物治疗。LVEF 在 30％～50％之间的患者可采用蒽环类药物治疗，但这类人群应在每次化疗前严密监测 LVEF；且当 EF 值从基线水平下降≥10％至 LVEF＜30％时中止治疗[19]。

美国超声心动图协会和欧洲心血管影像协会近期发布的共识更新了对监测的推荐，指出接受≤240 mg/m² 蒽环类药物治疗的患者应在基线、治疗完成及完成后 6 个月行超声心动图检查[18]。剂量＞240 mg/m² 时，推荐在每次剂量增加 50 mg/m² 前再次进行影像学检查。新的超声心动图技术如应变成像是心肌形变的标志，可在进展为明显左心室功能不全之前预测早期心脏毒性[20]。因此目前还推荐联合测量全心纵向应变和 LVEF 来识别高危患者，可早期干预而获益[20]。但这些筛查建议尚未被指南采纳或得到临床广泛接受。

生物标志物，例如 B 型利钠肽（BNP）和肌钙蛋白，目前已在研究中用于蒽环类药物治疗前对患者进行基线危险分层。数据表明，蒽环类药物治疗期间，任何时候出现肌钙蛋白升高都会增加心脏毒性风险[21]。而且肌钙蛋白持续升高的患者出现心脏毒性的可能性更大，即使其出现在中断蒽环类药物治疗之后[22]。蒽环类药物治疗期间出现肌钙蛋白升高现已作为识别高风险患者的标志，早期开始心脏保护治疗可能使这些患者获益[23]。

蒽环类药物相关心肌病的预防

美国心脏协会（AHA）和美国心脏病学会（ACC）定义了心力衰竭的 4 个阶段，反映出心力衰竭是一种进行性疾病，并且该分期可用于指导治疗（表 4.2）。现认为正在接受有潜在心脏毒性的化疗药物治疗的患者处于 A 期心力衰竭或存在心力衰竭进展的风险。因此，已有若干措施经检验用来降低蒽环类药物心脏毒性的风险。

通过限制剂量、持续静脉滴注（而非静脉推注）来降低药物血清峰浓度，似乎可以减轻心脏毒性[24]。此外，多柔比星的多种修饰产物有可能总体上减少心脏毒性作用；例如脂质体制剂、表柔比星、米托蒽醌，其所致心力衰竭风险比多柔比星更低[25]。尽管应用脂质体包裹型多柔比星在无症状性和症状

表 4.2　AHA/ACC 心力衰竭分期

	具有心力衰竭发生风险		心力衰竭	
	A 期	B 期	C 期	D 期
症状	高血压	既往心肌梗死（MI）	结构性心脏病	最大化药物治疗情况下静息时仍有心力衰竭（HF）症状
	动脉粥样硬化、糖尿病、肥胖	左心室（LV）肥厚	*和*	
	代谢综合征	射血分数（EF）下降	呼吸困难	
	或	心脏瓣膜疾病（无症状）	疲乏	
	既往使用心脏毒性药物（包括化疗）		活动耐量下降	
	家族性心肌病			
治疗目标	危险因素管理：	危险因素管理：	危险因素管理：	危险因素管理：
	治疗高血压	治疗高血压	治疗高血压	治疗高血压
	戒烟	戒烟	戒烟	戒烟
	血脂管理	血脂管理	血脂管理	血脂管理
	规律运动	规律运动	规律运动	规律运动
	减少/戒除酒精摄入	减少/戒除酒精摄入	减少/戒除酒精摄入	减少/戒除酒精摄入
	避免非法药物使用	避免非法药物使用	避免非法药物使用	避免非法药物使用
	控制代谢综合征	控制代谢综合征	控制代谢综合征	控制代谢综合征
			限制食盐摄入	限制食盐摄入
				确定恰当的护理级别和医疗目标
标准药物治疗	糖尿病患者伴或不伴已知的血管疾病：ACEI/ARB	糖尿病患者伴或不伴已知的血管疾病：ACEI/ARB	ACEI	ACEI
		患者有既往 MI、EF 下降、心脏瓣膜疾病（合适时）：β受体阻滞剂	β受体阻滞剂	β受体阻滞剂
			利尿剂	利尿剂

续表

具有心力衰竭发生风险		心力衰竭	
A 期	B 期	C 期	D 期
选择性患者的药物治疗		醛固酮受体拮抗剂	醛固酮受体拮抗剂
		ARB	ARB
		洋地黄	洋地黄
		肼屈嗪/硝酸酯类	肼屈嗪/硝酸酯类
选择性患者的附加治疗		双心室起搏	双心室起搏
		除颤器	除颤器
			心脏移植
			长期使用正性肌力药物
			长期机械支持
			试验性药物和（或）手术
			临终关怀机构/护理机构

改编自 ACC/AHA 2005 年成人慢性心力衰竭诊断和治疗指南更新—ACC/AHA 实践指南工作组（2001 年心力衰竭评估和管理指南更新编写委员会）摘要：美国胸科医师学会和国际心脏和肺移植学会协作编写；由心律协会认可。（Circulation 2005；112；1825-1852.）

ACEI：血管紧张素转化酶抑制剂；ARB：血管紧张素受体阻滞剂

性心力衰竭的发生率方面比传统多柔比星更低，但除此之外其他制剂尚没有强有力的数据支持[26]。右丙亚胺是一类通过结合游离铁阻止蒽环类-铁复合物形成的铁螯合剂，而蒽环类-铁复合物可促成氧自由基形成。现已证实，当多柔比星给药剂量 $\geqslant 300$ mg/m^2 时，右丙亚胺能够有效减少蒽环类药物介导的心脏毒性，并且不会损害癌症治疗的效果[27]。不幸的是，右丙亚胺与已知其他可引起继发性白血病的药物联合应用于儿童治疗时，会造成骨髓增生异常综合征和急性髓系白血病的发生风险增加[28]。尽管对于晚期血液系统恶性肿瘤发生风险增加的原因有很多争议，譬如这可能与用于儿童的其他化疗药物相关而非右丙亚胺引起，但观察结果还是导致美国 FDA 和欧洲药品管理局限制右丙亚胺用于患有进展期或转移性乳腺癌、且已接受一定量蒽环类药物（多柔比星 300 mg/m^2 或表柔比星 540 mg/m^2）治疗的成人。新的药物如重组二价神经调节蛋白 1β 已被证实可减少与蒽环类药物暴露相关的双链 DNA 断裂，并且在动物模型中可减轻由蒽环类药物诱导的心肌病引起的左心室功能不全[29]。然而，神经调节蛋白类似物可能有促肿瘤作用，因此需要进一步的转化研究来评估其作为心脏保护剂的效用。

目前还提出预防性使用血管紧张素转化酶抑制剂（ACEI）。但一项随机开放标签研究中，125 名已接受多柔比星治疗的淋巴瘤患者按照 1∶1∶1 的比例分为依那普利组、美托洛尔组及无治疗组。对这 3 组进行随访，中位随访时间为 31 个月，结果显示 3 组在 LVEF 和心力衰竭方面无显著差异[30]。而另一项包括 473 名患者的研究，则在每一次蒽环类药物化疗周期后测定肌钙蛋白 I 水平。之后纳入 114 例肌钙蛋白阳性患者，在最后一次化疗周期后 1 个月将其随机分配为接受依那普利或安慰剂治疗。结果显示依那普利组无一例进展为心肌病（LVEF 从基线水平下降＞10％至 LVEF＜50％），而安慰剂组中43％患者后续发展为心肌病[23]。

β受体阻滞剂同样经历过对预防蒽环类药物相关心力衰竭的评估。一项50 例患者的小规模随机研究，将卡维地洛应用于正在接受高剂量（平均＞500 mg/m²）蒽环类药物治疗的患者中，以此来预防左心室功能不全[31]。经过 6 个月，每日接受 1 次卡维地洛 12.5 mg 治疗的患者 LVEF 未发生变化，而安慰剂组 LVEF 从 69％下降至 52％[31]。在另一项将 45 例接受蒽环类药物治疗的患者随机分为奈必洛尔和安慰剂组的研究中也得到相似的结果[32]。

OVERCOME（preventiOn of left Ventricular dysfunction with Enalapril and caRvedilol in patients submitted to intensive ChemOtherapy for the treatment of Malignant hEmopathies，依那普利和卡维地洛对恶性血液病强化治疗患者左心室功能不全防治）研究，随机选择 90 例先行大剂量化疗、后行自体造血干细胞移植的血液系统恶性肿瘤患者，将其分为安慰剂组和联合应用依那普利（平均剂量为每日 8.6 mg）、卡维地洛（平均剂量每日 23.8 mg）的治疗组[33]。研究利用超声心动图和心脏 MRI 在基线及 6 个月后对 LVEF 进行测定，结果显示服用依那普利和卡维地洛的患者 LVEF 无明显变化，而安慰剂组 LVEF 绝对值减少 3％；另外，该研究的复合终点为死亡、心力衰竭及LVEF＜45％，治疗组在 6 个月后终点事件发生率显著减少（6.7％ vs. 24.4％，P＝0.02）[33]。近期完成的 PRADA（PRevention of cArdiac Dysfunction during Adjuvant breast cancer therapy，乳腺癌辅助化疗中心脏功能不全的防治）研究，是在 120 例应用蒽环类药物±曲妥珠单抗＋放疗的患者中评估预防性使用坎地沙坦和美托洛尔的效果[34]。该研究采用 2×2 析因设计，在开始蒽环类药物治疗之前先将患者随机分为应用坎地沙坦（每日 8～32 mg）、美托洛尔（每日 25～100 mg）和安慰剂组，然后通过心脏 MRI 评估从基线至辅助化疗结束 LVEF 在这期间的变化情况。结果表明，对比安慰剂组，应用坎地沙坦治疗的患者 LVEF 下降程度较小（0.6％ vs. 2.6％，P＝

0.021）。然而，美托洛尔组和坎地沙坦组的 LVEF 变化未见差异[34]。总而言之，尽管有数据支持预防性使用 ACEI、ARB 以及特定 β 受体阻滞剂能够防止蒽环类药物诱导的心肌病发生，但这些临床研究规模较小、随访时间有限，并且大量患者人群将会应用这些药物，都妨碍了在临床实践中对其常规使用。

另外，一项小规模倾向得分匹配的回顾性研究表明，偶尔使用他汀类药物会降低心力衰竭发生率[35]。然而在这一点上，并没有充分数据推荐可以对预先无适应证的患者使用他汀类药物治疗。

曲妥珠单抗和 HER-2 靶向药物

曲妥珠单抗是一种靶向作用于 HER-2 的单克隆抗体。20％～30％的早期乳腺癌患者存在 HER-2 基因扩增[36-37]。HER-2 基因编码一种属于表皮生长因子家族［译者注：原文为表皮生长因子家族，但 HER-2 编码的蛋白应属于表皮生长因子受体（EGFR）家族］的跨膜酪氨酸激酶受体。EGFR 家族有 4 个成员，可通过激活如 PI3K-AKT-mTOR 等信号通路来发挥功能，具体是通过配体介导的同源或异源二聚体化实现的。HER-2 基因过表达可致信号通路过度替代激活，使得肿瘤细胞快速增殖[38]。曲妥珠单抗能与 HER-2-neu 受体胞外段的第Ⅳ结构域结合，从而阻断这些信号通路[39]。这导致细胞停滞在细胞周期的 G1 期，因此细胞增殖降低。EGFR 家族中的 ErbB2 和 ErbB4 是在心肌细胞中表达的酪氨酸激酶受体[40]。Neuregulin-1 与 ErbB4 结合后，联合协同受体 ErbB2，似乎可参与细胞生长和生存信号通路，而曲妥珠单抗则能抑制该通路[40]。蒽环类药物同样可以改变 Neuregulin-1 信号通路，这或许能解释蒽环类药物和曲妥珠单抗产生的协同心脏毒性作用[41]。

临床表现

曲妥珠单抗诱导的心肌病大多表现为治疗期间 LVEF 无症状性下降，而显性心力衰竭并不常见。与蒽环类药物相反，曲妥珠单抗诱导的心脏功能不全似乎并不具有剂量依赖性，停止治疗后心脏毒性通常可逆转。

在一项联合或不联合曲妥珠单抗治疗转移性乳腺癌的Ⅲ期临床试验中，33 例患者不论是否发生心脏事件（最常见表现为 LVEF 无症状性降低），再额外接受曲妥珠单抗治疗 6～7 个月。停用曲妥珠单抗治疗后，85％的患者 LVEF 处于稳定状态或得到改善，而 75％的患者在经过心力衰竭的标准化治疗后心力衰竭症状完全逆转[42]。

Slamon 等人完成的关键性研究表明，单用曲妥珠单抗治疗转移性乳腺癌，患者心脏毒性发生率为 3％～7％[43]。而应用曲妥珠单抗、蒽环类药物及环磷酰胺的联合治疗则导致心脏毒性发病率高达 27％[44]。2012 年的一项 meta 分析纳入了 8 项研究、约 12 000 例 HER-2 阳性的乳腺癌患者，该分析显示相对于未接受曲妥珠单抗治疗的患者，接受曲妥珠单抗治疗的患者发生无症状性心肌病（RR 1.83）和重度心力衰竭（RR 5.11）的风险显著增加。其中，患者采用无曲妥珠单抗化疗方案时重度心力衰竭的发生率为 0.4％，而应用以曲妥珠单抗为基础的化疗方案时重度心力衰竭的发生率则为 2.5％[45]。

危险因素

年龄大于 50 岁及之前或同时使用蒽环类药物是发生曲妥珠单抗诱导心肌病的主要危险因素[46]。其中联合应用蒽环类药物时，尤其当药物为多柔比星或累积剂量超过 300 mg/m²，患者发生曲妥珠单抗诱导心肌病的风险最高[47-49]。至于其他心血管危险因素如高血压、肥胖和先前诊断有心脏病也会增加曲妥珠单抗诱导心肌病的发病风险[46,50]。有限的数据表明，在中老年女性糖尿病患者中，发生心脏毒性的风险更高[51]。

监测推荐

在曲妥珠单抗治疗开始前，应先行 LVEF 评估。如果在使用蒽环类药物后进行曲妥珠单抗治疗，则应在完成蒽环类药物治疗之后、开始曲妥珠单抗治疗之前评估 LVEF[52]。LVEF 基线正常的患者可以开始曲妥珠单抗治疗。LVEF 轻度降低（40％～50％）的患者应在曲妥珠单抗治疗前充分权衡利弊。另外若进行心脏病预处理咨询，患者有望从中获益。

关于如何在曲妥珠单抗治疗期间进行 LVEF 监测，目前还没有明确的指南推荐。当曲妥珠单抗用于辅助治疗时，推荐在基线以及治疗过程中每隔 3 个月行超声心动图检查评估 LVEF[18,52]。当用作转移治疗时，通常推荐监测 LVEF 基线，之后仅在出现临床症状时监测。如果 LVEF 较基线下降超过 15％或下降 10％至 LVEF 低于 50％，在重新评估 LVEF 前应暂停使用曲妥珠单抗 4 周。若 LVEF 依然处于低水平或有症状性心力衰竭证据，则应终止曲妥珠单抗治疗[53]。

鉴于使用蒽环类药物时肌钙蛋白升高会预示心脏毒性，因而目前已有研究验证了在基线水平及应用曲妥珠单抗后监测肌钙蛋白的实用性。一项录入 250 余名患者的多因素分析表明，肌钙蛋白基线升高是预测曲妥珠单抗所致的 LVEF 下降的重要因素[54]。总之，年龄较大、肌钙蛋白阳性、LVEF 显著下降、曲妥珠单抗治疗早期即发生心脏毒性的患者日后左心室功能恢复至基线水平的可能性更低[54]。

曲妥珠单抗诱导心脏毒性的预防

和蒽环类药物类似，一般认为患者接受 HER-2 靶向治疗后会出现 A 期心力衰竭。一组回顾性、倾向匹配的队列研究数据支持患者在曲妥珠单抗治疗期间预防性使用 β 受体阻滞剂。该研究发现使用 β 受体阻滞剂的乳腺癌患者比未使用者发生曲妥珠单抗诱导心力衰竭的可能性更低[55]。近期的 MAN-TICORE（Multidisciplinary Approach to Novel Therapies In Cardiology On-cology REsearch，肿瘤心脏病学新疗法的多学科研究）研究通过用曲妥珠单抗治疗的 94 例 HER-2 阳性乳腺癌患者中预防性使用培哚普利（目标剂量为每日 8 mg）或比索洛尔（目标剂量为每日 10 mg），来研究其对心脏的保护作用[56]。该研究的主要终点是曲妥珠单抗导致的左心室重构，结果表明没有药物能够阻止这一进程。然而次要终点分析表明，与安慰剂（5%）相比，培哚普利（3%）和比索洛尔（1%）从基线至治疗 12 个月 LVEF 的降低范围更小。此外，培哚普利（1/33）和比索洛尔（1/31）相对安慰剂（8/30）而言，曲妥珠单抗治疗中断的患者更少[56]。目前正在进行的几项随机临床研究旨在评估预防性使用 ACEI 和（或）β 受体阻滞剂能否降低曲妥珠单抗诱导的心脏毒性的风险。

心力衰竭管理的一般原则

专门针对化疗诱导的心肌病管理方面的数据比较少，所以该疾病管理大都基于指南推荐的对于其他原因引起的射血分数减低的心力衰竭（HFrEF）的管理（表 4.2）[54,57-59]。因此，值得回顾 HFrEF 管理的核心原则以及任何针对化疗后的数据。

化疗诱导心肌病指南回顾

2013 年美国心脏病学会基金会/美国心脏协会特别工作组指南和 2006 年加拿大心血管协会指南均未特别提及化疗诱导的心肌病[57-58]。2010 年美国心力衰竭学会指南推荐，已经明确诊断的心力衰竭患者在接受有潜在心脏毒性的药物化疗时，只要未出现病情恶化的临床证据，应重复测定 LVEF[54]。2012 年欧洲心脏病学会指南中有一段内容是关于癌症患者并发心肌病的。这些指南将蒽环类药物和曲妥珠单抗称为与左心室收缩功能不全相关的"最受认可"的化疗药物。同时指南指出地塞米松可能发挥一定的心脏保护作用。最后，欧洲指南建议至少要在蒽环类药物应用前后评估 LVEF。此外，指南建议已经出现收缩功能不全的患者停用蒽环类药物，并针对 HFrEF 进行"标准化"治疗[59]。

药物治疗原则

心力衰竭的药物治疗旨在逆转或预防进行性左心室重构，改善临床症状，并降低发病率和死亡率。

血管紧张素转化酶抑制剂（ACEI）

ACEI 是 HFrEF 治疗中最重要的几类药物之一。ACEI 已被证明能提高无症状（B 期）患者和 LVEF≤40% 的有症状（C 期）患者的生存率[60-62]。值得注意的是，在 ACEI 不耐受的患者中，血管紧张素受体阻滞剂（ARB）也得出了类似的阳性结果[63]。

推荐的共识允许在出现症状性心力衰竭（B 期）之前应用连续影像检测左心室功能不全。根据已发表的心脏病学指南，所有 B 期心力衰竭患者均应服用 ACEI 或 ARB，以促进左心室功能的恢复和稳定并延缓症状进展。在对 2625 位蒽环类药物治疗的患者进行的前瞻性研究随访中，对受试者进行连续超声心动图检查，中位随访时间为 5.2 年，其中 9% 出现心肌病（定义为 LVEF 相比基线下降 10%，同时满足 LVEF＜50%）。这些患者多数（81%）无或仅有轻微的心力衰竭症状，其中大部分经早期 ACEI 或 ARB 治疗后左心室功能可完全（11%）或部分（71%）恢复[54]。类似的，在对 251 名接受曲妥珠单抗治疗的乳腺癌患者的队列研究随访中，对受试者进行连续超声心动图检查，其中 17% 出现心脏毒性。停用曲妥珠单抗并开始 ACEI 和 β 受体阻滞剂治疗后，60% 的患者 LVEF 恢复至＞50%[54]。相比之下，对于儿童期癌症生存者而言，ACEI 治疗蒽环类药物诱导的心脏毒性的有效性尚不明确[64]。

在开始 ACEI 治疗时，应谨慎地从低剂量开始（例如，短效卡托普利 6.25 mg，每日 3 次或长效赖诺普利每日 5 mg），尽可能降低低血压和肾功能不全的风险[65]。开始 ACEI 治疗的前 2 周内，肌酐预计会升高 10%～20%。如果肌酐升高＞30%，应立即停用 ACEI。若患者基线状态下即存在肾功能不全（肌酐＞1.4 mg/dl），则必须在开始 ACEI 治疗后的 1 周内同时监测肌酐和血钾水平，并于此后定期监测。有证据表明，对于大部分基线状态即存在肾功能不全的患者，ACEI 可延缓肾脏疾病的进展。因此即使是肾功能不全的患者也可在严密监测下继续服用 ACEI，除非肌酐较基线水平升高＞30%[66]。

若患者能够耐受小剂量 ACEI（根据血压、肌酐和血钾），则之后每 1～2 天（住院患者）或 1～2 周（门诊患者）增加 1 次剂量，直至达到短效卡托普利 50 mg 每日 3 次或长效赖诺普利每日 40 mg 的目标剂量（表 4.3）。在临床研究中应努力尝试达到目标剂量。然而，如果患者无法耐受目标剂量，则应继续维持最大耐受剂量[67]。

ACEI 不耐受或无法增加剂量最常见的原因包括咳嗽、低血压、肾功能不全和过敏反应。出现咳嗽的患者应换用 ARB 类药物。开始服用或换用 ACEI 后 1～2 周应测量血压并进行常规的实验室检查，包括电解质和肾功能。任何时候若常规的肾功能检查突然变化，应考虑高钾血症的风险；接受 ACEI 治疗的患者应监测电解质。

表 4.3 治疗射血分数减低心力衰竭的药物剂量

药物种类	起始剂量	目标剂量
ACE 抑制剂（ACEI）		
卡托普利	6.25～12.5 mg TID	25～50 mg TID
赖诺普利	2.5～5 mg QD	20～40 mg QD
依那普利	1.25～2.5 mg BID	10～20 mg BID
雷米普利	1.25～2.5 mg QD	10 mg QD
血管紧张素受体阻滞剂（ARBs）		
坎地沙坦	4 mg QD	32 mg QD
缬沙坦	40 mg BID	160 mg BID
氯沙坦	12.5 mg QD	150 mg QD
β 受体阻滞剂		
卡维地洛	3.125 mg BID	25 mg BID
琥珀酸美托洛尔	12.5～25 mg QD	200 mg QD
比索洛尔	1.25 mg QD	10 mg QD
醛固酮受体拮抗剂		
螺内酯（安体舒通）	12.5 mg QD	50 mg QD
依普利酮	25 mg QD	50 mg QD
血管扩张剂		
肼屈嗪	10 mg TID	75 mg TID
硝酸异山梨酯	10 mg TID	40 mg TID
单硝酸异山梨酯	30 mg QD	120 mg QD

QD：每日 1 次；BID：每日 2 次；TID：每日 3 次

β 受体阻滞剂

已有大量临床研究证明无症状（B 期）患者和有症状（C 期）HFrEF 患者经过 β 受体阻滞剂治疗后死亡率均可下降[68]。β 受体阻滞剂不同药物之间的药理学特征差异较大，因此指南推荐应用以下已经在随机临床研究中被证实有效的 β 受体阻滞剂中的一种。这 3 种药物包括卡维地洛、美托洛尔和比索洛尔。

卡维地洛对 β_1 和 β_2 受体具有等效的拮抗作用，而美托洛尔和比索洛尔是选择性较强的 β_1 受体阻滞剂。卡维地洛也是临床应用中唯一具有 α_1 受体拮抗作用的药物。在这些药物中，由于具有 α_1 受体拮抗作用，卡维地洛的降压作用最显著，并且可以减弱胰岛素抵抗。琥珀酸美托洛尔和比索洛尔每日给药 1 次，但是可能会引起轻微的支气管痉挛和低血压。对于常见的 β 受体阻滞剂，例如阿替洛尔，用于治疗 HFrEF 的效果目前临床证据仍有限。如果可能的话，LVEF＜40％的患者应换用卡维地洛、美托洛尔和比索洛尔。

总体来说，患者出现急性失代偿性心力衰竭时不应使用 β 受体阻滞剂。对于代偿期患者，β 受体阻滞剂应从相对低剂量开始，并在心率和血压可耐受的范围内逐渐增加剂量。卡维地洛每日给药 2 次，起始剂量为 3.125 mg 每日 2 次，最大目标剂量为 25 mg 每日 2 次。美托洛尔有短效和长效 2 种剂型。酒石酸美托洛尔是短效剂型，起始剂量低至 12.5 mg 每日 2 次。琥珀酸美托洛尔（缓释剂型）在 HFrEF 患者中可每日给药 1 次或 2 次[69]。酒石酸美托洛尔的目标剂量为 50～100 mg 每日 2 次，而琥珀酸美托洛尔的目标剂量为每日 200 mg。比索洛尔的起始剂量为每日 1.25 mg，用于 HFrEF 患者的目标剂量为每日 5～10 mg（表 4.3）。

β 受体阻滞剂共同的副作用包括心动过缓、低血压、嗜睡和勃起功能障碍。易感患者也可能出现抑郁的加重。当患者出现这些症状时，应减少 β 受体阻滞剂的剂量。合并肺部疾病的患者应用 β 受体阻滞剂可能会加重支气管痉挛，因此这些患者应优先选用 β_1 受体阻滞剂，如比索洛尔或美托洛尔。与 ACEI 相似，在临床研究中使用较高剂量 β 受体阻滞剂会得到最大获益，但即使较低剂量对患者也是有益的[70]。

其他治疗心力衰竭药物

癌症患者的其他治疗心力衰竭的药物，例如醛固酮受体拮抗剂、肼屈嗪/硝酸酯类药物和利尿剂，其疗效尚无明确证据。醛固酮受体拮抗剂，例如螺内酯和依普利酮，可降低有症状（C 期）且 LVEF＜35％的患者的死亡率[71-72]。因此，在化疗诱导的 HFrEF 患者出现心力衰竭症状且 LVEF＜35％（C 期）时，应考虑应用醛固酮受体拮抗剂治疗。螺内酯的起始剂量可以低至每日 12.5 mg，目标剂量为每日 50 mg（表 4.3）。由于这类药物可引起血钾升高，应于治疗开始后 3 天、1 周和 1 个月、2 个月、3 个月检测电解质水平。肾功能处于临界状态及正在接受肾毒性药物治疗的患者应予以特别关注。

肼屈嗪合用/不合用硝酸酯类药物在临床上用于 ACEI/ARB 不耐受（尤其是继发于肾功能不全）患者降低心脏后负荷。在有症状（C 期）的心力衰竭患者中，该组合较安慰剂可更显著地降低死亡率[73]，但是与 ACEI 相比，治疗效果较差[74]。有趣的是，在心力衰竭标准治疗基础上加用肼屈嗪和硝酸酯类药物应用于非洲裔美国患者[64]中被证明有良好的临床效果。因此，目前的指南推荐对有症状的非洲裔美国 HFrEF 患者加用肼屈嗪和硝酸酯类药物，但对耐受 ACEI/ARB 的非非洲裔美国患者不推荐常规加用肼屈嗪和硝酸酯类药物（表 4.3）[58]。

地高辛是治疗心力衰竭最古老的药物之一，常用于控制心力衰竭症状和控制心房颤动患者的心率。值得注意的是，尽管地高辛被证实能降低心力衰竭患者住院率，但无法降低 HFrEF 患者的死亡率[75]。2013 年 ACC/AHA 指南推荐对于 LVEF＜40％，有心力衰竭症状的患者在应用 ACEI、β 受体阻滞剂和醛固酮受体拮抗剂最大治疗剂量的基础上加用地高辛[58]。常用的起始剂量为每日 0.125 mg。有肾功能损害的患者可以将起始剂量调整为每日 0.0625 mg 或者隔日服药。应在数次服药后测定血清地高辛浓度，建议浓度为 0.5～0.8 ng/ml。若肾功能突然变化，应复查地高辛浓度[76]。

利尿剂用于控制 HFrEF 患者容量负荷过重的症状。但是需要与强有力的利尿剂治疗给肾带来的负荷进行权衡。最常用的利尿剂是呋塞米。心力衰竭患者的起始剂量是每日 20～40 mg，可逐步增加至 200 mg 每日 2 次。对于容量负荷明显过多或反复因心力衰竭住院的患者，应考虑应用其他具有较高生物利用度的利尿剂，如托拉塞米和布美他尼。

对于有症状、LVEF＜35％且预期寿命大于 1 年的患者，应考虑使用埋藏式心脏复律除颤器（ICD）治疗以降低心脏性猝死的风险[57,59]。在有症状的心力衰竭、LVEF＜35％和左束支传导阻滞的合适患者中，应考虑心脏再同步化治疗（CRT），以降低心力衰竭的发病率和死亡率[57,59]。

化疗诱导心肌病与高级别治疗

在出现化疗诱导心肌病的患者中，约 2％～4％的患者发展至终末期心力衰竭（D 期），需要更先进的治疗方法，包括心脏移植和机械循环支持[11]。接受心脏移植的非缺血性心肌病患者中，大约 2.5% 患有化疗诱导的心力衰竭[77]。这些患者移植后的 1 年生存率为 86%，5 年生存率为 71%，与其他非化疗相关病因导致心力衰竭并接受心脏移植的患者类似[78]。同样，在化疗诱导心力衰竭的患者中，接受机械循环支持治疗后的 1 年总生存率为 73%，2 年总生存率为 63%，也与其他患者人群无显著差异[78]。尽管化疗诱导的终末期心力衰竭不是心脏移植或机械循环支持的禁忌证，但是该患者人群的某些特殊因素还是要考虑在内。

过去 5 年内存在活动性恶性肿瘤病史被认为是心脏移植的绝对禁忌证。这主要是考虑到供体资源有限，并且恶性疾病复发的潜在风险会缩短移植后生存期。虽然恶性肿瘤复发并不常见，但与其他病因相比，化疗诱导心肌病患者发生新的恶性肿瘤的概率更高（5% vs. 2%）[77]。尽管如此，化疗相关的心力衰竭患者和其他原因导致的心力衰竭患者之间，恶性肿瘤治疗后 1 年和 5 年死亡率并无显著差异[77]。

由于胸部放疗或儿童期接触蒽环类药物导致的限制型心肌病患者与因其他原因接受移植的限制型心肌病患者相比，预后明显较差。死亡风险高出 1.8 倍，1 年、5 年和 10 年生存率分别为 71%、47% 和 32%[79]。这种风险大多归因于胸部放疗导致的多种心血管和肺部并发症。除心功能不全外，放疗还可影响冠状动脉、瓣膜和心包。因此，许多接受心脏移植的患者可能已经进行过心脏手术。同时放疗诱发胸壁、肺和胸内血管瘢痕形成，使得心脏手术更加复杂、缺血时间更长、临床结局更差。此外，由于胸骨伤口愈合不良和较高的术后呼吸系统并发症、术后右心室功能不全及术后出血发生率，患者的早期死亡率升高[80]。这些患者继发恶性肿瘤的风险也增加，从而限制了移植后的长期生存[81]。因此，尽管癌症治疗相关的限制型心肌病患者应考虑进行更高级别的治疗，但同时也应将其他治疗相关的并发症考虑在内。

化疗诱导的心力衰竭患者更有可能将机械循环支持作为持久的、延长寿命的目标性治疗，而不是作为心脏移植的桥梁[78]。这可能是由于近期存在活动的恶性肿瘤，或者是由于常见的癌症治疗相关并发症。另外，化疗诱导的心肌病患者更可能需要双心室支持，这比单用左心室支持风险更高。在对机械辅助循环支持机构登记的 3812 例患者进行的回顾性分析中，接受机械循环支持的化疗诱导心肌病患者中有 19% 需要右心室支持，而在其他非缺血性病变所致心肌病患者中为 11%，缺血性心肌病为 6%[78]。目前，双心室辅助装置仅被认为是移植的桥梁，因此需要双心室支持但不具有移植适应证的患者不能接受机械循环支持。然而，这些患者仍然可以考虑选择家用强心剂作为姑息性治疗。另外化疗诱导的心肌病患者进行心室辅助装置植入术后出血风险更高，但与非化疗诱导的心肌病患者相比，神经系统并发症、装置功能障碍或感染率无明显升高[78]。

　　癌症治疗的进展延长了癌症患者的生存，也逐渐加深了人们对癌症治疗相关的长期毒性的认识。化疗药物，如蒽环类药物和 HER-2 靶向治疗均已被证明与心肌病有关。对左心室功能不全的早期标志物和无症状心脏疾病的连续监测有助于尽早开始心脏保护治疗，可能在一定程度上延缓心力衰竭的进展。因此在确定最佳筛选工具和药物治疗方案上还需要进一步研究，以便在更好地治疗癌症的同时最大限度减少长期的心脏毒性。

建议汇总

- 接受潜在心脏毒性的化疗药物治疗的患者有发生心力衰竭（A 期）的风险，应采取措施尽量减少心脏毒性。
- 应考虑限制蒽环类药物的累积剂量，使用心脏毒性较低的替代药物，以及加用如地塞米松等药物，以减少心脏毒性。
- 有限的数据表明预防性使用 ACEI 和（或）β 受体阻滞剂可能对正在接受潜在心脏毒性药物化疗的患者起到心脏保护作用。
- 通过超声心动图对 LVEF 进行连续监测有助于明确无症状的左心室功能不全（B 期）。
- 在中断/停止心脏毒性药物化疗的基础上应用 ACEI 和 β 受体阻滞剂有助于逆转/防止 B 期心力衰竭患者病情的进一步发展。
- 适用于治疗射血分数降低心力衰竭的一般原则同样适用于化疗诱导的心肌病。
- 所有有症状（C 期）的心力衰竭患者只要能够耐受，均应根据指南推荐接受 ACEI/ARB，β 受体阻滞剂和醛固酮受体拮抗剂治疗。
- 应根据需要使用利尿剂以缓解症状。
- 在某些患者人群中应考虑使用肼屈嗪加硝酸酯类药物和地高辛。
- 终末期心力衰竭（D 期）患者可考虑接受更高级别的治疗（家用强心剂、机械循环支持和心脏移植）。
- 终末期（D 期）心力衰竭患者若在 5 年内无癌症复发，可以考虑接受心脏移植。
- 应仔细考虑可能影响手术结果的合并症，特别是对于接受过胸部放疗的患者。
- 接受机械循环支持的患者应仔细评估右心室功能不全，以选择合适的装置。
- 在不符合移植或机械循环支持条件的患者中，可考虑使用家用强心剂以缓解症状。

● 有癌症病史的患者若需要更高级别的心脏治疗，应该考虑让具有接待
这一特殊患者人群经验的第三级医学中心来处理。

参考文献

1. Monsuez JJ, Charniot JC, Vignat N, Artigou JY. Cardiac side-effects of cancer chemotherapy. Int J Cardiol. 2010;144:3–15.
2. Floyd JD, Nguyen DT, Lobins RL, Bashir Q, Doll DC, Perry MC. Cardiotoxicity of cancer therapy. J Clin Oncol. 2005;23:7685–96.
3. Shakir DK, Rasul KI. Chemotherapy induced cardiomyopathy: pathogenesis, monitoring and management. J Clin Med Res. 2009;1:8–12.
4. Tan C, Tasaka H, Yu KP, Murphy ML, Karnofsky DA. Daunomycin, an antitumor antibiotic, in the treatment of neoplastic disease. Clinical evaluation with special reference to childhood leukemia. Cancer. 1967;20:333–53.
5. Minotti G, Menna P, Salvatorelli E, Cairo G, Gianni L. Anthracyclines: molecular advances and pharmacologic developments in antitumor activity and cardiotoxicity. Pharmacol Rev. 2004;56:185–229.
6. Jensen PB, Sorensen BS, Sehested M, Demant EJ, Kjeldsen E, Friche E, Hansen HH. Different modes of anthracycline interaction with topoisomerase II. Separate structures critical for DNA-cleavage, and for overcoming topoisomerase II-related drug resistance. Biochem Pharmacol. 1993;45:2025–35.
7. Xu X, Persson HL, Richardson DR. Molecular pharmacology of the interaction of anthracyclines with iron. Mol Pharmacol. 2005;68:261–71.
8. Pang B, Qiao X, Janssen L, Velds A, Groothuis T, Kerkhoven R, Nieuwland M, Ovaa H, Rottenberg S, van Tellingen O, Janssen J, Huijgens P, Zwart W, Neefjes J. Drug-induced histone eviction from open chromatin contributes to the chemotherapeutic effects of doxorubicin. Nat Commun. 2013;4:1908.
9. Hahn VS, Lenihan DJ, Ky B. Cancer therapy-induced cardiotoxicity: basic mechanisms and potential cardioprotective therapies. J Am Heart Assoc. 2014;3, e000665.
10. Lyu YL, Kerrigan JE, Lin CP, Azarova AM, Tsai YC, Ban Y, Liu LF. Topoisomerase II-beta mediated DNA double-strand breaks: implications in doxorubicin cardiotoxicity and prevention by dexrazoxane. Cancer Res. 2007;67:8839–46.
11. Yeh ET, Bickford CL. Cardiovascular complications of cancer therapy: incidence, pathogenesis, diagnosis, and management. J Am Coll Cardiol. 2009;53:2231–47.
12. Shan K, Lincoff AM, Young JB. Anthracycline-induced cardiotoxicity. Ann Intern Med. 1996;125:47–58.
13. Cardinale D, Colombo A, Bacchiani G, Tedeschi I, Meroni CA, Veglia F, Civelli M, Lamantia G, Colombo N, Curigliano G, Fiorentini C, Cipolla CM. Early detection of anthracycline cardiotoxicity and improvement with heart failure therapy. Circulation. 2015;131:1981–8.
14. Von Hoff DD, Rozencweig M, Layard M, Slavik M, Muggia FM. Daunomycin-induced cardiotoxicity in children and adults. A review of 110 cases. Am J Med. 1977;62:200–8.
15. Haq MM, Legha SS, Choksi J, Hortobagyi GN, Benjamin RS, Ewer M, Ali M. Doxorubicin-induced congestive heart failure in adults. Cancer. 1985;56:1361–5.
16. Steinherz LJ, Steinherz PG, Tan C. Cardiac failure and dysrhythmias 6-19 years after anthracycline therapy: a series of 15 patients. Med Pediatr Oncol. 1995;24:352–61.
17. Dresdale A, Bonow RO, Wesley R, Palmeri ST, Barr L, Mathison D, D'Angelo T, Rosenberg SA. Prospective evaluation of doxorubicin-induced cardiomyopathy resulting from postsurgi-

cal adjuvant treatment of patients with soft tissue sarcomas. Cancer. 1983;52:51–60.

18. Plana JC, Galderisi M, Barac A, Ewer MS, Ky B, Scherrer-Crosbie M, Ganame J, Sebag IA, Agler DA, Badano LP, Banchs J, Cardinale D, Carver J, Cerqueira M, DeCara JM, Edvardsen T, Flamm SD, Force T, Griffin BP, Jerusalem G, Liu JE, Magalhaes A, Marwick T, Sanchez LY, Sicari R, Villarraga HR, Lancellotti P. Expert consensus for multimodality imaging evaluation of adult patients during and after cancer therapy: a report from the american society of echocardiography and the european association of cardiovascular imaging. J Am Soc Echocardiogr. 2014;27:911–39.

19. Schwartz RG, McKenzie WB, Alexander J, Sager P, D'Souza A, Manatunga A, Schwartz PE, Berger HJ, Setaro J, Surkin L, et al. Congestive heart failure and left ventricular dysfunction complicating doxorubicin therapy. Seven-year experience using serial radionuclide angiocardiography. Am J Med. 1987;82:1109–18.

20. Sawaya H, Sebag IA, Plana JC, Januzzi JL, Ky B, Cohen V, Gosavi S, Carver JR, Wiegers SE, Martin RP, Picard MH, Gerszten RE, Halpern EF, Passeri J, Kuter I, Scherrer-Crosbie M. Early detection and prediction of cardiotoxicity in chemotherapy-treated patients. Am J Cardiol. 2011;107:1375–80.

21. Cardinale D, Sandri MT, Colombo A, Colombo N, Boeri M, Lamantia G, Civelli M, Peccatori F, Martinelli G, Fiorentini C, Cipolla CM. Prognostic value of troponin I in cardiac risk stratification of cancer patients undergoing high-dose chemotherapy. Circulation. 2004;109:2749–54.

22. Lipshultz SE, Rifai N, Dalton VM, Levy DE, Silverman LB, Lipsitz SR, Colan SD, Asselin BL, Barr RD, Clavell LA, Hurwitz CA, Moghrabi A, Samson Y, Schorin MA, Gelber RD, Sallan SE. The effect of dexrazoxane on myocardial injury in doxorubicin-treated children with acute lymphoblastic leukemia. N Engl J Med. 2004;351:145–53.

23. Cardinale D, Colombo A, Sandri MT, Lamantia G, Colombo N, Civelli M, Martinelli G, Veglia F, Fiorentini C, Cipolla CM. Prevention of high-dose chemotherapy-induced cardiotoxicity in high-risk patients by angiotensin-converting enzyme inhibition. Circulation. 2006;114:2474–81.

24. Legha SS, Benjamin RS, Mackay B, Ewer M, Wallace S, Valdivieso M, Rasmussen SL, Blumenschein GR, Freireich EJ. Reduction of doxorubicin cardiotoxicity by prolonged continuous intravenous infusion. Ann Intern Med. 1982;96:133–9.

25. Smith LA, Cornelius VR, Plummer CJ, Levitt G, Verrill M, Canney P, Jones A. Cardiotoxicity of anthracycline agents for the treatment of cancer: systematic review and meta-analysis of randomised controlled trials. BMC Cancer. 2010;10:337.

26. van Dalen EC, Michiels EM, Caron HN, Kremer LC. Different anthracycline derivates for reducing cardiotoxicity in cancer patients. Cochrane Datab Syst Rev. 2010:CD005006.

27. Swain SM, Whaley FS, Gerber MC, Weisberg S, York M, Spicer D, Jones SE, Wadler S, Desai A, Vogel C, Speyer J, Mittelman A, Reddy S, Pendergrass K, Velez-Garcia E, Ewer MS, Bianchine JR, Gams RA. Cardioprotection with dexrazoxane for doxorubicin-containing therapy in advanced breast cancer. J Clin Oncol. 1997;15:1318–32.

28. Tebbi CK, London WB, Friedman D, Villaluna D, De Alarcon PA, Constine LS, Mendenhall NP, Sposto R, Chauvenet A, Schwartz CL. Dexrazoxane-associated risk for acute myeloid leukemia/myelodysplastic syndrome and other secondary malignancies in pediatric Hodgkin's disease. J Clin Oncol. 2007;25:493–500.

29. Jay SM, Murthy AC, Hawkins JF, Wortzel JR, Steinhauser ML, Alvarez LM, Gannon J, Macrae CA, Griffith LG, Lee RT. An engineered bivalent neuregulin protects against doxorubicin-induced cardiotoxicity with reduced proneoplastic potential. Circulation. 2013;128:152–61.

30. Georgakopoulos P, Roussou P, Matsakas E, Karavidas A, Anagnostopoulos N, Marinakis T, Galanopoulos A, Georgiakodis F, Zimeras S, Kyriakidis M, Ahimastos A. Cardioprotective effect of metoprolol and enalapril in doxorubicin-treated lymphoma patients: a prospective, parallel-group, randomized, controlled study with 36-month follow-up. Am J Hematol.

2010;85:894–6.

31. Kalay N, Basar E, Ozdogru I, Er O, Cetinkaya Y, Dogan A, Inanc T, Oguzhan A, Eryol NK, Topsakal R, Ergin A. Protective effects of carvedilol against anthracycline-induced cardio-myopathy. J Am Coll Cardiol. 2006;48:2258–62.

32. Kaya MG, Ozkan M, Gunebakmaz O, Akkaya H, Kaya EG, Akpek M, Kalay N, Dikilitas M, Yarlioglues M, Karaca H, Berk V, Ardic I, Ergin A, Lam YY. Protective effects of nebivolol against anthracycline-induced cardiomyopathy: a randomized control study. Int J Cardiol. 2013;167:2306–10.

33. Bosch X, Rovira M, Sitges M, Domenech A, Ortiz-Perez JT, de Caralt TM, Morales-Ruiz M, Perea RJ, Monzo M, Esteve J. Enalapril and carvedilol for preventing chemotherapy-induced left ventricular systolic dysfunction in patients with malignant hemopathies: The OVER-COME trial (preventiOn of left Ventricular dysfunction with Enalapril and caRvedilol in patients submitted to intensive ChemOtherapy for the treatment of Malignant hEmopathies). J Am Coll Cardiol. 2013;61:2355–62.

34. Gulati G, Heck SL, Hoffman P, et al. Prevention of cardiac dysfunction during adjuvant breast cancer therapy (PRADA): primary results of a randomized, 2×2 factorial, placebo-controlled, double-blind clinical trial. 2015.

35. Seicean S, Seicean A, Plana JC, Budd GT, Marwick TH. Effect of statin therapy on the risk for incident heart failure in patients with breast cancer receiving anthracycline chemotherapy: an observational clinical cohort study. J Am Coll Cardiol. 2012;60:2384–90.

36. Bange J, Zwick E, Ullrich A. Molecular targets for breast cancer therapy and prevention. Nat Med. 2001;7:548–52.

37. Wolff AC, Hammond ME, Hicks DG, Dowsett M, McShane LM, Allison KH, Allred DC, Bartlett JM, Bilous M, Fitzgibbons P, Hanna W, Jenkins RB, Mangu PB, Paik S, Perez EA, Press MF, Spears PA, Vance GH, Viale G, Hayes DF, American Society of Clinical O, College of American P. Recommendations for human epidermal growth factor receptor 2 testing in breast cancer: American society of clinical oncology/college of american pathologists clinical practice guideline update. J Clin Oncol. 2013;31:3997–4013.

38. Feldman AM, Koch WJ, Force TL. Developing strategies to link basic cardiovascular sciences with clinical drug development: another opportunity for translational sciences. Clin Pharmacol Ther. 2007;81:887–92.

39. Calabro P, Yeh ET. Multitasking of the 3-hydroxy-3-methylglutaryl coenzyme a reductase inhibitor: Beyond cardiovascular diseases. Curr Atheroscler Rep. 2004;6:36–41.

40. Chen MH, Kerkela R, Force T. Mechanisms of cardiac dysfunction associated with tyrosine kinase inhibitor cancer therapeutics. Circulation. 2008;118:84–95.

41. Sawyer DB, Zuppinger C, Miller TA, Eppenberger HM, Suter TM. Modulation of anthracycline-induced myofibrillar disarray in rat ventricular myocytes by neuregulin-1beta and anti-erbb2: potential mechanism for trastuzumab-induced cardiotoxicity. Circulation. 2002;105:1551–4.

42. Tripathy D, Seidman A, Keefe D, Hudis C, Paton V, Lieberman G. Effect of cardiac dysfunction on treatment outcomes in women receiving trastuzumab for her2-overexpressing metastatic breast cancer. Clin Breast Cancer. 2004;5:293–8.

43. Slamon DJ, Leyland-Jones B, Shak S, Fuchs H, Paton V, Bajamonde A, Fleming T, Eiermann W, Wolter J, Pegram M, Baselga J, Norton L. Use of chemotherapy plus a monoclonal antibody against her2 for metastatic breast cancer that overexpresses her2. N Engl J Med. 2001;344:783–92.

44. Seidman A, Hudis C, Pierri MK, Shak S, Paton V, Ashby M, Murphy M, Stewart SJ, Keefe D. Cardiac dysfunction in the trastuzumab clinical trials experience. J Clin Oncol. 2002;20:1215–21.

45. Moja L, Tagliabue L, Balduzzi S, Parmelli E, Pistotti V, Guarneri V, D'Amico R. Trastuzumab containing regimens for early breast cancer. Cochrane Database Syst Rev. 2012;4, CD006243.

46. Ewer SM, Ewer MS. Cardiotoxicity profile of trastuzumab. Drug Saf. 2008;31:459–67.

47. Smith I, Procter M, Gelber RD, Guillaume S, Feyereislova A, Dowsett M, Goldhirsch A, Untch M, Mariani G, Baselga J, Kaufmann M, Cameron D, Bell R, Bergh J, Coleman R, Wardley A, Harbeck N, Lopez RI, Mallmann P, Gelmon K, Wilcken N, Wist E, Sanchez Rovira P, Piccart-Gebhart MJ, team Hs. 2-year follow-up of trastuzumab after adjuvant chemotherapy in her2-positive breast cancer: a randomised controlled trial. Lancet. 2007;369:29–36.

48. Procter M, Suter TM, de Azambuja E, Dafni U, van Dooren V, Muehlbauer S, Climent MA, Rechberger E, Liu WT, Toi M, Coombes RC, Dodwell D, Pagani O, Madrid J, Hall M, Chen SC, Focan C, Muschol M, van Veldhuisen DJ, Piccart-Gebhart MJ. Longer-term assessment of trastuzumab-related cardiac adverse events in the herceptin adjuvant (hera) trial. J Clin Oncol. 2010;28:3422–8.

49. Piccart-Gebhart MJ, Procter M, Leyland-Jones B, Goldhirsch A, Untch M, Smith I, Gianni L, Baselga J, Bell R, Jackisch C, Cameron D, Dowsett M, Barrios CH, Steger G, Huang CS, Andersson M, Inbar M, Lichinitser M, Lang I, Nitz U, Iwata H, Thomssen C, Lohrisch C, Suter TM, Ruschoff J, Suto T, Greatorex V, Ward C, Straehle C, McFadden E, Dolci MS, Gelber RD, Herceptin Adjuvant Trial Study T. Trastuzumab after adjuvant chemotherapy in her2-positive breast cancer. New Engl J Med. 2005;353:1659–72.

50. Romond EH, Jeong JH, Rastogi P, Swain SM, Geyer CE, Jr., Ewer MS, Rathi V, Fehrenbacher L, Brufsky A, Azar CA, Flynn PJ, Zapas JL, Polikoff J, Gross HM, Biggs DD, Atkins JN, Tan-Chiu E, Zheng P, Yothers G, Mamounas EP, Wolmark N. Seven-year follow-up assessment of cardiac function in nsabp b-31, a randomized trial comparing doxorubicin and cyclophosphamide followed by paclitaxel (acp) with acp plus trastuzumab as adjuvant therapy for patients with node-positive, human epidermal growth factor receptor 2-positive breast cancer. J Clin Oncol. 2012;30:3792–99.

51. Serrano C, Cortes J, De Mattos-Arruda L, Bellet M, Gomez P, Saura C, Perez J, Vidal M, Munoz-Couselo E, Carreras MJ, Sanchez-Olle G, Tabernero J, Baselga J, Di Cosimo S. - Trastuzumab-related cardiotoxicity in the elderly: a role for cardiovascular risk factors. Ann Oncol. 2012;23:897–902.

52. Fox KF. The evaluation of left ventricular function for patients being considered for, or receiving trastuzumab (herceptin) therapy. Br J Cancer. 2006;95:1454.

53. Romond EH, Perez EA, Bryant J, Suman VJ, Geyer Jr CE, Davidson NE, Tan-Chiu E, Martino S, Paik S, Kaufman PA, Swain SM, Pisansky TM, Fehrenbacher L, Kutteh LA, Vogel VG, Visscher DW, Yothers G, Jenkins RB, Brown AM, Dakhil SR, Mamounas EP, Lingle WL, Klein PM, Ingle JN, Wolmark N. Trastuzumab plus adjuvant chemotherapy for operable HER2-positive breast cancer. N Engl J Med. 2005;353:1673–84.

54. Cardinale D, Colombo A, Torrisi R, Sandri MT, Civelli M, Salvatici M, Lamantia G, Colombo N, Cortinovis S, Dessanai MA, Nole F, Veglia F, Cipolla CM. Trastuzumab-induced cardiotoxicity: clinical and prognostic implications of troponin i evaluation. J Clin Oncol. 2010;28:3910–6.

55. Seicean S, Seicean A, Alan N, Plana JC, Budd GT, Marwick TH. Cardioprotective effect of beta-adrenoceptor blockade in patients with breast cancer undergoing chemotherapy: follow-up study of heart failure. Circ Heart Fail. 2013;6:420–6.

56. Pituskin E, Mackey JR, Koshman S, et al. Prophylactic beta-blockade preserves left ventricular ejection fraction in HER2-overexpressing breast cancer patients receiving trastuzumab: Primary results of the manticore randomized controlled trial. 2015 San Antonio Breast Cancer Symposium. Abstract S1-05. Presented December 9, 2015.

57. Arnold JM, Liu P, Demers C, Dorian P, Giannetti N, Haddad H, Heckman GA, Howlett JG, Ignaszewski A, Johnstone DE, Jong P, McKelvie RS, Moe GW, Parker JD, Rao V, Ross HJ, Sequeira EJ, Svendsen AM, Teo K, Tsuyuki RT, White M, Canadian CS. Canadian Cardiovascular Society consensus conference recommendations on heart failure 2006: diagnosis and management. Can J Cardiol. 2006;22:23–45.

58. Yancy CW, Jessup M, Bozkurt B, Butler J, Casey DE, Jr., Drazner MH, Fonarow GC, Geraci

SA, Horwich T, Januzzi JL, Johnson MR, Kasper EK, Levy WC, Masoudi FA, McBride PE, McMurray JJ, Mitchell JE, Peterson PN, Riegel B, Sam F, Stevenson LW, Tang WH, Tsai EJ, Wilkoff BL, American College of Cardiology F, American Heart Association Task Force on Practice G. 2013 ACCF/AHA guideline for the management of heart failure: A report of the American College of Cardiology Foundation/American Heart Association Task Force on Practice Guidelines. J Am Coll Cardiol. 2013;62:e147–239.

59. McMurray JJ, Adamopoulos S, Anker SD, Auricchio A, Bohm M, Dickstein K, Falk V, Filippatos G, Fonseca C, Gomez-Sanchez MA, Jaarsma T, Kober L, Lip GY, Maggioni AP, Parkhomenko A, Pieske BM, Popescu BA, Ronnevik PK, Rutten FH, Schwitter J, Seferovic P, Stepinska J, Trindade PT, Voors AA, Zannad F, Zeiher A, Guidelines ESCCfP. ESC guidelines for the diagnosis and treatment of acute and chronic heart failure 2012: The Task Force for the Diagnosis and Treatment of Acute and Chronic Heart Failure 2012 of the European Society of Cardiology. Developed in collaboration with the Heart Failure Association (HFA) of the ESC. Eur Heart J. 2012;33:1787–847.

60. Effect of enalapril on survival in patients with reduced left ventricular ejection fractions and congestive heart failure. The SOLVD investigators. New Engl J Med. 1991;325:293–302.

61. Effect of enalapril on mortality and the development of heart failure in asymptomatic patients with reduced left ventricular ejection fractions. The SOLVD investigators. New Engl J Med. 1992;327:685–91.

62. Effects of enalapril on mortality in severe congestive heart failure. Results of the COoperative North Scandinavian ENalapril SUrvival Study (CONSENSUS). The CONSENSUS trial study group. New Engl J Med. 1987;316:1429–35.

63. Al Khalaf MM, Thalib L, Doi SA. Cardiovascular outcomes in high-risk patients without heart failure treated with arbs: a systematic review and meta-analysis. Am J Cardiovasc Drugs. 2009;9:29–43.

64. Taylor AL, Sabolinski ML, Tam SW, Ziesche S, Ghali JK, Archambault WT, Worcel M, Cohn JN, Investigators AH. Effect of fixed-dose combined isosorbide dinitrate/hydralazine in elderly patients in the African-American heart failure trial. J Card Fail. 2012;18:600–6.

65. Kostis JB, Shelton BJ, Yusuf S, Weiss MB, Capone RJ, Pepine CJ, Gosselin G, Delahaye F, Probstfield JL, Cahill L, et al. Tolerability of enalapril initiation by patients with left ventricular dysfunction: results of the medication challenge phase of the studies of left ventricular dysfunction. Am Heart J. 1994;128:358–64.

66. Ahmed A. Use of angiotensin-converting enzyme inhibitors in patients with heart failure and renal insufficiency: how concerned should we be by the rise in serum creatinine? J Am Geriatr Soc. 2002;50:1297–300.

67. Packer M, Poole-Wilson PA, Armstrong PW, Cleland JG, Horowitz JD, Massie BM, Ryden L, Thygesen K, Uretsky BF. Comparative effects of low and high doses of the angiotensin-converting enzyme inhibitor, lisinopril, on morbidity and mortality in chronic heart failure. Atlas study group. Circulation. 1999;100:2312–8.

68. Brophy JM, Joseph L, Rouleau JL. Beta-blockers in congestive heart failure. A bayesian meta-analysis. Ann Intern Med. 2001;134:550–60.

69. Kukin ML, Mannino MM, Freudenberger RS, Kalman J, Buchholz-Varley C, Ocampo O. Hemodynamic comparison of twice daily metoprolol tartrate with once daily metoprolol succinate in congestive heart failure. J Am Coll Cardiol. 2000;35:45–50.

70. Wikstrand J, Hjalmarson A, Waagstein F, Fagerberg B, Goldstein S, Kjekshus J, Wedel H, Group M-HS. Dose of metoprolol cr/xl and clinical outcomes in patients with heart failure: analysis of the experience in MEtoprolol cr/xl Randomized Intervention Trial in chronic Heart Failure (MERIT-HF). J Am Coll Cardiol. 2002;40:491–8.

71. Zannad F, McMurray JJ, Krum H, van Veldhuisen DJ, Swedberg K, Shi H, Vincent J, Pocock SJ, Pitt B, Group E-HS. Eplerenone in patients with systolic heart failure and mild symptoms. N Engl J Med. 2011;364:11–21.

72. Pitt B, Zannad F, Remme WJ, Cody R, Castaigne A, Perez A, Palensky J, Wittes J. The effect

of spironolactone on morbidity and mortality in patients with severe heart failure. Randomized aldactone evaluation study investigators. N Engl J Med. 1999;341:709–17.

73. Cohn JN, Archibald DG, Ziesche S, Franciosa JA, Harston WE, Tristani FE, Dunkman WB, Jacobs W, Francis GS, Flohr KH, et al. Effect of vasodilator therapy on mortality in chronic congestive heart failure. Results of a Veterans Administration cooperative study. N Engl J Med. 1986;314:1547–52.

74. Cohn JN, Johnson G, Ziesche S, Cobb F, Francis G, Tristani F, Smith R, Dunkman WB, Loeb H, Wong M, et al. A comparison of enalapril with hydralazine-isosorbide dinitrate in the treatment of chronic congestive heart failure. N Engl J Med. 1991;325:303–10.

75. Digitalis IG. The effect of digoxin on mortality and morbidity in patients with heart failure. N Engl J Med. 1997;336:525–33.

76. Rathore SS, Curtis JP, Wang Y, Bristow MR, Krumholz HM. Association of serum digoxin concentration and outcomes in patients with heart failure. JAMA. 2003;289:871–8.

77. Oliveira GH, Hardaway BW, Kucheryavaya AY, Stehlik J, Edwards LB, Taylor DO. Characteristics and survival of patients with chemotherapy-induced cardiomyopathy undergoing heart transplantation. J Heart Lung Transplant. 2012;31:805–10.

78. Oliveira GH, Dupont M, Naftel D, Myers SL, Yuan Y, Tang WH, Gonzalez-Stawinski G, Young JB, Taylor DO, Starling RC. Increased need for right ventricular support in patients with chemotherapy-induced cardiomyopathy undergoing mechanical circulatory support: outcomes from the INTERMACS registry (INTEragency Registry for Mechanically Assisted Circulatory Support). J Am Coll Cardiol. 2014;63:240–8.

79. DePasquale EC, Nasir K, Jacoby DL. Outcomes of adults with restrictive cardiomyopathy after heart transplantation. J Heart Lung Transplant. 2012;31:1269–75.

80. Chang AS, Smedira NG, Chang CL, Benavides MM, Myhre U, Feng J, Blackstone EH, Lytle BW. Cardiac surgery after mediastinal radiation: extent of exposure influences outcome. J Thorac Cardiovasc Surg. 2007;133:404–13.

81. Uriel N, Vainrib A, Jorde UP, Cotarlan V, Farr M, Cheema FH, Naka Y, Mancini D, Colombo PC. Mediastinal radiation and adverse outcomes after heart transplantation. J Heart Lung Transplant. 2010;29:378–81.

第 5 章
接受癌症治疗患者的高血压治疗
Treatment of Hypertension in Patients Receiving Cancer Therapy

Aaron P. Kithcart，Giuseppe Curigliano，Joshua A. Beckman

滕思勇　孙永琨　译

引言

在美国，每 3 个成年人中就有 1 个患有高血压。流行病学研究表明，高血压促成了美国 1/7 的死亡事件，以及将近半数心血管病相关的死亡事件[1]。由于抗癌治疗的影响和长期生存的并发症，癌症患者发生高血压往往是意料之中的。而癌症患者同时患有高血压，则预示着该患者相关疾病的发病率和死亡率都会有所增加[2]。

高血压是癌症患者中最常见的合并症[3]。虽然在诊断初期，癌症患者的高血压发生率相似，但是在癌症治疗过程中，尤其是对于接受化疗的患者，高血压发生率可高达 37%[4-5]。发生率的上升是由于多种抗癌药物对血压的影响，其中也包括这些药物抗癌机制本身导致的高血压的发生[6-8]。

为癌症患者提供更高质量的医疗服务，要求临床医生熟知高血压的管理，抗癌药物的相关风险，以及抗癌治疗对心血管病的影响。本章将对高血压进行定义，讲解其基本治疗方法，概述癌症和高血压之间的相关性，总结常见导致高血压的化疗药物，并讨论这些药物升高血压的机制，从而为癌症患者高血压的特异性治疗提供参考。

高血压

高血压病是美国最常见的心血管系统合并症，将近 1/3 的成年人都患有高血压[1]。在成年人中，高血压的发生率是 30.9%，但是在 65 岁以上的人群中，发生率却接近 70%[1]。在非裔美国人中，高血压的发生率仍然是最高的，而墨西哥裔美国人中，有记录的发生率则最低。当代研究也指出，虽然使用医疗保险的人群与使用其他形式的公共或私人保险的人群相比，高血压的发生率是最高的，但是在不同社会与经济地位或受教育水平的人群其发生率并没有明确的差异，这一点也证实了高血压的风险和年龄有关[1]。

虽然总体而言，高血压的发生率在过去 10 年中保持稳定，但是接受抗高血压治疗的患者比例持续上升[9]。高血压是最常见的初步诊断，每年有将近3500 万的就诊量[10]。美国现已采取多种措施来应对，包括全国联合委员会（Joint National Committee，JNC）的建立，这些措施促使更多患者接受高血压治疗。通用药物的广泛应用让更多患者能够获得药物，且能够负担治疗。但是，仍仅有不到 50% 的高血压患者的控制情况能够达标[1]。

定义

高血压在既往曾被定义为收缩压保持在 140 mmHg 以上，或舒张压保持在 90 mmHg 以上的情况。目前指南推荐的诊断方法是，患者需就诊 2 次或 2次以上，每次就诊需准确测量 2 次以上的坐位血压值，这几次测量的平均值均升高，才能诊断为高血压。患者应当在安静的房间中休息至少 5 min 后，才能进行血压记录。值得注意的是，美国预防服务工作组（US Preventive Services Task Force）目前正在重新检查血压筛查的推荐标准，而且他们修订后的指南将有可能纳入便携式血压监控方法，作为就诊检测的补充手段。

JNC 关于高血压的预防、评价及治疗的第 7 次报告（JNC7）的出版，又引入了一个新的概念，即高血压前期，它的定义是收缩压在 120～139 mmHg范围内，或舒张压在 80～89 mmHg 范围内的情况（见表 5.1）[11]。报告将高血压分为两期，第 1 期为收缩压在 140～159 mmHg 之间，或舒张压在 90～99 mmHg 之间；第 2 期为收缩压在 160 mmHg 以上，或舒张压在 100 mmHg以上。最近的研究，包括 2015 年末发表的 SPRINT 研究在内，均表明更低的血压控制标准将有助于减少事件的发生[12]。目前正在研究采用何种方法来实现将血压控制在这一水平，哪些人群中需要推行这一标准，以及癌症与高血压发生之间的关系。

在肿瘤学领域内，通用不良事件术语标准（CTCAE）是国家癌症研究所（NCI）公布的对癌症研究中一系列毒性反应的评价标准，这一标准为抗癌治疗过程中的多种并发症进行了定义，其中就包括高血压。最新的标准是在2009 年发表的，其中定义了高血压的 5 个级别，即从 1 级到 5 级（见表5.2）[13]。1 级高血压对应 JNC7 定义的高血压前期（收缩压 120～139 mmHg，舒张压 80～89 mmHg）；2 级和 3 级分别对应高血压的第 1、第 2 期；4 级的

表 5.1　正常血压和高血压的分期

分期	收缩压（mmHg）	舒张压（mmHg）
正常	＜120	＜80
高血压前期	120～139	80～89
1 期	140～159	90～99
2 期	＞160	＞100

表 5.2　高血压通用不良事件术语标准

分级

1	2	3	4	5
高血压前期（收缩压 120～139 mmHg 或舒张压 80～89 mmHg）	1 期高血压（收缩压 140～159 mmHg 或舒张压 90～99 mmHg）；有医疗干预指征；高血压复发或顽固性高血压（≥24 h）；以往血压在正常范围内，但血压升高 20 mmHg 以上且有症状（舒张压）或上升到 140/90 mmHg 以上；有单药治疗指征	2 期高血压（收缩压≥160 mmHg 或舒张压≥100 mmHg）；有医疗干预指征；有多种药物治疗的指征，或有使用比以前更强力的治疗的指征	危及生命（例如恶性高血压、暂时性或永久性神经损伤，高血压危象）；有紧急干预的指征	死亡

定义是危及生命的高血压，包括恶性高血压、暂时性或永久性神经损伤，以及高血压危象；最后第 5 级高血压包括致死性的血压升高。这些标准往往被用来报道临床研究中的不良反应，因而可以作为本章的共同参考标准。

治疗

　　治疗高血压所带来的益处显而易见。高血压被称为"无声杀手"，其直接影响可能不很明显，但是长期高血压的后果是众所周知的。高血压治疗的目标是减少与长期高血压相关的终末器官损伤。临床研究表明，高血压治疗与卒中、心肌梗死、心力衰竭和肾衰竭的减少显著相关[14]。对 11 例 1 期高血压患者进行 10 年的治疗即可避免 1 例死亡的发生[15]。

　　对各级高血压而言，无论是高血压前期还是第 1、第 2 期，推荐的第一线治疗都是改变生活方式[11]。生活方式的改变包括减轻体重、采用终止高血压相关饮食（DASH）、减少钠盐摄入、进行体育锻炼，以及适量饮酒[16-22]。这些虽然是普遍的建议，但这些方法往往能够使高血压有适度改善，将收缩压平均降低 2～20 mmHg[11]。

对于改变生活方式后仍有 1 期或 2 期高血压的患者，早期的药物治疗如表 5.3 所示。最新的建议是采用噻嗪类利尿剂、钙通道阻滞剂（CCB）、血管紧张素转化酶抑制剂（ACEI）或血管紧张素受体阻滞剂（ARB）[23]。这几种药物在降低患者死亡率和改善心血管系统疗效等方面作用相似，因此，这几种药物应用的优先级没有差异。然而对特定的人群有特殊的用药推荐。

对黑人而言，噻嗪类利尿药和 CCB 是首选。这些药物在这一类人群中相比抑制血管紧张素-肾素系统的药物有更好的降压疗效[23]。此外，慢性肾病的患者，即肾小球滤过率（GFR）小于 30％ 的患者，应当把 ACEI 或 ARB 纳入治疗方案中。但应当避免两者联合应用，因为这可能导致肾功能方面的不良反应，以及凶险的血钾升高。

临床医生应该从上述几类药物中选择一种开始进行高血压治疗。同时应持续监测血压，如果在最大剂量治疗 1 个月以后血压仍偏高，则应与另一类药物进行联合用药。应在第 1 种药物的剂量增加到患者的耐受剂量时，再加

表 5.3　口服治疗高血压药物

药物分类	名称	每日剂量（mg/d）
噻嗪类利尿剂	氯噻嗪	125～500
	氯噻酮	12.5～25
	氢氯噻嗪	12.5～50
	美托拉宗	2.5～5
钙通道阻滞剂	氨氯地平	2.5～10
二氢吡啶类	缓释尼卡地平	60～120
	长效尼卡地平	30～60
非二氢吡啶类	缓释地尔硫草	180～540
	速释维拉帕米	80～320
	长效维拉帕米	120～360
血管紧张素转化酶抑制剂	贝那普利	10～40
	卡托普利	25～100
	依那普利	2.5～40
	福辛普利	10～40
	赖诺普利	10～40
	喹那普利	10～40
	雷米普利	2.5～20
醛固酮受体拮抗剂	依普利酮	50～100
	螺内酯	25～50

入第 2 种药物。例如，如果 1 位其他方面尚健康的患者开始服用赖诺普利后，即使将剂量加大到每天 40 mg，而患者的血压仍然偏高，那么就该考虑联合应用一种噻嗪类利尿剂或一种 CCB 药物。而每应用一种新的药物，都应评估药物相互作用，尤其是与化疗药物联用的时候。

如果两种药物联合应用，且均达到最大剂量，但效果仍不理想，就应当从其他几大类药物中再选取第 3 种药物联合应用。3 种药物联用后仍有高血压的患者就应被诊断为顽固性高血压，并且需要专科医师进行额外的评估。有心血管系统合并症的患者，包括心力衰竭、冠心病、慢性肾病和糖尿病的患者，应该把收缩压控制在更低的水平。

抗癌治疗相关的高血压

如前所述，高血压逐渐被认定为肿瘤的重要合并症。有些患者在被诊断为癌症前就有高血压病史，而有些患者是在抗癌治疗的过程中发展为高血压。一类重要的高血压新增病例中，高血压是接受癌症治疗的直接结果。

癌症治疗的进步催生了众多治疗新策略，但其中会并发一系列心血管不良反应。特别是抑制血管内皮生长因子（VEGF）信号通路的新型药物，与高血压高度相关。其他类型的化疗药物也会导致高血压，包括干细胞移植过程中使用的免疫抑制药物。还有若干散发的报道，涉及高血压相关的非药物替代治疗也会在此进行总结。

血管生成抑制剂

血管生成（VEGF）抑制剂是一类与高血压相关的经典药物。这类药物包括酪氨酸激酶抑制剂（TKI）和单克隆抗体。血管生成是良性肿瘤恶变的前提条件。近 20 年的研究证明，包括小分子 TKI 和单克隆抗体在内的高度特异性药物是血管生成过程的重要抑制剂。这些药物通过阻断血管生长所必需的信号通路中的一些环节来发挥作用，如阻断血管内皮生长因子和（或）其受体（VEGFR）、表皮生长因子受体（EGFR）、碱性成纤维细胞生长因子（bFGF）和血小板源性生长因子受体（PDGFR）[24]。

贝伐珠单抗是一种单克隆抗体，可以结合 VEGF，并抑制其活性。该药已被批准用于多种实体肿瘤的治疗，也是抗血管生成治疗中广泛应用的药物之一[25]。贝伐珠单抗是引发高血压药物的代表。若干回顾性研究表明，约有 4%～35% 的使用贝伐珠单抗的患者会发生不同级别的高血压[26-33]，并有 11%～18% 的患者会患有通用不良事件术语标准（CTCAE）3 级高血压[26-29,34]。但贝伐珠单抗引起的高血压通常不需要住院治疗或终止癌症治疗。其引发高血压的程度也可能与药物的剂量有关[29]。

在 20 世纪 80 年代和 90 年代，酪氨酸激酶抑制剂首次作为高度特异性信号转导通路抑制剂出现[35]。2000 年发布的伊马替尼是第 1 个进入临床治疗的 TKI 药物。抗血管生成的 TKI 可以 VEGFR、EGFR 和 PDGFR 为靶点，而且与高血压密切相关。抑制血管生成的多靶点 TKI 也已经面世；以下几种代表药物均有升高血压的作用。

舒尼替尼是一种小分子 TKI，可以用来治疗肾细胞癌和伊马替尼耐药的胃肠道间质肿瘤（GIST）。这是一种强效的 VEGFR-1、VEGFR-2 和 PDGFR 的抑制剂。在最初的 I 期和 II 期临床研究中，与舒尼替尼有关的高血压发生率有 17%，其中至少有 1 名患者发生了 4 级高血压[36-37]。其他少见的心血管并发症有心肌梗死和收缩功能受损等。在更大规模的 III 期临床研究中所观测到的舒尼替尼高血压风险较低，只有 2%～8% 的患者发生了 3 级高血压[37-41]。这些患者的高血压一般发生在治疗最初 4 周内[42]。

索拉菲尼是一种小分子 TKI，可以用来治疗晚期肾细胞癌[6]。与舒尼替尼相似，索拉菲尼抑制 VEGFR-2 和 PDGFR。最初的 I 期和 II 期临床研究表明，索拉菲尼所引起的高血压发生率与舒尼替尼相当。与索拉菲尼有关的各级高血压的发生率总计 17%，而 4 级高血压的比率非常低，只有 1%[6]。在所有的临床研究中，接受索拉菲尼治疗的患者发生的各级高血压概率为 17%～43%[6,43-46]。其 3 级和 4 级高血压的发生率在不同临床研究中有一定差异，在 1.4%～38% 之间。一项 meta 分析也表明，与索拉菲尼相关的 3 级及以上级别的高血压概率为 2.1%～30.7%[47]。

帕唑帕尼是一种新近被批准使用的口服 TKI，用于治疗晚期肾细胞癌，也会引发高血压。一项 meta 分析表明，使用帕唑帕尼的患者有 35.9% 会发生各级高血压，而 6.5% 的患者会出现严重高血压[48]。和其他 VEGFR 抑制剂相同，建议对开始采用帕唑帕尼治疗的患者进行密切血压监控。

已有众多出色的研究探索 VEGF 通路受到抑制会导致高血压的发生机制[49]。最有可能的解释为，TKI 会影响一氧化氮（NO）的生物利用度，因而导致与 TKI 有关的高血压。VEGF 可以刺激内皮细胞的一氧化氮合酶（eNOS），从而增加 NO 的产生，促进血管舒张。抑制 VEGF 信号通路会降低 eNOS 的活性，从而降低 NO 的水平，导致血管收缩和高血压的发生（见图 5.1）[49]。一氧化氮是一种强效的舒血管物质，因此抑制一氧化氮的产生就会导致血管张力的升高[50]。还有研究表明血压的升高与 VEGFR-2 受到抑制有关[51]。

其他 VEGF 受到抑制之后的下游影响包括，刺激纤溶酶原激活物抑制剂-1 的表达，以及血管和肾的内皮素合成量增加[50,52]。另外一种可能的机制是，

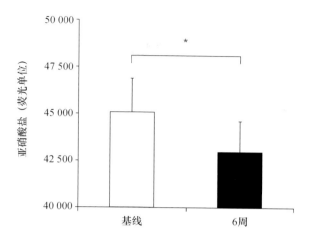

图 5.1　凡德他尼降低血浆亚硝酸盐水平（图片引自 Mayer et al. 2011）

血管生成抑制剂会减少血管的数量，通过减少外周微血管而导致高血压[53]。

VEGF 对肾素-血管紧张素这一众所周知的血压调节系统也发挥着一定的作用，虽然相关证据之间尚有矛盾之处[54-55]。最后，VEGF 受到抑制还可能会造成胆固醇栓塞综合征或肾血栓性微血管病，从而导致肾小球的破坏[56-57]。事实上，接受这类抗癌药物治疗的患者所发生的高血压可能是以上各种机制共同作用的结果。

烷化剂

烷化剂是最早发现与高血压相关的抗癌药物。一项针对睾丸癌患者的回顾性研究分析了患者在使用异环磷酰胺的化疗药物至少 10 年之后心血管疾病的发生情况。这项研究发现，这些患者与情况相似的 I 期研究对照组相比，高血压（39％）和高胆固醇血症（79％）的发生率显著升高[7]。同时，这些患者的冠心病和舒张功能障碍的发生率也更高。

另一项关于骨髓移植之后接受多种烷化剂治疗的患者高血压发生情况研究中，18 位患者中有 15 位发生了高血压[58]。白消安是一种用于治疗慢性髓系白血病（CML）的烷化剂，在骨髓移植之前用药，研究发现使用白消安的患者高血压发生率高达 36％[3]。

紫杉烷

紫杉烷家族的化疗药物包括紫杉醇和多西紫杉醇，这类药物来源于红豆杉属植物[59]。这些药物通过抑制微管的功能来发挥抗癌作用，从 20 世纪 90

年代开始就被用来治疗多种实体肿瘤，如乳腺癌、卵巢癌和非小细胞肺癌[59]。

与多柔比星联用时，多西紫杉醇会导致多种心血管系统并发症，如心律失常和高血压等，但是这些并发症较为罕见[60]。约有 3％接受紫杉醇治疗的患者会出现严重的心血管系统并发症，包括胸痛、心搏骤停、室上性心动过速和高血压[2,61]。紫杉醇的药物说明书中列出的高血压发生率为 1％～10％[3]。值得注意的是，一些患者有直立性低血压的表现，这可能是由于自主神经功能障碍引起[62]。这些表现可能与药物的使用有关，停药后往往会消失[59]。

神经内分泌药物

某些癌症可以通过阻断特定的神经内分泌通路来进行靶向治疗。因为其中多种相关激素同样参与血压调节，所以使用这些药物同样会导致高血压。

接受雄激素阻断疗法的男性前列腺癌患者偶见高血压恶化。例如，尼鲁米特是一种抗雄激素药物，有报道称，使用尼鲁米特的患者高血压的发生率为 1％～10％[3]；而奥曲肽是一种生长抑素抑制剂，可以用来治疗类癌，使用奥曲肽的患者中高血压的发生率为 5％～15％[3]。大部分与这些药物相关的高血压病例都是暂时性的，停药后都会恢复。

免疫抑制剂

众所周知，高血压是骨髓移植的并发症之一，尤其是使用环孢素来预防移植物抗宿主反应的时候，高血压更有可能发生[63-66]。

一些早期临床研究比较了环孢素和甲氨蝶呤的效果，结果表明使用两种药物的患者高血压发生率分别为 57％和 4％[63]。而一般患者在骨髓移植之前基本上血压是正常的，这与上述两个数字形成了鲜明对比。在移植过程中及移植后通常会使用糖皮质激素，而糖皮质激素和上述两种药物结合对血压产生更多的影响[63,66]。

接受糖皮质激素治疗的患者中，至少有 20％会出现高血压，高血压的程度通常和剂量相关，每天 80～200 mg 的皮质醇能够将收缩压升高 15 mmHg[67]。类固醇激素与天然甘草糖联用，或与包括痔疮膏在内的某些局部用药联用时，这种升压效果可能会进一步增强，从而导致更严重的高血压[68]。

其他化疗药物

还有许多化疗药物也有高血压相关的观察报道，但是这些药物并不能归属某一类中。已有综述总结了以下若干药物，其说明书中已将高血压列为已知的不良反应^[3]。这些药物包括阿伦珠单抗、砷、氯法拉滨、柔红霉素、吉妥珠单抗、戈舍瑞林、干扰素、喷司他丁、维 A 酸、长春碱和长春新碱^[3]。使用这些药物的同时应该密切监控血压是否有升高。

对症治疗的药物

虽然抗癌药物的不良反应是众所周知的，但是用来治疗化疗并发症的药物也有毒性，这种毒性可能会被低估。

一些常用的止吐药，如甲氧氯普胺、阿立必利和丙氯拉嗪等，都和血压的暂时性升高有关^[67]。同时使用甲氧氯普胺和顺铂两种药物的患者会出现严重的血压升高，这可能是因为两种药物之间存在协同作用所致^[68]。

严重贫血会继发于恶性肿瘤和抗癌治疗，重组促红细胞生成素是常用的治疗贫血的药物^[69]。重组促红细胞生成素虽然在促进红细胞生成方面比较有效，但仍有高血压这一不良反应。多达 20%～30% 的接受促红细胞生成素治疗的患者都会出现高血压，或者已有的高血压症状会恶化^[70]。升血压的作用程度可能取决于用药剂量，发现时间也各不相同，早则在用药后两周，晚则在用药后 4 个月^[67]。促红细胞生成素引起的高血压一般不严重，但是也有过高血压急症的报道^[71]。

手术和放射治疗

虽然手术和放射治疗不在本章讨论范围内，但是如果癌症患者在药物治疗之外接受一系列治疗的话，其中的手术和放射治疗都有可能促成高血压。

患者自身的压力感受反射系统遭到破坏，就可能导致顽固性高血压，这种情况很难处理。原因是恶性肿瘤会直接侵犯压力感受反射弧所在区域，包括颈动脉窦、舌咽神经和迷走神经^[72]。这些部位的手术切除与放射治疗也会导致顽固性高血压，尤其是在头颈部肿瘤时会更为常见^[72-73]。

压力感受反射障碍的患者经常会有剧烈的高血压危象，其收缩压可以超过 250 mmHg，或者会有血压大幅波动的不稳定情况^[72]。直立性心动过速虽然是一种常见的问题，但一般情况下并不是由压力感受反射障碍导致，而往往是神经源性直立性心动过速综合征^[74]。要对压力感受反射功能障碍的高血压患者进行管理，往往需要使用多种抗高血压药物，并需要咨询专科医师。

治疗策略聚焦

现今肿瘤科的医生无论执业环境如何，无论接诊的是门诊患者还是住院患者，医生所遇到的高血压情况越来越多。随着抗癌治疗对恶性肿瘤疗效的增强，包括高血压在内的心血管系统疾病所带来的负担可能会越来越重，对于正在接受积极治疗的患者以及癌症的生存者来说都是如此。采用不同的抗癌治疗，血压升高的机制也各不相同。因此，必须采用有针对性的高血压治疗。我们将会建立一个基本框架，用以应对新近诊断出的高血压。但是有些病例中的高血压是多重因素导致的，可能是先前存在的危险因素、遗传易感性和早期癌症治疗共同作用的结果。

美国国家癌症研究所试验药物指导委员会的血管生成工作组建立了心血管毒性评判小组，该小组在 2010 年发表了一系列关于继发于 VEGF 信号通路抑制剂的高血压应对方法的建议[5]。因为相关证据数量还有限，这些建议与指南文件还有差距；但是，在应对癌症治疗相关高血压方面，这些建议的提出是一个很有帮助的开始。虽然这些建议是针对 VEGF 抑制剂提出的，但是仍可以推广到有高血压并接受任何形式癌症治疗的患者。

在任何抗癌治疗开始之前，应该进行综合性风险评估，包括血压的测量、心血管系统已知危险因素的检查和有针对性的实验室检查。虽然并不是所有患者都需要做心电图或超声心动图检查，但是一旦有相关指征，就应在开始治疗之前进行这些检查。对于已有心血管疾病的患者，需要谨慎考虑是否应用已知有心脏毒性的治疗。

在开始使用 VEGF 抑制剂或其他与高血压有关的化疗药物后，需要随时监测血压。虽然没有正式的指南文件，但在使用有潜在毒性的药物过程中，每两周测量 1 次血压是比较合理的。血压的升高通常出现在第 1 个疗程中，在先前已存在高血压或已知危险因素的患者中，血压升高的风险最大。然而，高血压的表现也可能较晚才会出现，因此在整个治疗过程中都应进行血压的监测。最好每 2～3 周进行一次常规筛查。

血压控制的目标应基于 JNC7 最新推荐的标准[11]。大多数成年人的血压控制目标为：收缩压不超过 140 mmHg、舒张压不超过 90 mmHg。冠心病和（或）心力衰竭的患者应该将血压控制在更低的范围内，并且可能需要心脏专科医师的协助[75]。

一旦决定开始进行高血压的药物治疗，就应根据多种因素仔细考虑药物的选择。抗癌药物升高血压的机制可能与其抗癌机制直接相关。因此，肿瘤科医生在治疗癌症患者高血压时，应首先确定哪些抗癌药物可能会促使患者的血压升高，这一点至关重要。

血管生成抑制剂

如上所述，血管生成抑制剂，包括贝伐珠单抗和 VEGFR 酪氨酸激酶抑制剂，往往会导致高血压的发生。对于接受血管生成抑制剂治疗并出现高血压的患者，早期药物治疗可能会有一定的积极作用。临床医生应该优先考虑 ACEI 和 ARB 作为首选药物，因为已有证据证明这两类药物可能比其他药物更有效[47,50]。特别是 ACEI 应该优先选用，体内实验已证明 ACEI 对微循环的改变比较小，还可以减少缓激肽的分解代谢，并且增加一氧化氮的生成[30]。

　　选择高血压药物也要仔细考量药物相互作用。例如，索拉菲尼是经细胞色素 P450 系统代谢。而非二氢吡啶类钙通道阻滞剂会抑制细胞色素 P450 的功能[76]，因此地尔硫䓬和维拉帕米等都不适宜与索拉菲尼合用。另有观察显示，使用 VEGF 抑制剂过程中发生高血压可能与患者对抗癌药物反应较强有关，因此，如果血压能得到有效控制，同时又能产生抗癌效果，那就应该继续采用这种治疗[77]。建议对接受抗 VEGF 治疗的患者进行常规监测，即至少每 2～3 周测量 1 次血压[67]。

紫杉烷

　　一般来说，患者对紫杉醇和多西紫杉醇的耐受性都较好；但是有时也会产生毒性，包括外周神经病变、中性粒细胞减少症、脱发、超敏反应等[78]。高血压是一种罕见的并发症，可能与给药时导致的血管内皮损伤有关[79]。因此，与其他化疗药物不同的是，对于紫杉烷导致的血压升高没有针对性的治疗。高血压一般会在停药后消失；但如果症状持续存在，通常可以使用的药物包括 CCB、噻嗪类利尿剂、ACEI 或 ARB[59]。

免疫抑制剂

　　在所有配合骨髓移植使用的药物中，环孢素可能是研究最多且与高血压有关的药物[80]。环孢素恰恰也是控制高血压研究中用于引发高血压最常用的制剂。

　　环孢素导致高血压的机制是通过多种因素发挥作用的，包括肾入球微动脉的血管收缩、内皮素的增加，以及胞内钙水平的提高有关[80-82]。由于以上几种原因，大部分研究都是关于钙通道阻滞剂在缓解环孢素诱导的高血压过程中的作用。一些研究还表明，对移植物受体来说，环孢素与维拉帕米联用会提高免疫抑制效力[81-82]。因此，对于使用环孢素的患者，应该考虑把 CCB 作为首选的联用药物。

　　值得注意的是，大部分出现环孢素诱导的高血压患者都有昼夜节律的紊乱，这些患者的血压不会呈现典型的昼夜变化，也不会在夜间降低[83]。这一特点会导致许多问题，因为持续性高血压会加剧终末器官的损伤。

　　高血压一般在停止用药后即消退，但停药并不是必须采取的措施[84]。其他的免疫抑制药物，包括他克莫司、西罗莫司（雷帕霉素）和吗替麦考酚酯等，都对于血压有微弱的影响，而且在适当的情况下可以作为环孢素的替代药物[85-86]。

对症治疗的药物

对于任何一种对症治疗的药物来说，如果药物导致了高血压，停用药物一般都会有所改善。

在某些需要采取治疗的情况下，比如使用重组促红细胞生成素，传统的抗高血压药物通常都有效。在使用促红细胞生成素的过程中，与高血压恶化有关的危险因素包括先前存在的高血压、血细胞比容的迅速降低、基线血细胞比容偏低、高剂量使用促红细胞生成素、高血压的遗传易感性以及年龄较小等[87]。对于药物干预无效的顽固性高血压，可以考虑采用静脉切开术放出500 ml 血液[68]。

最后，对有严重合并症的患者，也包括心血管疾病患者，应注意选择恰当的抗高血压治疗。例如，虽然在最新的指南中 β 受体阻滞剂并不是一线治疗方法，但是对于有冠心病、心力衰竭和心肌梗死病史的患者，都应该考虑使用 β 受体阻滞剂。此外也应考虑药物的禁忌证，包括药物相互作用，以及能否与 ACEI/ARB 联合应用等。

对于一些特定人群需要给予密切的关注。患有糖尿病和慢性肾病的患者应该采取更加积极的血压控制措施，如果这些患者已经有顽固性高血压，则化疗应考虑选用不会升高血压的药物。对于这些患者，许多医务人员都会把血压控制的标准定在更低的水平上，而且经常需要采用联合药物治疗。这些患者经常需要转诊，由专科医师负责治疗。

总结

虽然高血压的发病率在近 10 年中保持稳定，但就诊率持续升高[1]。如上所述，肿瘤科医生在进行综合治疗时，高血压的应对也是综合治疗中关键的一部分。随着癌症治疗水平的提高，越来越多的患者能够长期生存，这就形成了一个具有心血管疾病风险的巨大人群[88]。高血压治疗的首要目标是减少终末器官的损伤，包括肾病、心脏病和卒中等。对癌症患者应当给予积极的治疗，包括严密监测血压，并且在必要时进行有针对性的治疗。

目前，在肿瘤心脏病学领域进行医疗工作的医生做出治疗决策时，应当考虑患者的整体健康状况，而不仅仅是患者肿瘤方面的诊断结果。这就需要了解患者的心血管疾病方面的危险因素并对其进行治疗，包括高血压。对于高血压风险很高的患者，以及已经有高血压的患者，在开始使用与高血压相关的抗癌药物之前应予以慎重决策。

一旦患者被诊断为高血压，应该采用合理方法进行治疗，而且要考虑到高血压的内在机制，以及同时进行的抗癌治疗对血压升高所产生的促进作用。不但要对初始治疗方法，也要对其他合并症，如冠心病、慢性肾病、糖尿病和心力衰竭等都进行谨慎考虑。对高血压患者的治疗可以采取多种方式：肿瘤科医生发现患者有高血压后，则患者可由肿瘤科医生进行治疗，或转诊至患者的初级保健医生处进行治疗，也可转诊至高血压方面的专家处进行治疗。最后，对单药治疗不足以控制血压的患者需要选择联合治疗方案。

参考文献

1. Centers for Disease C, Prevention. Vital signs: prevalence, treatment, and control of hypertension–United States, 1999–2002 and 2005–2008. MMWR Morb Mortal Wkly Rep. 2011;60(4):103–8.
2. Solimando DA. Paclitaxel package insert. Cancer Invest. 1997;15(5):503.
3. Jain M, Townsend RR. Chemotherapy agents and hypertension: a focus on angiogenesis blockade. Curr Hypertens Rep. 2007;9(4):320–8.
4. Piccirillo JF, Tierney RM, Costas I, Grove L, Spitznagel Jr EL. Prognostic importance of comorbidity in a hospital-based cancer registry. JAMA. 2004;291(20):2441–7.
5. Maitland ML, Bakris GL, Black HR, Chen HX, Durand JB, Elliott WJ, et al. Initial assessment, surveillance, and management of blood pressure in patients receiving vascular endothelial growth factor signaling pathway inhibitors. J Natl Cancer Inst. 2010;102(9):596–604.
6. Escudier B, Eisen T, Stadler WM, Szczylik C, Oudard S, Siebels M, et al. Sorafenib in advanced clear-cell renal-cell carcinoma. N Engl J Med. 2007;356(2):125–34.
7. Meinardi MT, Gietema JA, van der Graaf WT, van Veldhuisen DJ, Runne MA, Sluiter WJ, et al. Cardiovascular morbidity in long-term survivors of metastatic testicular cancer. J Clin Oncol. 2000;18(8):1725–32.
8. Bursztyn M, Zelig O, Or R, Nagler A. Isradipine for the prevention of cyclosporine-induced hypertension in allogeneic bone marrow transplant recipients: a randomized, double-blind study. Transplantation. 1997;63(7):1034–6.
9. Yoon SS, Ostchega Y, Louis T. Recent trends in the prevalence of high blood pressure and its treatment and control, 1999–2008. NCHS Data Brief. 2010;48:1–8.
10. Cherry DK, Woodwell DA. National ambulatory medical care survey: 2000 summary. Adv Data. 2002;(328):1–32.
11. Chobanian AV, Bakris GL, Black HR, Cushman WC, Green LA, Izzo Jr JL, et al. The seventh report of the joint national committee on prevention, detection, evaluation, and treatment of high blood pressure: the JNC 7 report. JAMA. 2003;289(19):2560–72.
12. SPRINT Research Group, Wright Jr JT, Williamson JD, Whelton PK, Snyder JK, Sink KM, Rocco MV, Reboussin DM, Rahman M, Oparil S, Lewis CE, Kimmel PL, Johnson KC, Goff Jr DC, Fine LJ, Cutler JA, Cushman WC, Cheung AK, Ambrosius WT. A randomized trial of intensive versus standard blood-pressure control. N Engl J Med. 2015;373(22):2103–16.
13. National Cancer Institute (U.S.). Common terminology criteria for adverse events (CTCAE), Rev ed. Bethesda, MD: U.S. Dept. of Health and Human Services, National Institutes of Health, National Cancer Institute; 2009. 194p.
14. Neal B, MacMahon S, Chapman N, Blood Pressure Lowering Treatment Trialists C. Effects of ACE inhibitors, calcium antagonists, and other blood-pressure-lowering drugs: results of

prospectively designed overviews of randomised trials. Blood Pressure Lowering Treatment Trialists' Collaboration. Lancet. 2000;356(9246):1955–64.

15. Ogden LG, He J, Lydick E, Whelton PK. Long-term absolute benefit of lowering blood pressure in hypertensive patients according to the JNC VI risk stratification. Hypertension. 2000;35(2):539–43.

16. Effects of weight loss and sodium reduction intervention on blood pressure and hypertension incidence in overweight people with high-normal blood pressure. The Trials of Hypertension Prevention, phase II. The Trials of Hypertension Prevention Collaborative Research Group. Archiv Intern Med. 1997;157(6):657–67.

17. He J, Whelton PK, Appel LJ, Charleston J, Klag MJ. Long-term effects of weight loss and dietary sodium reduction on incidence of hypertension. Hypertension. 2000;35(2):544–9.

18. Vollmer WM, Sacks FM, Ard J, Appel LJ, Bray GA, Simons-Morton DG, et al. Effects of diet and sodium intake on blood pressure: subgroup analysis of the DASH-sodium trial. Ann Intern Med. 2001;135(12):1019–28.

19. Chobanian AV, Hill M. National Heart, Lung, and Blood Institute Workshop on sodium and blood pressure : a critical review of current scientific evidence. Hypertension. 2000;35 (4):858–63.

20. Kelley GA, Kelley KS. Progressive resistance exercise and resting blood pressure: a meta-analysis of randomized controlled trials. Hypertension. 2000;35(3):838–43.

21. Whelton SP, Chin A, Xin X, He J. Effect of aerobic exercise on blood pressure: a meta-analysis of randomized, controlled trials. Ann Intern Med. 2002;136(7):493–503.

22. Xin X, He J, Frontini MG, Ogden LG, Motsamai OI, Whelton PK. Effects of alcohol reduction on blood pressure: a meta-analysis of randomized controlled trials. Hypertension. 2001;38 (5):1112–7.

23. James PA, Oparil S, Carter BL, Cushman WC, Dennison-Himmelfarb C, Handler J, et al. 2014 evidence-based guideline for the management of high blood pressure in adults: report from the panel members appointed to the Eighth Joint National Committee (JNC 8). JAMA. 2014;311 (5):507–20.

24. Folkman J. Angiogenesis: an organizing principle for drug discovery? Nat Rev Drug Discov. 2007;6(4):273–86.

25. Ferrara N, Hillan KJ, Novotny W. Bevacizumab (Avastin), a humanized anti-VEGF monoclonal antibody for cancer therapy. Biochem Biophys Res Commun. 2005;333(2):328–35.

26. Miller K, Wang M, Gralow J, Dickler M, Cobleigh M, Perez EA, et al. Paclitaxel plus bevacizumab versus paclitaxel alone for metastatic breast cancer. N Engl J Med. 2007;357 (26):2666–76.

27. Miller KD, Chap LI, Holmes FA, Cobleigh MA, Marcom PK, Fehrenbacher L, et al. Randomized phase III trial of capecitabine compared with bevacizumab plus capecitabine in patients with previously treated metastatic breast cancer. J Clin Oncol. 2005;23(4):792–9.

28. Hurwitz H, Fehrenbacher L, Novotny W, Cartwright T, Hainsworth J, Heim W, et al. Bevacizumab plus irinotecan, fluorouracil, and leucovorin for metastatic colorectal cancer. N Engl J Med. 2004;350(23):2335–42.

29. Kabbinavar FF, Schulz J, McCleod M, Patel T, Hamm JT, Hecht JR, et al. Addition of bevacizumab to bolus fluorouracil and leucovorin in first-line metastatic colorectal cancer: results of a randomized phase II trial. J Clin Oncol. 2005;23(16):3697–705.

30. Pande A, Lombardo J, Spangenthal E, Javle M. Hypertension secondary to anti-angiogenic therapy: experience with bevacizumab. Anticancer Res. 2007;27(5B):3465–70.

31. Cobleigh MA, Langmuir VK, Sledge GW, Miller KD, Haney L, Novotny WF, et al. A phase I/II dose-escalation trial of bevacizumab in previously treated metastatic breast cancer. Semin Oncol. 2003;30(5 Suppl 16):117–24.

32. Johnson DH, Fehrenbacher L, Novotny WF, Herbst RS, Nemunaitis JJ, Jablons DM, et al. Randomized phase II trial comparing bevacizumab plus carboplatin and paclitaxel with carboplatin and paclitaxel alone in previously untreated locally advanced or metastatic non-

small-cell lung cancer. J Clin Oncol. 2004;22(11):2184–91.

33. Yang JC, Haworth L, Sherry RM, Hwu P, Schwartzentruber DJ, Topalian SL, et al. A randomized trial of bevacizumab, an anti-vascular endothelial growth factor antibody, for metastatic renal cancer. N Engl J Med. 2003;349(5):427–34.

34. Shih T, Lindley C. Bevacizumab: an angiogenesis inhibitor for the treatment of solid malignancies. Clin Ther. 2006;28(11):1779–802.

35. Levitzki A. Tyrosine kinase inhibitors: views of selectivity, sensitivity, and clinical performance. Annu Rev Pharmacol Toxicol. 2013;53:161–85.

36. Fiedler W, Serve H, Dohner H, Schwittay M, Ottmann OG, O'Farrell AM, et al. A phase 1 study of SU11248 in the treatment of patients with refractory or resistant acute myeloid leukemia (AML) or not amenable to conventional therapy for the disease. Blood. 2005;105 (3):986–93.

37. Motzer RJ, Hutson TE, Tomczak P, Michaelson MD, Bukowski RM, Rixe O, et al. Sunitinib versus interferon alfa in metastatic renal-cell carcinoma. N Engl J Med. 2007;356(2):115–24.

38. Burstein HJ, Elias AD, Rugo HS, Cobleigh MA, Wolff AC, Eisenberg PD, et al. Phase II study of sunitinib malate, an oral multitargeted tyrosine kinase inhibitor, in patients with metastatic breast cancer previously treated with an anthracycline and a taxane. J Clin Oncol. 2008;26 (11):1810–6.

39. Motzer RJ, Michaelson MD, Redman BG, Hudes GR, Wilding G, Figlin RA, et al. Activity of SU11248, a multitargeted inhibitor of vascular endothelial growth factor receptor and platelet-derived growth factor receptor, in patients with metastatic renal cell carcinoma. J Clin Oncol. 2006;24(1):16–24.

40. Demetri GD, van Oosterom AT, Garrett CR, Blackstein ME, Shah MH, Verweij J, et al. Efficacy and safety of sunitinib in patients with advanced gastrointestinal stromal tumour after failure of imatinib: a randomised controlled trial. Lancet. 2006;368(9544):1329–38.

41. Motzer RJ, Rini BI, Bukowski RM, Curti BD, George DJ, Hudes GR, et al. Sunitinib in patients with metastatic renal cell carcinoma. JAMA. 2006;295(21):2516–24.

42. Chu TF, Rupnick MA, Kerkela R, Dallabrida SM, Zurakowski D, Nguyen L, et al. Cardiotoxicity associated with tyrosine kinase inhibitor sunitinib. Lancet. 2007;370 (9604):2011–9.

43. Procopio G, Verzoni E, Gevorgyan A, Mancin M, Pusceddu S, Catena L, et al. Safety and activity of sorafenib in different histotypes of advanced renal cell carcinoma. Oncology. 2007;73(3–4):204–9.

44. Furuse J, Ishii H, Nakachi K, Suzuki E, Shimizu S, Nakajima K. Phase I study of sorafenib in Japanese patients with hepatocellular carcinoma. Cancer Sci. 2008;99(1):159–65.

45. Ratain MJ, Eisen T, Stadler WM, Flaherty KT, Kaye SB, Rosner GL, et al. Phase II placebo-controlled randomized discontinuation trial of sorafenib in patients with metastatic renal cell carcinoma. J Clin Oncol. 2006;24(16):2505–12.

46. Riechelmann RP, Chin S, Wang L, Tannock IF, Berthold DR, Moore MJ, et al. Sorafenib for metastatic renal cancer: the Princess Margaret experience. Am J Clin Oncol. 2008;31 (2):182–7.

47. Wu S, Chen JJ, Kudelka A, Lu J, Zhu X. Incidence and risk of hypertension with sorafenib in patients with cancer: a systematic review and meta-analysis. Lancet Oncol. 2008;9(2):117–23.

48. Qi WX, Lin F, Sun YJ, Tang LN, He AN, Yao Y, et al. Incidence and risk of hypertension with pazopanib in patients with cancer: a meta-analysis. Cancer Chemother Pharmacol. 2013;71 (2):431–9.

49. Mayer EL, Dallabrida SM, Rupnick MA, Redline WM, Hannagan K, Ismail NS, et al. Contrary effects of the receptor tyrosine kinase inhibitor vandetanib on constitutive and flow-stimulated nitric oxide elaboration in humans. Hypertension. 2011;58(1):85–92.

50. Dincer M, Altundag K. Angiotensin-converting enzyme inhibitors for bevacizumab-induced hypertension. Ann Pharmacother. 2006;40(12):2278–9.

51. Kamba T, McDonald DM. Mechanisms of adverse effects of anti-VEGF therapy for cancer. Br

J Cancer. 2007;96(12):1788–95.

52. Dhaun N, Webb DJ. Receptor tyrosine kinase inhibition, hypertension, and proteinuria: is endothelin the smoking gun? Hypertension. 2010;56(4):575–7.

53. Aparicio-Gallego G, Afonso-Afonso FJ, Leon-Mateos L, Firvida-Perez JL, Vazquez-Estevez-S, Lazaro-Quintela M, et al. Molecular basis of hypertension side effects induced by sunitinib. Anticancer Drugs. 2011;22(1):1–8.

54. Sane DC, Anton L, Brosnihan KB. Angiogenic growth factors and hypertension. Angiogenesis. 2004;7(3):193–201.

55. Veronese ML, Mosenkis A, Flaherty KT, Gallagher M, Stevenson JP, Townsend RR, et al. Mechanisms of hypertension associated with BAY 43-9006. J Clin Oncol. 2006;24(9):1363–9.

56. Mir O, Mouthon L, Alexandre J, Mallion JM, Deray G, Guillevin L, et al. Bevacizumab-induced cardiovascular events: a consequence of cholesterol emboli syndrome? J Natl Cancer Inst. 2007;99(1):85–6.

57. Eremina V, Jefferson JA, Kowalewska J, Hochster H, Haas M, Weisstuch J, et al. VEGF inhibition and renal thrombotic microangiopathy. N Engl J Med. 2008;358(11):1129–36.

58. Graves SW, Eder JP, Schryber SM, Sharma K, Brena A, Antman KH, et al. Endogenous digoxin-like immunoreactive factor and digitalis-like factor associated with the hypertension of patients receiving multiple alkylating agents as part of autologous bone marrow transplantation. Clin Sci. 1989;77(5):501–7.

59. Sereno M, Brunello A, Chiappori A, Barriuso J, Casado E, Belda C, et al. Cardiac toxicity: old and new issues in anti-cancer drugs. Clin Transl Oncol. 2008;10(1):35–46.

60. Salvatorelli E, Menna P, Cascegna S, Liberi G, Calafiore AM, Gianni L, et al. Paclitaxel and docetaxel stimulation of doxorubicinol formation in the human heart: implications for cardiotoxicity of doxorubicin-taxane chemotherapies. J Pharmacol Exp Ther. 2006;318(1):424–33.

61. Gradishar WJ, Tjulandin S, Davidson N, Shaw H, Desai N, Bhar P, et al. Phase III trial of nanoparticle albumin-bound paclitaxel compared with polyethylated castor oil-based paclitaxel in women with breast cancer. J Clin Oncol. 2005;23(31):7794–803.

62. Jerian SM, Sarosy GA, Link Jr CJ, Fingert HJ, Reed E, Kohn EC. Incapacitating autonomic neuropathy precipitated by taxol. Gynecol Oncol. 1993;51(2):277–80.

63. Loughran Jr TP, Deeg HJ, Dahlberg S, Kennedy MS, Storb R, Thomas ED. Incidence of hypertension after marrow transplantation among 112 patients randomized to either cyclosporine or methotrexate as graft-versus-host disease prophylaxis. Br J Haematol. 1985;59(3):547–53.

64. June CH, Thompson CB, Kennedy MS, Loughran Jr TP, Deeg HJ. Correlation of hypomagnesemia with the onset of cyclosporine-associated hypertension in marrow transplant patients. Transplantation. 1986;41(1):47–51.

65. Kone BC, Whelton A, Santos G, Saral R, Watson AJ. Hypertension and renal dysfunction in bone marrow transplant recipients. Q J Med. 1988;69(260):985–95.

66. Textor SC, Forman SJ, Bravo EL, Carlson J. De novo accelerated hypertension during sequential cyclosporine and prednisone therapy in normotensive bone marrow transplant recipients. Transplant Proc. 1988;20(3 Suppl 3):480–6.

67. Grossman E, Messerli FH. Secondary hypertension: interfering substances. J Clin Hypertens. 2008;10(7):556–66.

68. Grossman E, Messerli FH. High blood pressure. A side effect of drugs, poisons, and food. Arch Intern Med. 1995;155(5):450–60.

69. Bokemeyer C, Aapro MS, Courdi A, Foubert J, Link H, Osterborg A, et al. EORTC guidelines for the use of erythropoietic proteins in anaemic patients with cancer. Eur J Cancer. 2004;40(15):2201–16.

70. Smith KJ, Bleyer AJ, Little WC, Sane DC. The cardiovascular effects of erythropoietin. Cardiovasc Res. 2003;59(3):538–48.

71. Novak BL, Force RW, Mumford BT, Solbrig RM. Erythropoietin-induced hypertensive

urgency in a patient with chronic renal insufficiency: case report and review of the literature. Pharmacotherapy. 2003;23(2):265–9.

72. Ketch T. Four faces of baroreflex failure: hypertensive crisis, volatile hypertension, orthostatic tachycardia, and malignant vagotonia. Circulation. 2002;105(21):2518–23.

73. Shapiro MH, Ruiz-Ramon P, Fainman C, Ziegler MG. Light-headedness and defective cardiovascular reflexes after neck radiotherapy. Blood Press Monit. 1996;1(1):81–5.

74. Jacob G, Costa F, Shannon JR, Robertson RM, Wathen M, Stein M, et al. The neuropathic postural tachycardia syndrome. N Engl J Med. 2000;343(14):1008–14.

75. Rosendorff C, Lackland DT, Allison M, Aronow WS, Black HR, Blumenthal RS, et al. Treatment of hypertension in patients with coronary artery disease: a scientific statement from the American Heart Association, American College of Cardiology, and American Society of Hypertension. J Am Coll Cardiol. 2015;9(6):453–98.

76. Yeh ET, Bickford CL. Cardiovascular complications of cancer therapy: incidence, pathogenesis, diagnosis, and management. J Am Coll Cardiol. 2009;53(24):2231–47.

77. Rixe O, Billemont B, Izzedine H. Hypertension as a predictive factor of Sunitinib activity. Ann Oncol. 2007;18(6):1117.

78. Markman M. Management of toxicities associated with the administration of taxanes. Expert Opin Drug Saf. 2003;2(2):141–6.

79. Hung CH, Chan SH, Chu PM, Tsai KL. Docetaxel facilitates endothelial dysfunction through oxidative stress via modulation of protein kinase C beta: the protective effects of sotrastaurin. Toxicol Sci. 2015;145(1):59–67.

80. Porter GA, Bennett WM, Sheps SG. Cyclosporine-associated hypertension. National High Blood Pressure Education Program. Arch Intern Med. 1990;150(2):280–3.

81. Dawidson I, Rooth P, Fisher D, Fry WR, Alway C, Coorpender L, et al. Verapamil ameliorates acute cyclosporine A (CsA) nephrotoxicity and improves immunosuppression after cadaver renal transplantation. Transplant Proc. 1989;21(1 Pt 2):1511–3.

82. Textor SC, Canzanello VJ, Taler SJ, Wilson DJ, Schwartz LL, Augustine JE, et al. Cyclosporine-induced hypertension after transplantation. Mayo Clin Proc. 1994;69 (12):1182–93.

83. Cifkova R, Hallen H. Cyclosporin-induced hypertension. J Hypertens. 2001;19(12):2283–5.

84. Rodicio JL. Calcium antagonists and renal protection from cyclosporine nephrotoxicity: long-term trial in renal transplantation patients. J Cardiovasc Pharmacol. 2000;35(3 Suppl 1):S7–11.

85. Manzia TM, De Liguori CN, Orlando G, Toti L, De Luca L, D'Andria D, et al. Use of mycophenolate mofetil in liver transplantation: a literature review. Transplant Proc. 2005;37 (6):2616–7.

86. Morales JM, Andres A, Rengel M, Rodicio JL. Influence of cyclosporin, tacrolimus and rapamycin on renal function and arterial hypertension after renal transplantation. Nephrol Dial Transplant. 2001;16 Suppl 1:121–4.

87. Luft FC. Erythropoietin and arterial hypertension. Clin Nephrol. 2000;53(1 Suppl):S61–4.

88. Schultz PN, Beck ML, Stava C, Vassilopoulou-Sellin R. Health profiles in 5836 long-term cancer survivors. Int J Cancer. 2003;104(4):488–95.

第6章
癌症患者术前及移植前的心脏评估
Preoperative and Pre-transplant Cardiac Evaluation in the Cancer Patient

Stacey Goodman，Robert Frank Cornell，Gregg F. Rosner，Daniel S. O'Connor

张海涛　钟宇新　译

第1部分：癌症患者术前的心脏评估

引言

背景

　　癌症患者的围术期评估和管理是获得成功治疗的重要环节。癌症患者的术前管理具有其特殊性，这也增加了其临床管理的复杂性。恶性肿瘤相关生物学过程可影响血细胞计数、免疫系统及多个器官，影响患者的功能状态并由此影响手术风险及围术期管理决策。另外，癌症患者也迫切需要及时进行有效评估和治疗，因为一旦延迟手术或治疗会对其预后产生不良影响。

临床评估

病史

　　通过询问患者是否有活动的或不稳定的心脏疾病可以获得最有价值的信息，其中最重要的是不稳定型心绞痛、失代偿性心力衰竭及严重的心脏瓣膜疾病。功能状态评估是手术风险评估中的重要一环；但对于癌症患者而言，其联合治疗（如化疗）或癌症本身的负担可限制患者的功能状态。因此，对这些患者进行的功能状态评估在手术整体风险评估中的作用有限。

体格检查

癌症患者术前体格检查的关键内容包括血流动力学评估（血压、心率及心律）、容量状态评估及心脏瓣膜疾病的评估。血压测量应该包括双侧上肢的坐位及立位血压。应进行外周血管脉搏触诊，并使用心电图检查心律是否异常。通过评估颈静脉压、肺部听诊、肝触诊、下肢触诊及心脏听诊有无第 3 心音奔马律以判断患者是否存在临床上失代偿性心力衰竭。有无主动脉瓣狭窄是心脏瓣膜疾病评估中最为重要的环节。主动脉瓣狭窄的严重程度可以通过心脏收缩期喷射样杂音的性质和时相以及第 2 心音中主动脉瓣区成分（A2）的强度和时相进行评估。

心脏科咨询

根据病史和体格检查结果，一旦怀疑患者存在心绞痛、临床上的心力衰竭以及严重的主动脉瓣或二尖瓣狭窄时需要转诊到心脏科专科医生处做进一步评估。此外，患者若既往有室性心律失常病史或有新发的房性心律失常或心脏传导异常也应立即转诊。一份完整的咨询报告应包括围术期风险评估、对活动性心脏病变的检查和稳定治疗方案以及术后患者的管理建议。

心脏危险指数

高曼（Goldman）心脏危险指数

高曼心脏危险指数是评估非心脏手术中心脏风险的量化模型，包括 9 个独立变量，汇总各项积分并获得心脏危险指数。其评估的变量包括患者心脏病病史、体格检查结果、实验室检查结果以及所计划的手术类型[1]。

改良高曼心脏危险指数

改良高曼心脏危险指数仅包含 6 个危险因素，相比于原高曼心脏危险指数更加简化。目前，改良高曼心脏危险指数已被列入美国心脏病学会及美国心脏协会（ACC/AHA）的围术期心脏评估指南（见表 6.1)[2]。

临床风险评估

患者如有活动性的心脏病变，如不稳定的冠状动脉综合征、失代偿性心力衰竭、心律失常和严重心脏瓣膜疾病需要在术前进一步评估和处理，并制定术后的治疗方案。美国心脏病学会及美国心脏协会（ACC/AHA）工作组提出了术前临床决策的流程图（见图 6.1)[3]。

表 6.1　改良高曼心脏危险指数

危险因素	
高危手术[a]	
心力衰竭史	
脑血管病史	
缺血性心脏病史	
术前肌酐＞2 mg/dl	
术前使用胰岛素治疗	
危险因素数量	心脏事件发生率％
0	0.4
1	1
2	2.4
3 个或更多	5.4

[a] 指胸、腹腔手术及腹股沟以上的血管手术
心脏事件包括围术期心源性死亡、非致死性心肌梗死及非致死性心脏停搏

手术类型与时间对心脏风险的影响

所计划手术的类型也是心脏风险的重要决定因素（见表 6.2）。低危操作被定义为根据手术及患者特点预测出现严重不良心脏事件（MACE，即死亡和心肌梗死）概率＜1％的操作。风险增高的操作被定义为严重不良心脏事件发生概率≥1％的操作。风险增高的操作又可被进一步分为中危和高危操作，但其临床管理方式相近。

高危手术包括主动脉和大血管的手术，包括外周血管的手术及操作时间长、失血量多或有大量液体交换、或既有大量失血又有大量液体交换的手术。但血管腔内腹主动脉瘤修补术和颈动脉内膜剥脱术均被归为中危手术。癌症患者所接受的手术大部分属于中危和低危手术，因此术前的心脏检查应限于会影响临床决策及减少围术期心脏事件风险的情况。比如，对检查结果提示可能有容量超负荷的患者进行术前超声心动图检查，以辅助体液管理，并降低术后出现临床急性心力衰竭的风险。

表 6.2　不同操作的心脏风险评估

低危操作定义为根据患者自身情况及手术特点所估计的发生严重不良心脏事件（MACE，包括死亡和心肌梗死）的概率＜1％的操作，例如：内镜操作、白内障手术、整形手术、浅表皮肤及口腔黏膜的操作、乳房手术等。
风险增高的操作定义为发生严重不良心脏事件的概率≥1％的操作

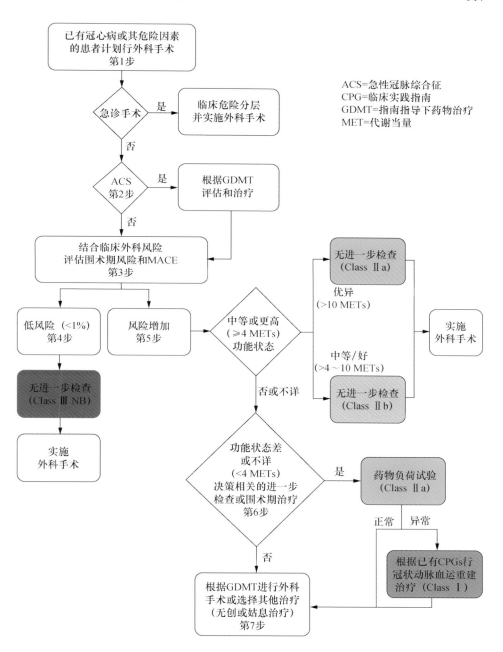

图 6.1　冠心病（CAD）的术前心脏评估流程图

改编自：2014 ACC/AHA Guideline on Perioperative Cardiovascular Evaluation and Management of Patients Undergoing Noncardiac Surgery: A Report of the American College of Cardiology/American Heart Association Task Force on Practice Guidelines. J Am Coll Cardiol. 2014;64(22):e77-e137. doi:10.1016/j.jacc.2014.07.944

急诊手术通常定义为针对威胁生命的疾病所进行的手术，应在 6 h 内进行，不能因进行术前检查而延误。加急手术通常需在 6～24 h 内完成，因此能够进行术前临床评估的时间很有限。限期手术是指，如果手术延迟超过 1～6 周可能会对患者预后产生不良影响的手术，绝大部分肿瘤手术属于此类。择期手术是可以延期 1 年以内进行的手术。

术前心脏检查的方法

功能状态评估

功能状态是预测围术期心脏事件发生概率的重要指标，功能状态较差与不良心脏事件的增加相关。功能状态是以代谢当量（METs）为单位进行评估的，其数值最小为 1（表示静止状态），最大＞10。如患者无法完成代谢当量为 4 的运动，则其围术期心脏事件发生的风险会增加。此类运动包括爬一段楼梯、步行爬一座小山、以超过 6.4 km/h（4 英里/小时）的速度在平地上步行或完成较重的家务或庭院劳动[4]。

术前心电图检查

术前心电图检查对于患者预后方面的意义并不明确，但可提供基线标准以便与其术后心电图进行比较。术前心电图检查应在计划手术时间的前 1～3 个月完成。对于接受风险增高的手术，且有冠心病、心律失常、器质性心脏病、外周血管疾病或神经血管疾病病史的患者，术前应接受 12 导联心电图检查。而对于那些没有心脏症状且行低危手术的患者而言，常规行术前心电图检查是不必要的。

左心室功能评价

左心室功能下降且射血分数低于 35% 可显著增加围术期心脏事件发生的风险，尤其是术后急性失代偿性心力衰竭的风险[5]。对于有不明原因呼吸困难或通过术前检查发现临床上有心力衰竭的患者应该在术前评估其左心室功能。明确有左心室功能不全的病史，且 1 年内未进行左心室功能评价的患者应在术前进行超声心动图检查，对其他患者来说，没有证据证明术前进行常规超声心动图检查能使其获益，因此不做推荐。

药物负荷试验

术前药物负荷试验适用于功能状态较差（＜4 METs），且根据既往病史或体格检查，考虑存在活动性或不稳定性冠脉综合征的患者。大量研究评估了在风险增高的手术前，进行多巴酚丁胺负荷超声心动图检查和药物负荷核素心肌灌注显像检查的作用；然而还没有随机对照临床研究。无论采取何种检查手段，发现心肌存在中到大面积缺血区域会增加围术期心肌梗死和（或）

死亡的风险[6]。然而在静息显像上发现陈旧性心肌梗死对于围术期心脏事件发生风险的预测没有实质意义。另外，药物负荷试验结果正常对于围术期不发生心肌梗死和心源性死亡的阴性预测价值更高。

冠状动脉造影

不推荐风险增高的非心脏手术患者常规行冠状动脉造影检查。术前行冠状动脉造影的适应证和非手术期冠状动脉造影的适应证相同，即对存在活动性和不稳定性冠脉综合征的患者进行检查。

冠状动脉血运重建

术前风险分层有助于我们鉴别存在闭塞性冠心病的患者。决定是否进行冠状动脉血运重建及采取何种方式进行（手术或经皮冠状动脉介入治疗）需要考虑诸多因素。经皮冠状动脉介入治疗适用于有高风险冠状动脉解剖结构（如左主干病变）、手术进行血运重建有禁忌以及有活动性不稳定性冠脉综合征且有血运重建指征的患者。对于计划行限期手术的患者，植入裸金属支架（BMS）或行球囊血管成形术更为适合，患者围术期应服用阿司匹林，术后推荐继续服用 4～6 周的阿司匹林及血小板 P2Y12 受体拮抗剂。如果计划的非心脏手术可以推迟 12 个月以上，则可以采用药物洗脱支架（DES），其后需服用阿司匹林及血小板 P2Y12 受体拮抗剂至少 1 年。一些数据表明使用新一代药物洗脱支架可以将术后服用双联抗血小板药物的时间安全缩短至 6 个月。外科手术前若计划进行血运重建时则需要考虑血运重建手术的平均恢复时间。目前还没有任何一项随机对照临床研究证明冠状动脉血运重建（无论是手术还是经皮冠状动脉介入治疗）可以降低患者术后死亡率或心脏事件的发生率。冠状动脉血运重建预防研究（CARP）是此类最大规模的随机对照临床研究[7]，纳入了 510 名计划接受高风险的血管手术患者，在除外其有急诊或加急手术需要、不稳定型心绞痛、左主干病变、严重左心室功能减低（射血分数＜20％）及主动脉瓣狭窄后，随机分成血运重建组（手术或经皮冠状动脉介入治疗）和仅药物干预组。研究发现两组患者术后 30 天内发生死亡及心肌梗死的风险无显著性差异，然而冠状动脉血运重建治疗会使患者计划的手术延迟更久时间。

围术期 β 受体阻滞剂治疗

多项回顾性研究和观察性研究均支持长期服用 β 受体阻滞剂的患者应在围术期继续服用[8-10]。如果考虑在术前开始服用 β 受体阻滞剂，则需要留有充足的时间以评估患者的耐受性及药物的安全性。我们采取的方法是，在术前 1 周开始 β 受体阻滞剂治疗。对于术前检查提示存在中危和高危心肌缺血的患者，无论其是否计划进行冠状动脉血运重建，均需要术前开始服用 β 受体阻滞剂。另外，在冠心病、心力衰竭、糖尿病、慢性肾病、有脑血管意外病史等心脏病危险因素中，如果出现 3 个以上，术前也应开始服用 β 受体阻滞剂。

一些特殊的疾病情况

一些特殊的疾病情况需要详细进行术前心血管方面的评估。

心力衰竭

心力衰竭是一种常见疾病，尤其是老年人更加常见。据统计，65 岁以上老年人中心力衰竭的患者超过 10%[11]。充血性心力衰竭是一种在心室充盈压正常的情况下心脏无法满足全身代谢需求的综合征。根据主要受累的心室可将心力衰竭分为左心衰竭、右心衰竭和全心衰竭。左心衰竭的患者可有气短、乏力、运动不能耐受和（或）右心衰竭的相关表现。右心衰竭的患者可出现下肢水肿、早饱、腹胀、乏力及运动不能耐受的症状。另外，心力衰竭也可分为收缩性心力衰竭、舒张性心力衰竭和混合性心力衰竭。收缩性心力衰竭的患者可有以射血分数下降为证据的左心室收缩功能下降的表现。舒张性心力衰竭患者无左心室扩张，其收缩功能正常或接近正常，但存在心脏结构改变（如心肌肥厚）和（或）心室舒张功能下降的情况。

心力衰竭是造成围术期并发症及死亡的危险因素之一[1,12]。对于有心力衰竭病史的患者进行术前风险评估唯一有用的信息是其术前的症状。利用标准纽约心脏协会（NYHA）心功能症状分级（见表 6.3）可以确定患者的疾病情况和手术风险。患者的 NYHA 分级越高，其围术期并发症的发生风险也越高。

经胸超声心动图检查（TTE）是对有心力衰竭病史或怀疑存在心力衰竭的患者进行术前评估最为重要的检查手段。经胸超声心动图测量的参数包括左心室大小、室壁厚度、左心室射血分数（LVEF）、左右心房大小、右心室大小、右心室功能以及是否存在明显的瓣膜问题。标准二维经胸超声心动图还可以获取很多其他信息，如心脏舒张功能、中央静脉压估测值和肺动脉收缩压（PASP）估测值等。我们常规对有心力衰竭病史且计划行风险增高的非心脏手术的患者进行术前经胸超声心动图检查。

表 6.3 纽约心脏协会（NYHA）心功能分级

分级	症状
Ⅰ 级（极轻微）	无症状且日常活动不受限制
Ⅱ 级（轻微）	休息时无症状，日常活动时有轻微症状，日常活动轻度受限
Ⅲ 级（显著）	日常活动明显受限，即使低于正常活动水平也可有症状，仅休息时无症状
Ⅳ 级（严重）	日常活动严重受限，即使休息时也有症状

症状包括：乏力、气短、心绞痛和心悸

除了经胸超声心动图，许多文献支持使用围术期利钠肽（BNP 或 NT-proBNP）水平对行非心脏手术的患者进行心力衰竭风险分级[13]。利钠肽水平增高可增加围术期并发症和死亡的风险。

所有计划行择期非心脏手术且有心力衰竭的患者需要在术前达到"理想"的身体状况，包括使用利尿剂实现容量水平正常、心率稳定及血压适宜，能够保证终末器官灌注。应指导患者继续服用治疗心力衰竭的药物（如 β 受体阻滞剂、血管紧张素转化酶抑制剂/血管紧张素受体阻滞剂、醛固酮受体拮抗剂和利尿剂）直到手术当天。对于存在心力衰竭的患者，围术期补液应该谨慎以避免出现容量负荷过重和肺水肿。对于有严重心力衰竭的患者在有条件的情况下应请心脏麻醉医生进行麻醉，并使用有创肺动脉导管进行监测和（或）根据需要行经食管超声心动图检查。对于所有心力衰竭患者，术后应在临床需要时尽快恢复药物治疗。

心脏瓣膜疾病

有严重心脏瓣膜疾病（VHD）的患者围术期并发症和死亡的风险增加[1,12]。其风险水平取决于心脏瓣膜疾病的类型和严重程度，以及所要进行的手术操作类型。

与心力衰竭一样，全面询问病史和进行体格检查（寻找有无明显的心力衰竭或心绞痛的症状或体征）是评估心脏瓣膜疾病患者的第一步。NYHA 心功能分级是评估患者功能状态的实用指标。任何明确患有或怀疑患有心脏瓣膜疾病的患者都应接受经胸超声心动图检查。患者如既往有心脏杂音病史则需高度警惕心脏瓣膜疾病。

主动脉瓣狭窄（AS）是最常见的心脏瓣膜疾病，老年人尤其多见[14]。主动脉瓣狭窄造成主动脉瓣水平持续梗阻，导致左心室压力负荷过重，从而最终产生左心室向心性肥厚。主动脉瓣狭窄的病因包括先天性原因、风湿性瓣膜病、二叶型主动脉瓣及钙化（见于老年人）。退行性钙化改变是造成老年人（＞70 岁）主动脉瓣狭窄的最常见原因，而更为年轻的患者（50～70 岁）可因二叶型主动脉瓣引起严重的主动脉瓣狭窄（人群患病率 1%～2%）。重度主动脉瓣狭窄定义为主动脉瓣面积（AVA）＜1 cm^2，V_{max}＞4 m/s 和（或）主动脉瓣平均压差＞40 mmHg[15]。

对于重度主动脉瓣狭窄的患者，鉴别其症状是否是直接由心脏瓣膜疾病所导致是非常关键的。主动脉瓣狭窄的主要症状包括心绞痛、心力衰竭与晕厥。对于计划行择期非心脏手术的患者，如果存在有症状的重度主动脉瓣狭窄需要谨慎选择实行干预措施以降低围术期并发症的风险。主动脉瓣狭窄的干预措施主要有 3 种，分别是球囊瓣膜成形术（BAV）、经皮瓣膜置换术（TAVR）和手术瓣膜置换术（SAVR）。BAV 是一个暂时性的过渡手段，目的是通过降低主动脉瓣狭窄的严重程度暂时改善血流动力学。成功的 BAV 需增加主动脉瓣面积至少 50%并降低主动脉瓣压差至少 50%[16]。BAV 的主要并发症包括卒中（发生率可高达 10%）、急性主动脉瓣反流及血管穿刺点的并发症[17]。BAV 并不是重度主动脉瓣狭窄患者有效的长期治疗手段，50%的患者在 6 个月内会再次出现瓣膜狭窄[18]。TAVR 是一个较新的技术，对于重度主动脉瓣狭窄且不宜进行手术的患者相关死亡率更低，因此是重度主动脉瓣狭窄的高危患者一个不错的选择[19]。TAVR 与 SAVR 相比另一个明显的优点在于术后恢复时间较短，接受 SAVR 的老年患者通常需要 2～3 个月才能恢复到基线水平，而无并发症的 TAVR 患者术后 2～3 天即可出院，术后 2～3 周内即可恢复其基线水平。

对于计划行择期手术的无症状的重度主动脉瓣狭窄患者而言，是否进行术前干预是一个更加复杂的问题，且因人而异。需要通过运动负荷试验明确患者是否存在相关症状。对于需接受急诊手术或加急手术的有症状的重度主动脉瓣狭窄患者，如果不能进行 BAV 治疗，则术中需要进行有创血流动力学监测，避免快速补液或血容量快速变化，慎重使用血管扩张剂，并维持正常的窦性心律。

继发于风湿性心脏病的二尖瓣狭窄（MS）曾经一度是全球最为常见的心脏瓣膜疾病，目前仍是发展中国家心脏瓣膜疾病的最常见病因[20]。得益于快速链球菌感染筛查技术和及时有效的抗生素治疗，目前美国风湿热及其后遗症非常罕见，除非患者来自流行地区[21]。二尖瓣狭窄的其他原因包括先天性结构异常、既往二尖瓣手术（包括瓣膜修补术和置换术）以及能够造成瓣膜纤维化的系统性疾病（如类癌、系统性红斑狼疮、类风湿关节炎）。正常的二尖瓣口面积为 4～5 cm^2，但二尖瓣狭窄时，左心室和左心房之间的压力差增加。进而造成左心室舒张期压力升高，导致左心房压力增加并最终出现左心房扩张、肺动脉压升高及肺循环淤血。当二尖瓣狭窄的严重程度增加时，左心室舒张期充盈量减少，最终可导致心排血量下降。严重的二尖瓣狭窄患者的症状与混合性左心衰竭（左心舒张性和收缩性心力衰竭）的症状相似。重度二尖瓣狭窄的定义为二尖瓣口面积（MAV）<1.5 cm^2 且在正常心率情况下二尖瓣压差>5～10 mmHg[15]。一般情况下，对于二尖瓣狭窄但二尖瓣口面积>1.5 cm^2，或者存在重度二尖瓣狭窄但肺动脉收缩压<50 mmHg 的无症状患者而言，进行非心脏手术是安全的。与无症状的主动脉瓣狭窄相似，对于无症状的二尖瓣狭窄患者，如果可行则应通过运动负荷试验进一步确认。而对于无症状但存在重度二尖瓣狭窄且肺动脉收缩压>50 mmHg，或者有症状的重度二尖瓣狭窄患者，其围术期的并发症和（或）死亡风险将明显升高，因此需考虑进行术前干预（BAV 或外科开放性修补术）。所有重度二尖瓣狭窄患者的医疗管理目标包括维持理想的容量状态、避免容量负荷过重或血容量改变、维持心率较低的正常窦性心律以助于左心室舒张期充盈。

　　一般情况下不严重的反流性心脏瓣膜疾病（主动脉瓣反流和二尖瓣反流）患者耐受性较好，且不增加围术期并发症的风险，因为其左心室可完全耐受围术期血容量的变化。对于左心室射血分数正常且无症状的重度反流性心脏瓣膜疾病（主动脉瓣反流和二尖瓣反流）的患者进行非心脏手术是安全的。然而对于左心室射血分数低于 30% 的重度反流性心脏瓣膜疾病患者，无论有无症状，其围术期心脏并发症的风险显著增加，因此在进行非心脏手术时需进行风险获益分析，来选择合适的管理措施[22]。如果患者计划进行非心脏手术，在进手术室之前使用药物让患者达到理想的生理状态（如使用利尿剂和减轻心脏后负荷的药物）可以降低其心脏风险。

　　对于计划接受非心脏手术但有人工瓣膜置换或修补术病史的患者，只要其没有瓣膜和（或）心室功能障碍的相关临床证据，就没有额外增加的手术风险。有瓣膜置换术病史且长期接受抗凝治疗的患者最主要的风险来自围术期抗凝的管理（这部分将在下文进一步讨论）。

　　抗血栓治疗

　　临床医生经常面临计划接受非心脏手术的患者的抗血栓管理问题（包括抗血小板和抗凝治疗）。医生必须评估患者中断抗血栓治疗的安全性，决定术前停药的时机和术后恢复抗血栓治疗的时机，并在必要的情况下给予过渡治疗。中断抗血小板治疗的安全性由两个因素决定，一是抗血小板治疗的适应证（近期冠状动脉支架植入，还是无症状冠心病患者初级预防），二是计划的手术操作类型。手术操作风险取决于操作的解剖位置和患者的出血倾向（见表 6.4）。与抗血小板治疗相似，中断抗凝治疗的安全性也取决于抗凝治疗的适应证（低危的心房颤动还是心脏机械瓣膜、风湿性心脏病、近期静脉血栓形成）以及计划的手术操作类型。

　　抗血小板药物包括阿司匹林、非甾类抗炎药、血小板 P2Y12 受体拮抗剂（包括氯吡格雷和普拉格雷等噻吩吡啶类，以及替格瑞洛等环戊基三唑嘧啶类）、磷酸二酯酶拮抗剂（如双嘧达莫和西洛他唑）和糖蛋白Ⅱb/Ⅲa受体拮抗剂（如阿昔单抗、依替巴肽和替罗非班）。血小板在血液中的寿命为 10 天，这意味着血液中的所有血小板可以在 10 天后全部得到更新。阿司匹林、普拉格雷和替格瑞洛都是抗血小板药物，其中阿司匹林和普拉格雷都是不可逆性抗血小板药物，而替格瑞洛则是强效的可逆性抗血小板药物。

　　对于仅服用阿司匹林一种药物控制心血管风险且将接受非心脏或血管手术的患者（除外有冠状动脉支架植入史或近期有急性冠脉综合征发作的患者），我们推荐在手术前 5～7 天中断服用阿司匹林。术后一旦患者可以耐

表 6.4 根据解剖位置、组织损伤的严重程度和围操作期出血风险得到的操作风险分级

微创操作（极少组织损伤）
浅表皮肤和口腔黏膜手术，包括皮肤活检
清创手术
非拔牙的口腔治疗
小操作（极少组织损伤，但有一定出血风险）
经血管的心脏、动脉及静脉介入操作
心脏起搏器相关手术操作
胸腹腔穿刺
白内障手术
关节镜、内镜及腹腔镜操作
器官活检
拔牙
疝气修补
肌内注射及椎旁注射
大操作（有一定的组织损伤，出血风险高）
开放性盆腔、腹腔或胸腔手术
颅内手术
大型的骨科或外伤手术
血管手术

资料来源：J. Beyer-Westendorf, V. Gelbricht, K. Forster, et al., "Peri-interventional management of novel oral anticoagulants in daily care: results from the prospective Dresden NOAC registry," European Heart Journal, 2014

受经口服用药物且排除手术大出血风险后即应该恢复服用阿司匹林。上述推荐主要根据 POISE2 临床研究的结果[23]。POISE2 临床研究纳入了 10010 名有心血管并发症风险的计划接受非心脏手术（除外颈内动脉内膜剥脱术、视网膜手术和颅内手术）的患者，其设计方案包含 2×2 个变量因子，比较了可乐定与安慰剂以及阿司匹林与安慰剂的效果。患者根据研究开始之前是否服用阿司匹林被分为继续服药组（$n = 4382$ 人）以及初始服药组（$n = 5628$ 人）。初始服药组的患者在手术之前服用一次 200 mg 剂量的阿司匹林或安慰剂，术后每天用 100 mg 阿司匹林或安慰剂至 30 天；继续服药组的患者术后每天服用 100 mg 阿司匹林或安慰剂至 7 天，然后两组按照其既往阿司匹林的剂量继续服用。研究发现服用阿司匹林和安慰剂的患者相比，其术后 30 天死亡和非致死性心肌梗死事件的概率无显著性差异（分别为 7.0% 与 7.1%，HR0.99，95%CI，$0.86 \sim 1.15$），然而阿司匹林组发生大出血的风险更高

（分别为 4.6% 与 3.8%，HR1.23，95%CI，1.01~1.49），这一结果与预期相一致。

　　对于有经皮冠状动脉介入术（PCI）支架植入病史的患者，其围术期的抗血小板治疗需要特殊讨论（见图 6.2）。每年美国约有 50 万名患者接受支架植入[24]，其中高达 10% 的患者在支架植入后 1 年内接受了非心脏手术[25]。在冠状动脉支架植入后，除了服用阿司匹林，患者还会再服用一种抗血小板药物（如氯吡格雷、普拉格雷或替格瑞洛），这种治疗称为双联抗血小板治疗（DAPT）。冠状动脉支架植入后中断双联抗血小板治疗的主要顾虑是支架内血栓形成（急性支架栓塞）。支架内血栓形成后患者的并发症和死亡的发生率都很高。无论是植入裸金属支架（BMS）还是药物洗脱支架（DES），支架内血栓形成的高发时间都是支架植入后的 4~6 周[26]。在这一高危时段内中断双联抗血小板治疗是支架内血栓形成的高危因素。因此根据推荐，球囊血管成形术（经皮冠状动脉介入但没有植入支架）后 2~4 周内不推荐接受非心脏手术，裸金属支架植入后 4~6 周内不推荐接受非心脏手术，药物洗脱支架时间更长，需要等待 12 个月。对于需要在上述推荐的等待时间内接受非心脏手术的患者，应尽可能继续双联抗血小板治疗。如果双联抗血小板治疗确有出血方面的禁忌，也应尽一切可能在整个围术期继续服用阿司匹林，并在术后出血风险稳定后恢复另一种抗血小板药物。需要注意的是，冠状动脉支架植入后双联抗血小板治疗的推荐时长是人为划定的（比如美国 FDA 推荐某种药物洗脱支架植入后双联抗血小板治疗时间为 12 个月，而欧洲相同支架情况下仅为 3 个月），这些都是根据专家意见制定，具体的围术期双联抗血小板治疗措施还需根据患者的实际情况专门决策。目前已经有了第三代药物洗脱支架，对于该类支架我们在临床实践中应尽可能避免在支架植入后 6 个月内中断双

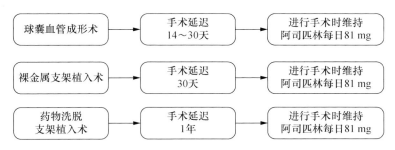

图 6.2　接受经皮冠状动脉介入治疗术后患者围术期抗血小板治疗的管理

对于接受双联抗血小板治疗并需要在表中推荐的理想等待时间内进行非心脏手术且不能延迟手术的患者，我们强烈推荐其继续服用双联抗血小板药物。如果其出血风险超过了双联抗血小板治疗的获益，也应继续服用阿司匹林单药抗血小板治疗，除非有明确禁忌（如神经手术），而且术后一旦明确手术安全应即刻恢复双联抗血小板治疗（通常为术后 24 h 内）

联抗血小板治疗。目前关于术前采用抗凝治疗或静脉应用糖蛋白Ⅱb/Ⅲa受体拮抗剂替代双联抗血小板药物进行过渡的相关证据还很缺乏。患者具体的术前抗血小板治疗需要经过心脏科医生、外科医生、麻醉科医生与患者的沟通和讨论来决定。

抗凝药物包括华法林、肝素（包括普通肝素和低分子量肝素）、磺达肝癸钠、直接凝血酶抑制剂（如重组水蛭素、比伐卢定、阿加曲班和达比加群）以及直接Ⅹa因子抑制剂（如利伐沙班、阿哌沙班和依度沙班）。据估计美国有超过600万人长期接受抗凝治疗以预防心房颤动、心脏机械瓣膜造成的血栓栓塞或治疗血栓栓塞性疾病。在患者接受手术操作时需要权衡继续抗凝治疗的获益及出血风险，并根据患者的实际情况给予合适的处理。

首先要确定抗凝治疗中断期间发生血栓栓塞事件的风险。对于心房颤动的患者，其中断抗凝治疗期间每日血栓栓塞的风险是根据其非手术期年化风险外推获得的。CHADS2评分与CHA2DS2-VASc评分是两个最常用的风险计算工具，可用于非心脏瓣膜疾病心房颤动患者（指无风湿性二尖瓣狭窄、心脏机械瓣膜或人工生物瓣膜及二尖瓣修补手术史的心房颤动患者）每年卒中发生风险的评估[27-28]（见表6.5）。不论使用上述何种评分系统，其总得分越高每年卒中发生的风险也越高（见表6.6）。

对于有心脏机械瓣膜的患者，其血栓栓塞的风险取决于机械瓣膜的类型、数量、位置及有无其他的危险因素（如心力衰竭、既往卒中史及心房颤动）[29]（见表6.7）。总体来说，二尖瓣机械瓣膜发生血栓栓塞的风险高于主动脉瓣机械瓣膜。

表 6.5 CHADS2 评分与 CHA2DS2-VASc 评分

危险因素	CHADS2 评分	CHA2DS2-VASc 评分
充血性心力衰竭或左心室功能下降	1	1
高血压	1	1
年龄>75 岁	1	2
糖尿病	1	1
卒中/短暂性脑缺血发作/血栓栓塞性疾病	2	2
血管疾病	—	1
年龄 65~74 岁	—	1
性别（女性）	—	1
最高得分	6	9

表 6.6　年化卒中发生风险估测值

	患者数量（$n=1733$）	年化卒中发生率（%）
CHADS2 评分		
0	120	1.9
1	463	2.8
2	523	4
3	337	5.9
4	220	8.5
5	65	12.5
6	5	18.2
CHA2DS2-VASc 评分		
0	1	0
1	422	1.3
2	1230	2.2
3	1730	3.2
4	1718	4
5	1159	6.7
6	679	9.8
7	294	9.6
8	82	6.7
9	14	15.2

表 6.7　有心脏机械瓣膜的患者血栓栓塞事件风险评估

低风险

　　主动脉瓣人工双叶瓣，且无任何危险因素[a]

高风险

　　任何二尖瓣的人工瓣膜

　　有人工瓣膜且有至少 1 个危险因素[a]

　　球形或斜盘式主动脉瓣人工瓣膜

　　双机械瓣膜

[a] 危险因素包括：心房颤动、左心室射血分数≤35%、左心房扩张（直径≥50 mm）、既往血栓栓塞史、超声自发显影及高凝状态

对于既往有血栓栓塞病史的患者，其再次出现血栓栓塞的风险取决于上次血栓栓塞事件发生距今的时间，以及其是否由其他因素所诱发[30]（见表6.8）。在过去3个月内发生过血栓栓塞的患者其再次发生血栓栓塞的概率最高，另外特发性血栓栓塞也会增加再发风险。相比之下，有诱因的血栓栓塞患者只要纠正诱因即可显著降低再发风险。

表 6.8 既往有静脉血栓栓塞（VTE）病史的患者再发血栓栓塞事件的风险评估

低年化风险（<5%）
有诱因的静脉血栓栓塞，且距上次发作超过 12 个月
中等年化风险（5%～10%）
在过去 3～12 个月内出现过有诱因的静脉血栓栓塞
杂合的凝血酶 V 的 Leiden 突变或凝血酶原突变
反复发作的静脉血栓栓塞
高年化风险（>10%）
过去 3 个月内有过静脉血栓栓塞发生
无诱因的静脉血栓栓塞
活动性恶性肿瘤
蛋白 C、蛋白 S 或抗凝血酶缺乏
纯合的凝血酶 V 的 Leiden 突变或凝血酶原突变
抗磷脂抗体

资料来源：T. Baron，P. Kamath，and R. McBane. "Management of Antithrombotic Therapy in Patients Undergoing Invasive Procedures," N Engl J Med 2013；368：2113-24

癌症患者是围术期发生血栓栓塞事件的高危人群。造成其血栓栓塞风险增高的因素主要有恶性肿瘤的促凝活性、癌症治疗（激素治疗、放疗及血管生成抑制剂）、活动能力下降以及置入中央静脉导管（如 Mediport），这些因素在癌症患者中很常见。许多癌症患者的出血风险也升高，可能的原因包括癌症本身导致的或治疗导致的血小板减少、化疗导致的肝肾损害以及肿瘤组织的易碎性。

在确定了中断抗凝治疗期间发生血栓栓塞事件的风险之后，围操作期患者抗凝管理的第二步就是要确定所计划手术操作的出血风险。手术操作风险是由其解剖部位及出血倾向所决定的，这在上文已做说明（见表 6.4）。

对于计划行高风险手术但血栓栓塞发生风险低的患者，或计划行低风险手术但血栓栓塞发生风险高的患者，其围术期抗凝管理的决策直接明了。患者术前抗凝治疗的中断时间主要由两个因素决定：抗凝药本身的药代动力学特点以及患者的肾功能（见表 6.9）。

表 6.9　抗凝药物一览

药物名称	给药途径	剂量	作用机制	术前中断抗凝的时间
肝素	静脉或皮下注射	固定剂量或根据凝血酶原时间调整	抗凝血酶活性	静脉给药：2~6 h 皮下注射：12~24 h
华法林	口服	根据 INR 调整	抑制维生素 K 依赖性凝血因子活性	1~5 天（通常 3 天）
依诺肝素	皮下注射	根据体重计算	抗凝血酶活性	1 天 [肌酐清除率 30~90 ml/（min·1.73m²）] 2 天 [肌酐清除率<30 ml/（min·1.73m²）]
达肝素	皮下注射	根据体重计算	抗凝血酶活性	1 天 [肌酐清除率 30~90 ml/（min·1.73m²）] 2 天 [肌酐清除率<30 ml/（min·1.73m²）]
磺达肝癸钠	皮下注射	固定剂量	Xa 因子抑制剂	1 天 [肌酐清除率>90 ml/（min·1.73m²）] 2 天 [肌酐清除率 50~90 ml/（min·1.73m²）] 3 天 [肌酐清除率<50 ml/（min·1.73m²）]
达比加群	口服	固定剂量	直接凝血酶抑制剂	1~2 天 [肌酐清除率>50 ml/（min·1.73m²）] 3~5 天 [肌酐清除率<50 ml/（min·1.73m²）]
利伐沙班	口服	固定剂量	直接 Xa 因子抑制剂	1 天 [肌酐清除率>90 ml/（min·1.73m²）] 3 天 [肌酐清除率 30~90 ml/（min·1.73m²）] 5 天 [肌酐清除率<30 ml/（min·1.73m²）]
阿哌沙班	口服	固定剂量	直接 Xa 因子抑制剂	1~2 天 [肌酐清除率>60 ml/（min·1.73m²）] 3 天 [肌酐清除率 50~59 ml/（min·1.73m²）] 5 天 [肌酐清除率<50 ml/（min·1.73m²）]
依度沙班	口服	固定剂量	直接 Xa 因子抑制剂	1 天

  对于中断抗凝治疗期间血栓栓塞并发症发生风险较高的患者，可以换用快速起效且作用时间较短的抗凝药物作为过渡，以缩短中断抗凝治疗的时间（见图 6.3）。但值得注意的是，虽然这种过渡措施非常实用，但仍没有明确的数据能够证明其确实可以降低不良事件发生风险。最常见的过渡做法是在计划手术操作之前 5 天停用香豆素类抗凝剂，待 INR＜2 时将患者收入院并给予普通肝素静脉滴注直至手术开始。另外，对于那些能够自己注射或有他人帮助其注射的患者，可以在门诊使用低分子量肝素作为过渡治疗。过渡治疗的药物要在手术前停止使用，其停药时间取决于使用的是普通肝素还是低分子量肝素，且通常在手术后 48 h 内并充分止血的情况下恢复抗凝治疗。

  另一个需要考虑的因素是抗凝药物作用的持续时间及可逆性。对于很可能需要进行急诊手术或加急手术的患者，香豆素类或低分子量肝素都优于新型长效口服抗凝药（NOAC）。

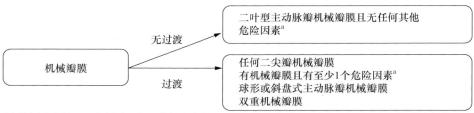

a危险因素包括：心房颤动、左心室射血分数≤35%、左心房扩大（直径≥50 mm）、既往血栓塞史、超声自发显影及高凝状态

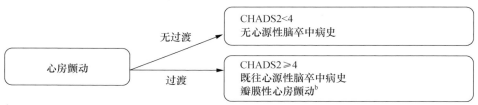

b瓣膜性心房颤动指伴有风湿性心脏病（主要为二尖瓣狭窄）或存在心脏人工瓣膜的心房颤动

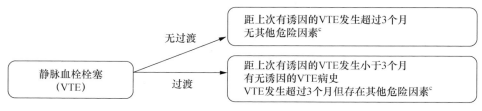

c危险因素包括：蛋白C、蛋白S或抗凝血酶缺乏、凝血酶V的Leiden突变或凝血酶原突变、抗磷脂抗体及活动性恶性肿瘤

图 6.3　抗凝过渡治疗常规流程

心血管植入式电子设备

　　拥有心血管植入式电子设备（CIED）的患者数目在持续上升，这些患者的围术期管理需要医生对这些设备有基本的了解，并需要顾及操作对这些设备的影响。心血管植入式电子设备主要有两大类：①埋藏式心脏复律除颤器（ICD）和②心脏起搏器（PM）。所有的 ICD 都有 PM 的功能，然而单独的 PM 则没有 ICD 的功能。围术期 CIED 管理的最主要顾虑在于这些设备可能会受到电磁干扰（EMI）的影响，最常见的例子是电凝（单极电凝＞＞＞双极电凝）[31]。

　　对于心脏起搏器依赖的患者而言，一旦心脏起搏器受到电磁干扰的影响，可出现暂时功能抑制从而导致患者存在发生心脏停搏的风险。电磁干扰可使 ICD 出现异常的起搏放电。因此，在择期手术前需要重新设置患者的心血管植入式电子设备使其进入"可以手术"模式。对于心脏起搏器而言，需要将其设置为非同步模式（VOO 或 DOO 模式），这样心脏起搏器将以固定的节律起搏从而降低外界电磁干扰的影响。而对于 ICD 而言，则需要暂时抑制其处置所有的快速性心律失常，这可以避免其在手术过程中出现放电。

　　所有拥有 ICED 的患者需要在整个围术期持续监测其心律。一旦患者自身的 ICD 功能被抑制，需要时刻备好体外除颤器以备致命性心律失常的发生。术后应尽快将 ICED 调为术前的参数设置，以避免患者出院时其 ICED 模式不当的情况发生。如果情况紧急，没有时间重设 ICED 的模式，可以在该设备上方放 1 块磁铁，这样可以直接将心脏起搏器转换成非同步模式并抑制 ICD 放电。

先天性心脏病

　　先天性心脏病包括一个范围极广的疾病谱，最轻微的先天性心脏病不造成任何血流动力学影响，而严重的先天性心脏病患者必须合理干预方可存活。得益于治疗严重先天性心脏病的方法日益进步，复杂先天性心脏病的成年生存者数目逐渐增多。先天性心脏病给计划接受非心脏手术的患者带来的风险完全取决于先天性心脏病本身的特点以及所导致的并发症。严重的先天性心脏病可导致心力衰竭、心律失常、肺动脉高压和（或）全身缺氧。除了最为基础的先天性心脏病以外，我们建议计划接受择期非心脏手术的先天性心脏病患者到医学中心接受专业人员评估。

第二部分：干细胞移植患者的心脏评估

引言

　　心血管并发症是造血干细胞移植（HSCT）所面临的一个棘手的挑战。一份 Murdych 等进行的纳入了 2821 名患者的单中心回顾性研究发现，26 名患者（0.9%）在 HSCT 后 100 天内出现了早期的心脏毒性[32]。更为长期的数据显示，自体或同种异体造血干细胞移植 2 年及更长时间后，生存者中约有5.6%～13.1% 的患者的死亡可归因于心脏毒性[33-34]。另外，22% 的接受HSCT 的长期生存者存在动脉血管［如脑血管、冠状动脉和（或）外周动脉］问题[35]。

在过去 10 年间，患者在 HSCT 之前所接受的化疗和（或）放疗方案的骨髓抑制已减轻（因治疗强度降低或细胞毒性下降），但免疫抑制加重。强度降低的化疗方案减轻了其产生器官毒性的风险，因此 HSCT 前患者的器官功能不再像过去一样需严格达到合格标准。更强的免疫抑制作用使患者得以接受HLA 部分匹配捐献者的干细胞。患者的造血干细胞可来自 HLA 部分匹配的捐献者及其他来源，如脐带血和单倍体相合的捐献者，因此也极大扩展了HSCT 的潜在供体来源。来自单倍体相合捐献者的造血干细胞移植后环磷酰胺的使用降低了移植相关的死亡率以及急慢性移植物抗宿主病（GVHD）的发生率[36]。这些改变拓宽了 HSCT 的应用范围，使之能够应用于高龄患者及接受过多线标准剂量化疗后的重症患者。另外，诸如镰状细胞贫血及自身免疫性疾病的非癌症患者也可接受 HSCT 治疗。随着该技术的发展和可接受治疗的患者越来越多样化，我们迫切需要一个更新的临床指南，及需要甄别出有更高心脏及心血管并发症风险的患者。HSCT 前进行严格筛选并在移植后给予严密监测可以降低患者心血管并发症的发生率并改善患者的预后。

造血干细胞移植相关的心血管应激反应

在 HSCT 过程中，心血管系统易受到多种应激作用，因此需要心血管系统具有一定的功能储备，即心力储备。在 HSCT 的整个过程中，患者的体液容量可有增减，造成体液容量改变的过程包括化疗药物输注、干细胞动员及分离、干细胞输注、造血干细胞重建、胃肠道液体丢失以及发热无感性水分丢失等。在红细胞重建之前，患者处于贫血状态，因而需要增加心排血量。在全血细胞减少及中性粒细胞减少阶段，患者易出现各类感染甚至出现致命性的败血症，这些都可以导致严重的血管扩张及左心室功能异常[37-38]。另外，HSCT前的治疗（如蒽环类药物及放疗）可直接造成心脏毒性并影响其功能[39-41]。

造血干细胞移植早期心血管并发症的危险因素

患者于造血干细胞移植后 100 天内出现的心血管并发症通常由以下因素导致：患者移植前的疾病状态与合并的心脏疾病，患者的原发疾病诊断及病程（见表 6.10），造血干细胞移植有关的动员、预处理和移植所致的并发症[42]。

表 6.10　进行造血干细胞移植的患者的心血管危险因素

造血干细胞移植的临床指征	可能出现的心血管并发症
自身免疫性疾病： 　　系统性红斑狼疮 　　皮肌炎 　　多发性肌炎 　　系统性硬化	PHT，PC，VD，CAD，CD，AR PHT，MCD PHT，MCD PCT（译者注：原文有误，应为 PHT），DD
镰状细胞贫血	PHT，LD，RF
地中海贫血症	MCD，AR，PHT，SCT
淀粉样变	MCD，CHF，CAD，VD，AR
癌症患者： 　　蒽环类药物治疗 　　纵隔或胸部放疗	DSLV，CHF PC，MF，CAD，VD，CD

　　缩写 PHT：肺动脉高压，PC：心包炎，MCD：心肌病，VD：心脏瓣膜疾病，CAD：冠心病，CD：心脏传导紊乱，AR：心律失常，DD：舒张功能异常，LD：肺部疾病，RF：呼吸衰竭，SCT：急性心脏压塞，CHF：充血性心力衰竭，DSLV：左心室收缩功能下降，MF：心肌纤维化

移植前的心血管合并症

　　HSCT 之前患者合并有心血管疾病可能会导致其不适合接受移植治疗。Sorror 等在 2005 年提出了一套针对 HSCT 特殊合并症指数（见表 6.11），该指数可以帮助预测同种异体干细胞移植后非疾病复发死亡率以及总生存率[43]。另外，该合并症指数显示心律失常、冠心病、充血性心力衰竭、心肌梗死、射血分数下降、心脏瓣膜疾病以及脑血管疾病是造成 HSCT 后非疾病复发性死亡的重要危险因素。

与原发疾病有关的危险因素

　　某些自身免疫性疾病可增加 HSCT 患者的心脏并发症风险。系统性硬化患者中有 7%～12% 的患者有临床显性的肺动脉高压，10% 的患者有心脏舒张功能下降的表现[44-46]。早期一些关于接受 HSCT 的系统性硬化患者的研究显示，这类患者的死亡率可高达 17%，其中一部分患者的死亡可归因于严重肺间质纤维化及心肌纤维化[45,47]。皮肌炎与多发性肌炎患者可出现肺动脉高压及心肌病，这些心血管问题可以导致 HSCT 后发生心血管疾病，从而造成患者死亡[48-49]。系统性红斑狼疮患者存在的心血管并发症包括心包炎、心脏瓣膜疾病、心脏传导疾病、心律失常、冠心病、肺动脉高压及心肌炎[49-52]。值得注意的是，系统性红斑狼疮患者在接受 HSCT 后，如果其系统性红斑狼疮病情得到缓解，其心脏的症状也会同时得到稳定或改善，提示移植带来的益处超过了其风险[53]。

表 6.11 造血干细胞移植合并症指数

合并症	评分	合并症	评分
心律失常 　　心房颤动 　　心房扑动 　　室上性心动过速 　　病态窦房结综合征 　　心脏传导阻滞 　　室性心律失常	1	风湿性疾病 　　系统性红斑狼疮 　　类风湿关节炎 　　多发性肌炎 　　混合性结缔组织病 　　风湿性多肌痛	2
心血管疾病 　　冠心病 　　充血性心力衰竭 　　射血分数≤50% 　　缩短分数≤26%	1	感染 　　明确感染 　　不明原因发热 　　肺部结节（肺炎） 　　PPD 阳性（结核病）	1
炎症性肠病 　　克罗恩病 　　溃疡性结肠炎	1	消化性溃疡 　　胃溃疡 　　十二指肠溃疡	2
糖尿病 　　糖尿病 　　糖皮质激素诱发的糖尿病 高血糖	1	肾脏疾病 　　血清肌酐水平 　　目前接受透析 　　既往肾移植史	2
脑血管疾病 　　短暂性脑缺血发作 　　蛛网膜下腔出血 　　脑血栓 　　脑梗死 　　脑出血	1	肺部疾病 　　一氧化碳弥散功能异常 　　用力肺活量异常 　　气短（活动性） 　　气短（休息时） 　　有吸氧需求	2～3
肝脏合并症 　　胆红素异常 　　谷草转氨酶异常 　　谷丙转氨酶异常 　　乙型肝炎 　　丙型肝炎 　　肝硬化	1～3	心脏瓣膜疾病 　　瓣膜狭窄 　　瓣膜关闭不全 　　人工瓣膜 　　有症状的二尖瓣脱垂	3
精神心理障碍 　　抑郁症 　　焦虑	1	既往实体瘤病史	3
		年龄≥40 岁	1
		肥胖（根据 BMI）	1

　　本总结根据造血细胞移植（HCT）合并症指数计算器编写（http://www.hctci.org/）。PPD：结核菌素纯蛋白衍生物

镰状细胞贫血，尤其是反复造成肺血管栓塞时，可导致限制性肺病、阻塞性肺病以及呼吸衰竭的发生[54]。这些患者中高血压的发生率高达30%[55-56]，因此在接受 HSCT 前需要进行全面的评估。

地中海贫血 患者的心脏并发症风险更高。慢性血管内溶血以及长期输注红细胞可导致心肌内铁沉积，尤其是对于不遵医嘱进行螯合治疗的患者。这可以导致限制型心肌病、扩张型心肌病及心律失常的发生。另外，长期慢性溶血、高输出状态、组织缺氧以及脾切除的促凝效应都可导致此类患者出现肺动脉高压[57]。同时，地中海贫血患者因铁含量过高可导致严重的肝损害，并可影响同种异体造血干细胞移植的效果[32,58]。还有研究报道，在 400 名接受 HSCT 的患者中，8 名患者在移植前准备或移植后 1 个月内出现了急性心脏压塞，其中 6 人死亡[59]。

淀粉样变患者 常有心脏淀粉样蛋白的沉积，可导致其出现心肌病、充血性心力衰竭、冠心病、心脏瓣膜疾病或心律失常[60]。以前轻链型（AL）淀粉样变患者的移植相关死亡率（TRM）可高达 15%～43%[61-62]。淀粉样变患者是 HSCT 后出现心脏并发症的高危人群。近年来随着患者选择标准的完善及现代移植技术的改良，淀粉样变患者的移植相关死亡率有所下降。D'Souza 等比较了在 1995—2000 年、2001—2006 年及 2007—2012 年间行自体干细胞移植患者的死亡率，发现其死亡率呈下降趋势（分别为 11%～20%、5%～11% 和 2%～5%），而患者的 5 年生存率呈上升趋势（分别为 55%、61% 和 77%）[63]。另有两项研究报道移植后患者的 3 年生存率可高达 83% 与 88%[64-65]。梅奥（Mayo）心脏分级系统有助于帮助识别心脏并发症高危患者，该分级系统依据患者的心肌肌钙蛋白 T（cTnT）、N 末端 B 型利钠肽前体（NT-proBNP）的数值以及血清结合轻链和游离轻链水平的差值（FLC-diff）将患者的心脏风险分为 I～IV 级[66]。对于因有严重淀粉样变相关的心肌病而不能接受 HSCT 的患者，原位心脏移植可在 HSCT 之前进行，并可以成功完成手术[67]。

移植相关的危险因素

围移植期的心血管风险

有报道称多发性硬化及淀粉样变患者在干细胞动员或输注期间存在心血管疾病相关的死亡风险[59,68]。高剂量的环磷酰胺常用于自体造血干细胞移植患者的干细胞动员，但具有心脏毒性。在使用了环磷酰胺准备的 HSCT 患者中约有 17%～28% 的患者可出现急性心脏毒性反应，轻者仅表现为心电图的改变，而重者可出现严重的心包炎及心肌炎[69-70]。在造血干细胞移植后、中性粒细胞数量恢复之前，患者常常出现早期移植后感染。累及左心瓣膜的心内膜炎在接受 HSCT 的患者中十分罕见，但一旦发生，死亡率极高[71]。对于严重感染的患者，败血症可导致其出现多器官功能衰竭综合征并出现心肺功能失代偿[42]。

心脏移植物抗宿主病（GVHD）

心脏可以成为同种异体造血干细胞移植后 GVHD 的靶器官，但这种情况比较罕见[72-79]。心脏 GVHD 的诊断主要依据组织病理活检发现淋巴细胞浸润的证据（如果活检可行），或免疫抑制剂治疗有效。冠状动脉受累、心肌梗死、心动过缓、心肌溶解、三度房室传导阻滞、心包积液及急性心力衰竭都可与心脏 GVHD 有关。虽然心脏 GVHD 最常发生于 HSCT 后 100 天内，但在慢性 GVHD 患者中心脏症状可以更晚出现（如移植后 20 个月出现）[78]。有两篇关于心脏 GVHD 的病例报道显示这种情况是致命的[73-74]。新的回顾性分析显示，纳入的 205 名接受 HSCT 的患者中有 9 名（4.4%）在移植后 18～210 天出现了心包积液[76]，这 9 名患者中有 7 名接受了同种异体干细胞移植并发生了急性或严重的 GVHD。虽然这些患者不能明确诊断心脏 GVHD，但该研究提示其 GVHD 可能与心脏并发症相关。

造血干细胞移植晚期心血管并发症的危险因素

HSCT 的中期（移植后 3 个月至 2 年）和晚期（移植后 2 年至数十年）的心血管并发症与移植前预处理方案、移植前具有心脏毒性的化疗或纵隔放疗、慢性移植物抗宿主病及其治疗以及移植前的合并症有关[42,80]。

造血干细胞移植前具有心脏毒性的治疗

*蒽环类药物*是一类细胞周期非特异性化疗药（如多柔比星、柔红霉素和米托蒽醌），其心脏毒性早已被发现[40-41]。蒽环类药物剂量增加可造成左心室收缩功能下降及充血性心力衰竭发生风险升高（见表 6.10）[41,81]。应特别注意的是，心功能损害可以在使用蒽环类药物后立即出现，也可在之后 1 年甚至 10～20 年内出现[82-83]。

*既往接受过纵隔或胸部放疗*的年轻霍奇金淋巴瘤患者及早期乳腺癌患者可出现的心血管并发症包括心包炎、心肌纤维化、冠心病、瓣膜异常及心脏传导紊乱（见表 6.10）[40]。心血管疾病是造成霍奇金淋巴瘤长期生存者并发症及非复发性死亡的首要原因。接受过纵隔放疗及蒽环类药物治疗的霍奇金淋巴瘤生存者中，充血性心力衰竭的发生率可高达 7.9%，其心血管疾病的发生风险相比于普通人群增高了 3～5 倍[84]。

*羟氯喹*常用于疟疾、系统性红斑狼疮及类风湿关节炎的长期治疗，其可

能造成的心脏毒性包括心脏传导紊乱、限制型心肌病及房室传导阻滞[85]。目前还没有关于羟氯喹对接受 HSCT 患者的心脏风险影响的研究，但我们认为长期接受羟氯喹治疗可能会增加其心脏并发症的发生风险，尤其是对于系统性红斑狼疮的患者，因为其潜在的心功能不全可能会恶化，因此需慎重考虑患者是否适合接受 HSCT 治疗及所要采取的监测策略。

同种异体造血干细胞移植与慢性移植物抗宿主病

一项纳入了 265 名接受 HSCT 治疗的长期生存者的回顾性分析显示，其中 22% 的患者都发生过心血管事件（译者注：原文有误，应为动脉血管事件）（如脑血管疾病、冠心病或外周动脉疾病）[35]。接受同种异体造血干细胞移植患者的心血管风险要高于接受自体造血干细胞移植的患者（分别为 6.8% 和 2.1%）。有学者提出 GVHD 造成的持续性血管炎症反应及内皮细胞死亡可以导致粥样硬化的发生，从而使接受 HSCT 后发生 GVHD 的长期生存者有更高的心血管事件发生风险[42]。尽管 18 名接受同种异体造血干细胞移植并发生心血管事件的患者中，有 14 名出现了明显的急性和（或）慢性 GVHD，但该病和心血管疾病之间并无统计学上的显著相关性。需要特别注意的是，内皮细胞损伤常发生于同种异体及自体造血干细胞移植后的 21 天内，加上患者的其他心血管危险因素可导致其晚期心血管并发症的风险增加[86-88]。

代谢综合征与心血管风险

代谢综合征包括肥胖、胰岛素抵抗、葡萄糖耐量异常、血脂异常和高血压，在普通人群及 HSCT 生存者中发生率逐年增高。代谢综合征可导致 2 型糖尿病及心血管疾病的发生风险增高[89-90]。接受 HSCT 的患者相比于健康对照人群及未接受 HSCT 的患者来说，其高胰岛素血症、葡萄糖耐量异常、高三酰甘油（甘油三酯）血症、低高密度脂蛋白胆固醇血症及腹型肥胖的发生率更高[91]。新近的研究显示，接受 HSCT 的生存者相比于其对照同胞来说，发生糖尿病及高血压的风险更高[92]。另一大规模调查研究使用了国家健康与营养评估调查的数据，将接受 HSCT 的生存者与健康对照进行比较，发现其具有更高风险发生心肌病（分别为 4.0% 及 2.6%）、卒中（分别为 4.8% 及 3.3%）、血脂异常（分别为 33.9% 及 22.3%）和糖尿病（分别为 14.3% 和 11.7%），但发生高血压的风险无显著差异[93]。肥胖及不良饮食与血脂异常和糖尿病的风险增高相关，提示生活方式是影响 HSCT 后心血管风险的重要因素。那些坚持以推荐的健康方式生活的患者，HSCT 后心血管事件发生风险更低[93]。值得注意的是需要具备至少 2 项心血管危险因素（即高血压、糖尿病、血脂异常、肥胖），HSCT 后心血管事件的风险才有显著增加[35]。

高龄

患者接受 HSCT 时的年龄与其并发症和死亡的发生风险相关。有研究显示，在 1989—1997 年间因慢性髓系白血病接受同种异体造血干细胞移植的患者中，40 岁及以上的患者相比于 20～40 岁及 20 岁以下的患者而言发生移植相关死亡的风险更高[94]。更新的研究也表明，在 1997—2005 年因急性髓系白血病、急性淋巴细胞白血病或骨髓增生异常综合征接受同种异体造血干细胞移植的患者中，40 岁及以上的患者发生死亡的风险显著升高（HR＝1.8；P＝0.001）[95]。Tichelli 等专门研究了 HSCT 后患者年龄对心血管并发症（译者注：原文有误，应为动脉血管并发症）（如脑血管疾病、冠心病及外周动脉疾病）发生风险的影响，发现 20 岁以下、20～40 岁及 40～60 岁患者的移植后 20 年血管并发症累计发生率分别为 8.7%、20.2% 及 50.1%[35]。

造血干细胞移植患者心血管并发症的预防、监测与治疗

移植前评估

慎重选择适合 HSCT 的患者，这一点对于预防移植后心血管并发症十分关键。在 HSCT 前，所有的患者均需要进行全面临床检查，包括评估最近有无胸痛、呼吸困难、心悸及晕厥。所有患者均需询问有无心血管疾病、心血管事件及其危险因素（如家族性危险因素、高血压、糖尿病与不良生活方式）的病史，并询问其有无心脏毒性治疗（如环磷酰胺、蒽环类药物及放疗）接触史。可通过胸部 X 线、心电图（ECG）和超声心动图（ECHO）检查评估其心脏功能。心脏风险可以通过患者是否有心肌病、心力衰竭、冠心病、高血压、心律失常、晕厥及 QTc 延长（＞500 ms）来评估[96]。

高危患者的评估

有明显心脏异常或心血管事件病史的高危患者在接受 HSCT 前需咨询心脏科或肿瘤心脏病学专家并做进一步检查 [如 NT-proBNP、超声心动图、24 h 动态心电监测和（或）运动负荷试验]（见图 6.4）。除了进行直接心血管风险筛查外，患者如患有能够增加心血管风险的疾病也应做进一步检查并评估该疾病的严重程度。比如系统性硬化症、系统性红斑狼疮或淀粉样变的患者应进行肾功能检查，包括肾小球滤过率[48]。国际指南建议系统性硬化且伴有肺动脉压升高（＞50 mmHg）、严重心肌病 [心室射血分数下降超过 50% 和（或）未控制的心律失常]、肺部疾病或胃肠道受累的高危患者不适合接受

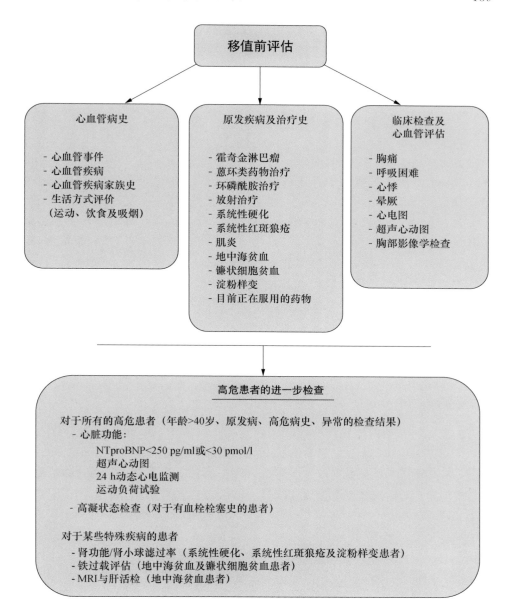

图 6.4 造血干细胞移植前心脏评估流程图

HSCT[47]。淀粉样变患者如其心脏射血分数不低于 40% 且不伴胸腔积液、心力衰竭、无法控制的心律失常或高血压（舒张压≥90 mmHg），则可以进行 HSCT[97]。所有地中海贫血和镰状细胞贫血的患者均需进行铁过载评估。这些患者可因其原发病或长期多次输注红细胞导致其发生血色病。评估铁过载的第 1 步是检测患者血浆铁蛋白及转铁蛋白饱和度，随后可行无创性肝 MRI

的 T2 * 检查以进一步明确诊断[98-99]。心脏 MRI 的 T2 * ＜20 ms 可支持心脏铁过载的诊断。如果还需进一步诊断可行肝活检，如肝组织铁含量＞2 mg/g 则支持铁过载的诊断[100]。

移植前的心脏干预

对于一些患者而言，HSCT 是其存活的唯一希望，这时 HSCT 的获益将超过其带来的心脏风险。比如对于高危的初步得到缓解的急性髓系白血病患者，其治愈的唯一方式是进行同种异体造血干细胞移植，只要其心脏风险可以得到控制和治疗，患者就应该接受移植，因为移植是其治愈的唯一希望。然而，对于其他患者而言，如其有心血管危险因素则应该推迟造血干细胞移植并通过治疗以改善这些危险因素。比如，多发性骨髓瘤患者如需接受自体干细胞移植作为挽救治疗的一部分，则应在移植前通过药物治疗以达到理想的心脏功能。使用药物改善患者的心血管危险因素（如糖尿病、高血压、高脂血症及吸烟）、纠正射血分数下降及心律失常时应该遵从心脏科或肿瘤心脏病学专家的指导并严格按照标准方式进行。需要在移植前接受冠状动脉血管成形术的患者应使用裸金属支架并进行 30 天的双联抗血小板治疗[101]。

预防措施

有多部指南指导接受 HSCT 的高危患者心血管事件的预防。对于接受自体造血干细胞移植的淀粉样变患者，在造血干细胞动员阶段应使用粒细胞集落刺激因子（G-CSF）以预防环磷酰胺的细胞毒性作用。同样对于高危患者在预处理阶段应选用低强度处理方案（如仅使用美法仑）[62]。对于地中海贫血或多次接受输血的患者应监测其铁过载情况（如单位干重肝组织含铁量＞7 mg/g 或血清铁蛋白＞1000～2000 μg/L），并通过反复静脉切开术或螯合剂治疗以降低心肌中的铁沉积[102]。癌症（如霍奇金淋巴瘤和乳腺癌）长期生存者如在放疗后出现了心脏瓣膜疾病则需要预防性治疗以避免发生心内膜炎[103]。

移植前与围移植期并发症的监测

所有患者在干细胞动员、预处理和干细胞输注阶段应该格外注意监测其体液平衡。许多常用药物，包括止吐药及抗生素都可导致 QT 间期延长，从而增加心动过速及猝死的风险[104]。在整个 HSCT 过程中应仔细检查患者用药及注意潜在的药物相互作用。对于 QT 间期处于临界值或延长的患者应换用对 QT 间期影响较小的药物，但如果不能实现，也应 1 周内复查心电图。一些患者可能需要接受包含高剂量环磷酰胺的预处理治疗，这种情况下应密切监测患者心电图及利钠肽（BNP）水平[80]。BNP 在心脏负荷刺激时由心室产生，血浆 BNP 水平与心功能呈负相关。研究发现接受 HSCT 患者的血浆 BNP 水平上升与其左心室功能受损相关[105]。外周血中 BNP 水平通常在临床症状出现前的数天至数周内升高，表明 BNP 水平对 HSCT 患者的心血管事件具有预测价值。另一项研究发现 BNP 水平是淀粉样变患者心肌功能异常的指标，这也支持了上述假说[106]。接受 HSCT 后出现 GVHD 的患者应该密切监测以应对心律失常及心包积液的出现[42]。

晚期并发症的监测与检查

HSCT 后长期生存者的筛查及预防指南已经问世[42,80,107]。所有接受 HSCT 的患者应每年随访 1 次并评估其心血管疾病病史及上次随访后生活方式的改变。应进行完整的临床评估，并重点关注患者心血管治疗的依从性，及时发现新的心血管危险因素（如血脂异常）。高危患者可能需要进一步接受运动耐量测试、超声心动图、24 h 动态心电监测，以及血管疾病的放射学及超声学评估。对于接受自体造血干细胞移植的患者推荐每年随访 1 次，并持续 10 年时间，但根据患者的年龄、临床主诉及病史可能需要更长时间随访。接受同种异体造血干细胞移植的患者需要每年随访 1 次并持续终身，随访内容包括临床评估及筛查既有的心血管危险因素。地中海贫血患者接受造血干细胞移植后每年至少需要进行 1 次铁过载评估，直到不需输血为止。

造血干细胞移植后的治疗干预

HSCT 后的患者使用血管紧张素转化酶抑制剂（ACEI）可能会降低蒽环类药物导致的充血性心力衰竭的发生率，其机制可能与 ACEI 能够降低左心室收缩末期的室壁张力有关[108]。尽管使用 ACEI 的长期效果还有争议，但这些初步结果为未来的研究奠定了基础[109-110]。HSCT 患者如出现不能解释的心律失常、冠心病或多发性浆膜腔积液时，需要考虑是否由 GVHD 导致。这些患者应在专科诊所，最好是在 HSCT 长期随访诊所进行 GVHD 的评估。如果确诊，患者应接受标准化治疗并在心脏科或肿瘤心脏病学专家指导下密切监护。最后，对于患者既往心血管疾病，如高血压、糖尿病及血脂异常进行有效的管理，对于降低 HSCT 合并症相关的心血管风险具有关键作用。医生应与长期生存者讨论其生活方式的危险因素（如不良饮食、久坐的习惯和吸烟），并鼓励患者选择健康的生活方式以降低心血管疾病风险[42,107]。

参考文献

1. Goldman L, Caldera DL, Nussbaum SR, et al. Multifactorial index of cardiac risk in noncardiac surgical procedures. N Engl J Med. 1977;297:845–50.

2. Lee TH, Marcantonio ER, Mangione CM, et al. Derivation and prospective validation of a simple index for prediction of cardiac risk of major noncardiac surgery. Circulation. 1999;100(10):1043–9.

3. Fleisher LA, Fleischman KE, Auerbach AD, et al. 2014 ACC/AHA guideline on preoperative cardiac evaluation and management of patients undergoing noncardiac surgery. J Am Coll Cardiol. 2014;64(22):e77–137.

4. Girish M, Trayner Jr E, Dammann O, et al. Symptom-limited stair climbing as a predictor of postoperative cardiopulmonary complications after high-risk surgery. Chest. 2001;120(4):1147.

5. Xu-Cai YO, Brotman DJ, Philips CO, et al. Outcomes of patients with stable heart failure undergoing elective noncardiac surgery. Mayo Clin Proc. 2008;83:280–8.

6. Brown KA, Rowen M. Extent of jeopardized myocardium determined by myocardial perfusion imaging best predicts perioperative cardiac events in patients undergoing noncardiac surgery. J Am Coll Cardiol. 1993;21:325–30.

7. McFalls MO, et al. Coronary-artery revascularization before elective major vascular surgery. N Engl J Med. 2004;351:2795–804.

8. Devereaux PJ, Yang H, Guyatt GH, et al. Rationale, design, and organization of the PeriOperative Ischemic Evaluation (POISE) trial: a randomized controlled trial of metoprolol versus placebo in patients undergoing noncardiac surgery. Am Heart J. 2006;152:223–30.

9. Lindenauer PK, Pekow P, Wang K, et al. Perioperative beta-blocker therapy and mortality after major noncardiac surgery. N Engl J Med. 2005;353:349–61.

10. Shammash JB, Trost JC, Gold JM, et al. Perioperative beta-blocker withdrawal and mortality in vascular surgical patients. Am Heart J. 2001;141:148–53.

11. Viana de Freitas E, Batlouni M, Gamarsky R. Heart failure in the elderly. J Geriatr Cardiol. 2012;9:101–7.

12. Detsky AS, Abrams HB, McLaughlin JR, et al. Predicting cardiac complications in patients undergoing non-cardiac surgery. J Gen Intern Med. 1986;1:211–9.

13. Karthikeyan G, Moncur RA, Levine O, et al. Is a pre-operative brain natriuretic peptide or N-terminal pro–B-type natriuretic peptide measurement an independent predictor of adverse cardiovascular outcomes within 30 days of noncardiac surgery? A systematic review and meta-analysis of observational studies. J Am Coll Cardiol. 2009;54:1599–606.

14. Eveborn GW, Schirmer H, Heggelund G, et al. The evolving epidemiology of valvular aortic stenosis. the Tromsøstudy. Heart. 2013;99:396–400.

15. Nishimura RA, Otto CM, Bonow RO, et al. 2014 ACC/AHA guideline for the management of patients with valvular heart disease. Circulation. 2014;129:2440–92.

16. Desnoyers MR, Isner JM, Pandian NG, et al. Clinical and noninvasive hemodynamic results after aortic balloon valvuloplasty for aortic stenosis. Am J Cardiol. 1988;62:1078–84.

17. Badheka AO, Patel NJ, Singh V, et al. Percutaneous aortic balloon valvotomy in the United States: a 13-year perspective. Am J Med. 2014;127:744–53.

18. Lieberman EB, Bashore TM, Hermiller JB, et al. Balloon aortic valvuloplasty in adults: failure of procedure to improve long-term survival. J Am Coll Cardiol. 1995;26:1522–8.

19. Leon MB, Smith CR, Mack M, et al. Transcatheter aortic-valve implantation for aortic stenosis in patients who cannot undergo surgery. N Engl J Med. 2010;363:1597–607.

20. Seckeler MD, Hoke TR. The worldwide epidemiology of acute rheumatic fever and rheumatic heart disease. Clin Epidemiol. 2011;3:67–84.

21. Shulman ST, Stollerman G, Beall B, et al. Temporal changes in streptococcal m protein types

and the near-disappearance of acute rheumatic fever in the United States. Clin Infect Dis. 2006;42:441–7.

22. Lai HC, Lai HC, Lee WL, Wang KY, et al. Mitral regurgitation complicates postoperative outcome of noncardiac surgery. Am Heart J. 2007;153:712–7.

23. Devereaux PJ, Mrkobrada M, Sessler DI, et al. Aspirin in patients undergoing noncardiac surgery. N Engl J Med. 2014;370:1494–503.

24. National Hospital Discharge Survey: 2010 table, Procedures by selected patient characteristics—number by procedure category and age. 30 June 2015. Available from: http://www.cdc.gov/nchs/fastats/inpatient-surgery.htm.

25. Hawn MT, Graham L, Richman J, et al. The incidence and timing of noncardiac surgery after cardiac stent implantation. J Am Coll Cardiol. 2012;214:658–66.

26. Kałuza GL, Joseph J, Lee JR, Raizner ME, et al. Catastrophic outcomes of noncardiac surgery soon after coronary stenting. J Am Coll Cardiol. 2000;35:1288–94.

27. Gage BF, Waterman AD, Shannon W, et al. Validation of clinical classification schemes for predicting stroke: results from the National Registry of Atrial Fibrillation. JAMA. 2001;285:2864–70.

28. Lip GY, Nieuwlaat R, Pisters R, et al. Refining clinical risk stratification for predicting stroke and thromboembolism in atrial fibrillation using a novel risk factor-based approach: the Euro Heart Survey on atrial fibrillation. Chest. 2010;137:263–72.

29. Ruel M, Masters RG, Rubens FD, et al. Late incidence and determinants of stroke after aortic and mitral valve replacement. Ann Thorac Surg. 2004;78:77–83.

30. Kearon C, Akl EA, Comerota AJ, et al. Antithrombotic therapy for VTE disease: Antithrombotic Therapy and Prevention of Thrombosis, 9th ed: American College of Chest Physicians Evidence-Based Clinical Practice Guidelines. Chest. 2012;141:e419S–94.

31. Crossley GH, Poole JE, Rozner MA, et al. The Heart Rhythm Society (HRS)/American Society of Anesthesiologists (ASA) Expert Consensus Statement on the perioperative management of patients with implantable defibrillators, pacemakers and arrhythmia monitors: facilities and patient management this document was developed as a joint project with the American Society of Anesthesiologists (ASA), and in collaboration with the American Heart Association (AHA), and the Society of Thoracic Surgeons (STS). Heart Rhythm. 2011;8:1114–54.

32. Murdych T, Weisdorf DJ. Serious cardiac complications during bone marrow transplantation at the University of Minnesota, 1977–1997. Bone Marrow Transplant. 2001;28:283–7.

33. Bhatia S, Robison LL, Francisco L, Carter A, Liu Y, Grant M, et al. Late mortality in survivors of autologous hematopoietic-cell transplantation: report from the Bone Marrow Transplant Survivor Study. Blood. 2005;105:4215–22.

34. Bhatia S, Francisco L, Carter A, Sun CL, Baker KS, Gurney JG, et al. Late mortality after allogeneic hematopoietic cell transplantation and functional status of long-term survivors: report from the Bone Marrow Transplant Survivor Study. Blood. 2007;110:3784–92.

35. Tichelli A, Bucher C, Rovo A, Stussi G, Stern M, Paulussen M, et al. Premature cardiovascular disease after allogeneic hematopoietic stem-cell transplantation. Blood. 2007;110:3463–71.

36. Brunstein CG, Fuchs EJ, Carter SL, Karanes C, Costa LJ, Wu J, et al. Alternative donor transplantation after reduced intensity conditioning: results of parallel phase 2 trials using partially HLA-mismatched related bone marrow or unrelated double umbilical cord blood grafts. Blood. 2011;118:282–8.

37. Artucio H, Digenio A, Pereyra M. Left ventricular function during sepsis. Crit Care Med. 1989;17:323–7.

38. Glauser MP, Zanetti G, Baumgartner JD, Cohen J. Septic shock: pathogenesis. Lancet. 1991;338:732–6.

39. Carver JR, Shapiro CL, Ng A, Jacobs L, Schwartz C, Virgo KS, et al. American Society of Clinical Oncology clinical evidence review on the ongoing care of adult cancer survivors:

cardiac and pulmonary late effects. J Clin Oncol. 2007;25:3991–4008.

40. Curigliano G, Cardinale D, Suter T, Plataniotis G, de Azambuja E, Sandri MT, et al. Cardiovascular toxicity induced by chemotherapy, targeted agents and radiotherapy: ESMO Clinical Practice Guidelines. Ann Oncol. 2012;23 Suppl 7:vii155–66.

41. Lefrak EA, Pitha J, Rosenheim S, Gottlieb JA. A clinicopathologic analysis of adriamycin cardiotoxicity. Cancer. 1973;32:302–14.

42. Tichelli A, Bhatia S, Socie G. Cardiac and cardiovascular consequences after haematopoietic stem cell transplantation. Br J Haematol. 2008;142:11–26.

43. Sorror ML, Maris MB, Storb R, Baron F, Sandmaier BM, Maloney DG, et al. Hematopoietic cell transplantation (HCT)-specific comorbidity index: a new tool for risk assessment before allogeneic HCT. Blood. 2005;106:2912–9.

44. Mukerjee D, St George D, Coleiro B, Knight C, Denton CP, Davar J, et al. Prevalence and outcome in systemic sclerosis associated pulmonary arterial hypertension: application of a registry approach. Ann Rheum Dis. 2003;62:1088–93.

45. Rosen O, Massenkeil G, Hiepe F, Pest S, Hauptmann S, Radtke H, et al. Cardiac death after autologous stem cell transplantation (ASCT) for treatment of systemic sclerosis (SSc): no evidence for cyclophosphamide-induced cardiomyopathy. Bone Marrow Transplant. 2001;27:657–8.

46. Tyndall A, Passweg J, Gratwohl A. Haemopoietic stem cell transplantation in the treatment of severe autoimmune diseases 2000. Ann Rheum Dis. 2001;60:702–7.

47. Binks M, Passweg JR, Furst D, McSweeney P, Sullivan K, Besenthal C, et al. Phase I/II trial of autologous stem cell transplantation in systemic sclerosis: procedure related mortality and impact on skin disease. Ann Rheum Dis. 2001;60:577–84.

48. Saccardi R, Tyndall A, Coghlan G, Denton C, Edan G, Emdin M, et al. Consensus statement concerning cardiotoxicity occurring during haematopoietic stem cell transplantation in the treatment of autoimmune diseases, with special reference to systemic sclerosis and multiple sclerosis. Bone Marrow Transplant. 2004;34:877–81.

49. Yoshida S, Katayama M. Pulmonary hypertension in patients with connective tissue diseases. Nihon Rinsho. 2001;59:1164–7.

50. Law WG, Thong BY, Lian TY, Kong KO, Chng HH. Acute lupus myocarditis: clinical features and outcome of an oriental case series. Lupus. 2005;14:827–31.

51. Mandell BF. Cardiovascular involvement in systemic lupus erythematosus. Semin Arthritis Rheum. 1987;17:126–41.

52. Winslow TM, Ossipov MA, Fazio GP, Simonson JS, Redberg RF, Schiller NB. Five-year follow-up study of the prevalence and progression of pulmonary hypertension in systemic lupus erythematosus. Am Heart J. 1995;129:510–5.

53. Loh Y, Oyama Y, Statkute L, Traynor A, Satkus J, Quigley K, et al. Autologous hematopoietic stem cell transplantation in systemic lupus erythematosus patients with cardiac dysfunction: feasibility and reversibility of ventricular and valvular dysfunction with transplant-induced remission. Bone Marrow Transplant. 2007;40:47–53.

54. Santoli F, Zerah F, Vasile N, Bachir D, Galacteros F, Atlan G. Pulmonary function in sickle cell disease with or without acute chest syndrome. Eur Respir J. 1998;12:1124–9.

55. Ataga KI, Sood N, De Gent G, Kelly E, Henderson AG, Jones S, et al. Pulmonary hypertension in sickle cell disease. Am J Med. 2004;117:665–9.

56. Gladwin MT, Sachdev V, Jison ML, Shizukuda Y, Plehn JF, Minter K, et al. Pulmonary hypertension as a risk factor for death in patients with sickle cell disease. N Engl J Med. 2004;350:886–95.

57. Coghlan JG, Handler CE, Kottaridis PD. Cardiac assessment of patients for haematopoietic stem cell transplantation. Best Pract Res Clin Haematol. 2007;20:247–63.

58. Lucarelli G, Galimberti M, Polchi P, Angelucci E, Baronciani D, Giardini C, et al. Bone marrow transplantation in patients with thalassemia. N Engl J Med. 1990;322:417–21.

59. Angelucci E, Mariotti E, Lucarelli G, Baronciani D, Cesaroni P, Durazzi SM, et al. Sudden

cardiac tamponade after chemotherapy for marrow transplantation in thalassaemia. Lancet. 1992;339:287–9.

60. Kholova I, Niessen HW. Amyloid in the cardiovascular system: a review. J Clin Pathol. 2005;58:125–33.

61. Moreau P, Leblond V, Bourquelot P, Facon T, Huynh A, Caillot D, et al. Prognostic factors for survival and response after high-dose therapy and autologous stem cell transplantation in systemic AL amyloidosis: a report on 21 patients. Br J Haematol. 1998;101:766–9.

62. Sanchorawala V, Wright DG, Seldin DC, Dember LM, Finn K, Falk RH, et al. An overview of the use of high-dose melphalan with autologous stem cell transplantation for the treatment of AL amyloidosis. Bone Marrow Transplant. 2001;28:637–42.

63. D'Souza A, Dispenzieri A, Wirk B, Zhang MJ, Huang J, Gertz MA, et al. Improved outcomes after autologous hematopoietic cell transplantation for light chain amyloidosis: a center for international blood and marrow transplant research study. J Clin Oncol. 2015.

64. Girnius S, Seldin DC, Meier-Ewert HK, Sloan JM, Quillen K, Ruberg FL, et al. Safety and efficacy of high-dose melphalan and auto-SCT in patients with AL amyloidosis and cardiac involvement. Bone Marrow Transplant. 2014;49:434–9.

65. Kongtim P, Qazilbash MH, Shah JJ, Hamdi A, Shah N, Bashir Q, et al. High-dose therapy with auto-SCT is feasible in high-risk cardiac amyloidosis. Bone Marrow Transplant. 2015;50:668–72.

66. Kumar S, Dispenzieri A, Lacy MQ, Hayman SR, Buadi FK, Colby C, et al. Revised prognostic staging system for light chain amyloidosis incorporating cardiac biomarkers and serum free light chain measurements. J Clin Oncol. 2012;30:989–95.

67. Davis MK, Kale P, Liedtke M, Schrier S, Arai S, Wheeler M, et al. Outcomes after heart transplantation for amyloid cardiomyopathy in the modern era. Am J Transplant. 2015;15:650–8.

68. Saba N, Sutton D, Ross H, Siu S, Crump R, Keating A, et al. High treatment-related mortality in cardiac amyloid patients undergoing autologous stem cell transplant. Bone Marrow Transplant. 1999;24:853–5.

69. Goldberg MA, Antin JH, Guinan EC, Rappeport JM. Cyclophosphamide cardiotoxicity: an analysis of dosing as a risk factor. Blood. 1986;68:1114–8.

70. Gottdiener JS, Appelbaum FR, Ferrans VJ, Deisseroth A, Ziegler J. Cardiotoxicity associated with high-dose cyclophosphamide therapy. Arch Intern Med. 1981;141:758–63.

71. Kuruvilla J, Forrest DL, Lavoie JC, Nantel SH, Shepherd JD, Song KW, et al. Characteristics and outcome of patients developing endocarditis following hematopoietic stem cell transplantation. Bone Marrow Transplant. 2004;34:969–73.

72. Gilman AL, Kooy NW, Atkins DL, Ballas Z, Rumelhart S, Holida M, et al. Complete heart block in association with graft-versus-host disease. Bone Marrow Transplant. 1998;21:85–8.

73. Platzbecker U, Klingel K, Thiede C, Freiberg-Richter J, Schuh D, Ehninger G, et al. Acute heart failure after allogeneic blood stem cell transplantation due to massive myocardial infiltration by cytotoxic T cells of donor origin. Bone Marrow Transplant. 2001;27:107–9.

74. Prevost D, Taylor G, Sanatani S, Schultz KR. Coronary vessel involvement by chronic graft-versus-host disease presenting as sudden cardiac death. Bone Marrow Transplant. 2004;34:655–6.

75. Rackley C, Schultz KR, Goldman FD, Chan KW, Serrano A, Hulse JE, et al. Cardiac manifestations of graft-versus-host disease. Biol Blood Marrow Transplant. 2005;11:773–80.

76. Rhodes M, Lautz T, Kavanaugh-Mchugh A, Manes B, Calder C, Koyama T, et al. Pericardial effusion and cardiac tamponade in pediatric stem cell transplant recipients. Bone Marrow Transplant. 2005;36:139–44.

77. Seber A, Khan SP, Kersey JH. Unexplained effusions: association with allogeneic bone marrow transplantation and acute or chronic graft-versus-host disease. Bone Marrow Transplant. 1996;17:207–11.

78. Toren A, Nagler A. Massive pericardial effusion complicating the course of chronic graft-

versus-host disease (cGVHD) in a child with acute lymphoblastic leukemia following allogeneic bone marrow transplantation. Bone Marrow Transplant. 1997;20:805–7.

79. Ueda T, Manabe A, Kikuchi A, Yoshino H, Ebihara Y, Ishii T, et al. Massive pericardial and pleural effusion with anasarca following allogeneic bone marrow transplantation. Int J Hematol. 2000;71:394–7.

80. Tichelli A, Passweg J, Wojcik D, Rovo A, Harousseau JL, Masszi T, et al. Late cardiovascular events after allogeneic hematopoietic stem cell transplantation: a retrospective multicenter study of the Late Effects Working Party of the European Group for Blood and Marrow Transplantation. Haematologica. 2008;93:1203–10.

81. Jensen BV, Skovsgaard T, Nielsen SL. Functional monitoring of anthracycline cardiotoxicity: a prospective, blinded, long-term observational study of outcome in 120 patients. Ann Oncol. 2002;13:699–709.

82. Grenier MA, Lipshultz SE. Epidemiology of anthracycline cardiotoxicity in children and adults. Semin Oncol. 1998;25:72–85.

83. Lipshultz SE, Lipsitz SR, Sallan SE, Dalton VM, Mone SM, Gelber RD, et al. Chronic progressive cardiac dysfunction years after doxorubicin therapy for childhood acute lymphoblastic leukemia. J Clin Oncol. 2005;23:2629–36.

84. Aleman BM, van den Belt-Dusebout AW, De Bruin ML, van't Veer MB, Baaijens MH, de Boer JP, et al. Late cardiotoxicity after treatment for Hodgkin lymphoma. Blood. 2007;109:1878–86.

85. Tonnesmann E, Kandolf R, Lewalter T. Chloroquine cardiomyopathy—a review of the literature. Immunopharmacol Immunotoxicol. 2013;35:434–42.

86. Palomo M, Diaz-Ricart M, Carbo C, Rovira M, Fernandez-Aviles F, Escolar G, et al. The release of soluble factors contributing to endothelial activation and damage after hematopoietic stem cell transplantation is not limited to the allogeneic setting and involves several pathogenic mechanisms. Biol Blood Marrow Transplant. 2009;15:537–46.

87. Palomo M, Diaz-Ricart M, Carbo C, Rovira M, Fernandez-Aviles F, Martine C, et al. Endothelial dysfunction after hematopoietic stem cell transplantation: role of the conditioning regimen and the type of transplantation. Biol Blood Marrow Transplant. 2010;16:985–93.

88. Woywodt A, Scheer J, Hambach L, Buchholz S, Ganser A, Haller H, et al. Circulating endothelial cells as a marker of endothelial damage in allogeneic hematopoietic stem cell transplantation. Blood. 2004;103:3603–5.

89. Ford ES, Giles WH, Dietz WH. Prevalence of the metabolic syndrome among US adults: findings from the third National Health and Nutrition Examination Survey. JAMA. 2002;287:356–9.

90. Talvensaari KK, Lanning M, Tapanainen P, Knip M. Long-term survivors of childhood cancer have an increased risk of manifesting the metabolic syndrome. J Clin Endocrinol Metab. 1996;81:3051–5.

91. Taskinen M, Saarinen-Pihkala UM, Hovi L, Lipsanen-Nyman M. Impaired glucose tolerance and dyslipidaemia as late effects after bone-marrow transplantation in childhood. Lancet. 2000;356:993–7.

92. Baker KS, Ness KK, Steinberger J, Carter A, Francisco L, Burns LJ, et al. Diabetes, hypertension, and cardiovascular events in survivors of hematopoietic cell transplantation: a report from the bone marrow transplantation survivor study. Blood. 2007;109:1765–72.

93. Chow EJ, Baker KS, Lee SJ, Flowers ME, Cushing-Haugen KL, Inamoto Y, et al. Influence of conventional cardiovascular risk factors and lifestyle characteristics on cardiovascular disease after hematopoietic cell transplantation. J Clin Oncol. 2014;32:191–8.

94. Gratwohl A, Hermans J, Goldman JM, Arcese W, Carreras E, Devergie A, et al. Risk assessment for patients with chronic myeloid leukaemia before allogeneic blood or marrow transplantation. Chronic Leukemia Working Party of the European Group for Blood and Marrow Transplantation. Lancet. 1998;352:1087–92.

95. Armand P, Kim HT, Cutler CS, Ho VT, Koreth J, Ritz J, et al. A prognostic score for patients

with acute leukemia or myelodysplastic syndromes undergoing allogeneic stem cell transplantation. Biol Blood Marrow Transplant. 2008;14:28–35.

96. Herrmann J, Lerman A, Sandhu NP, Villarraga HR, Mulvagh SL, Kohli M. Evaluation and management of patients with heart disease and cancer: cardio-oncology. Mayo Clin Proc. 2014;89:1287–306.

97. Skinner M, Sanchorawala V, Seldin DC, Dember LM, Falk RH, Berk JL, et al. High-dose melphalan and autologous stem-cell transplantation in patients with AL amyloidosis: an 8-year study. Ann Intern Med. 2004;140:85–93.

98. Ooi GC, Khong PL, Chan GC, Chan KN, Chan KL, Lam W, et al. Magnetic resonance screening of iron status in transfusion-dependent beta-thalassaemia patients. Br J Haematol. 2004;124:385–90.

99. Wood JC, Otto-Duessel M, Aguilar M, Nick H, Nelson MD, Coates TD, et al. Cardiac iron determines cardiac T2*, T2, and T1 in the gerbil model of iron cardiomyopathy. Circulation. 2005;112:535–43.

100. Jensen PD. Evaluation of iron overload. Br J Haematol. 2004;124:697–711.

101. Levine GN, Bates ER, Blankenship JC, Bailey SR, Bittl JA, Cercek B, et al. 2011 ACCF/ AHA/SCAI Guideline for Percutaneous Coronary Intervention: a report of the American College of Cardiology Foundation/American Heart Association Task Force on Practice Guidelines and the Society for Cardiovascular Angiography and Interventions. Circulation. 2011;124:e574–651.

102. Rizzo JD, Wingard JR, Tichelli A, Lee SJ, Van Lint MT, Burns LJ, et al. Recommended screening and preventive practices for long-term survivors after hematopoietic cell transplantation: joint recommendations of the European Group for Blood and Marrow Transplantation, Center for International Blood and Marrow Transplant Research, and the American Society for Blood and Marrow Transplantation (EBMT/CIBMTR/ASBMT). Bone Marrow Transplant. 2006;37:249–61.

103. Friedlander AH, Sung EC, Child JS. Radiation-induced heart disease after Hodgkin's disease and breast cancer treatment: dental implications. J Am Dent Assoc. 2003;134:1615–20.

104. Yap YG, Camm AJ. Drug induced QT prolongation and torsades de pointes. Heart. 2003;89:1363–72.

105. Snowden JA, Hill GR, Hunt P, Carnoutsos S, Spearing RL, Espiner E, et al. Assessment of cardiotoxicity during haemopoietic stem cell transplantation with plasma brain natriuretic peptide. Bone Marrow Transplant. 2000;26:309–13.

106. Palladini G, Campana C, Klersy C, Balduini A, Vadacca G, Perfetti V, et al. Serum N-terminal pro-brain natriuretic peptide is a sensitive marker of myocardial dysfunction in AL amyloidosis. Circulation. 2003;107:2440–5.

107. Majhail NS, Rizzo JD, Lee SJ, Aljurf M, Atsuta Y, Bonfim C, et al. Recommended screening and preventive practices for long-term survivors after hematopoietic cell transplantation. Biol Blood Marrow Transplant. 2012;18:348–71.

108. Silber JH, Cnaan A, Clark BJ, Paridon SM, Chin AJ, Rychik J, et al. Enalapril to prevent cardiac function decline in long-term survivors of pediatric cancer exposed to anthracyclines. J Clin Oncol. 2004;22:820–8.

109. Jong P, Yusuf S, Rousseau MF, Ahn SA, Bangdiwala SI. Effect of enalapril on 12-year survival and life expectancy in patients with left ventricular systolic dysfunction: a follow-up study. Lancet. 2003;361:1843–8.

110. Lipshultz SE, Lipsitz SR, Sallan SE, Simbre 2nd VC, Shaikh SL, Mone SM, et al. Long-term enalapril therapy for left ventricular dysfunction in doxorubicin-treated survivors of childhood cancer. J Clin Oncol. 2002;20:4517–22.

第 7 章
放射治疗与心脏毒性
Radiation Therapy and Cardiotoxicity

Manisha Palta，Chang-Lung Lee，Syed Wamique Yusuf，David G. Kirsch

赵 杰 张 烨 译

引言

放射治疗是许多胸内恶性肿瘤的中长期治愈必不可少的环节。在本章，作者将概述放射治疗心脏病的流行病学，并重点关注霍奇金淋巴瘤和乳腺癌生存者的情况。心脏病的临床症状可能需要数年甚至数十年才能表现出来，因此动物模型实验可以帮助我们理解放射诱导心脏病的发病机制和细胞及分子机制，明确干预和预防的时机。最后，将针对放射治疗后患者的监测和既往有胸/乳腺肿瘤患者心脏病管理的建议进行讨论。

在实验动物中放射诱导心脏病的发病机制

电离辐射对心脏的病理作用已经在不同种类的实验动物中进行了研究，包括小鼠、大鼠、家兔和狗[1-8]。在对胸部进行单次（单次剂量≥15 Gy）或多次（累积剂量≥36 Gy）照射后，进行尸检以评估心脏的组织学变化。这些动物实验的结果显示，局部放射导致心脏不同解剖区域的时间依赖性结构损伤。在此，我们重点关注临床常见放射相关心血管问题（包括心包炎、心肌病和冠心病）发病机制的动物实验[9-10]。

心包炎

在接受 20～40 Gy 照射后，实验动物会在数日至数周内发生由炎症引起的急性心包炎[2-3,8]。虽然急性炎症可能随时间推移而消退，但是 20 个月后观察到了慢性改变，包括心包膜增厚伴有水肿、炎细胞、成纤维细胞增生和胶原沉积[5-6]。慢性心包炎的潜在机制仍不清楚，可能与继发于微血管损伤的炎症水平增高相关[11]。

心肌病

放射相关心肌病由心肌严重损伤引起，继而导致全心衰竭[9]。动物实验表明，放射会导致长期的心肌组织重构[1-3,6]。例如，一项针对放射诱导心脏病（radiation-induced heart disease，RIHD）的大型队列实验，应用新西兰白兔，将其暴露于单次剂量 20 Gy 的辐射，至 70 天后显示进行性心包纤维化、心包积液、心肌变性和弥漫性心肌纤维化[1-2]。已知放射后心肌损伤与微血管系统损伤相关，表现为微血管密度降低、内皮碱性磷酸酶局灶损失和血管性血友病因子表达增加[1,5]。另外，特定免疫细胞浸润，如肥大细胞，可能也会调节心肌变性和纤维化[12]。本章后续部分将会对微血管损伤和肥大细胞在 RIHD 中的作用进行更详细的讨论。

冠心病

流行病学研究表明，心脏接受平均 2 Gy 剂量照射的患者，10 年后患有缺血性心脏病的风险显著升高[10]。但是，放射暴露的动物实验中 RIHD 相关冠心病的报道却不常见。这可能是因为普通啮齿类动物血浆中低密度脂蛋白（LDL）水平非常低，因此对动脉粥样硬化的抵抗力相对较强[10]。

若干利用动脉粥样硬化易感动物的实验确定了放射与心血管疾病额外危险因素的关系，如高血压及高胆固醇血症[13-16]。Gabriels 和同事在高胆固醇血症及易感动脉粥样硬化的 ApoE$^{-/-}$ 小鼠中进行了 RIHD 研究，这些小鼠接受了单次剂量高达 16 Gy 的心脏局部照射。他们发现，放射损伤显著提高了炎症细胞数量，降低了微血管密度，并增加了左心室心肌血管性血友病因子的表达水平。最重要的是在 16 Gy 照射后 20 周，他们发现冠状动脉粥样硬化病变加快。有趣的是，尽管效应如此显著，20 周时在心电门控 SPECT 和超声心动图检查中仅表现出心功能指标的轻微变化[15]。这可能是存活的心肌细胞代偿放射损伤的心肌所致，在后续转归中这些小鼠可能会逐渐发展为心脏功能障碍和心力衰竭。

放射诱导心脏病的细胞与分子机制

内皮细胞

通常认为血管内皮细胞损伤是 RIHD 的潜在机制[10,17-19]。放射剂量 ≥ 2 Gy 可明显改变内皮细胞功能[10,19]。照射后，上皮细胞显著上调多种细胞黏附分子的表达，如 E-选择素、P-选择素、细胞间黏附分子 1（ICAM-1）、PECAM-1（CD31）和 CD44[10,20]。这些黏附分子表达升高促进白细胞黏附和迁移，继而引起前炎症反应[10]。

除了引起内皮细胞功能性改变之外，放射能减少心脏微血管密度，增加微血管通透性，导致体内内皮细胞死亡。若干实验使用从不同类型血管中分离出的原代内皮细胞，研究体外照射后内皮细胞死亡。结果表明，放射能够导致体外多种形式的内皮细胞死亡，包括细胞凋亡[21]、有丝分裂障碍[22]和衰老[20,22-24]。体外观察到的内皮细胞死亡谱可能受内皮细胞（物种、解剖位置等）的起源和辐射剂量的影响。而从人类不同组织分离出的内皮细胞基因表达谱也具有多样性[25]，所以心脏内皮细胞在体内如何由于放射而死亡还有待深入探索。

该领域的一个重要问题是，放射后的内皮细胞损伤是否引发心肌细胞的损伤，或是心肌细胞的损伤与内皮细胞的死亡是否独立发生。为了分析内皮细胞在体内介导放射性心脏损伤的作用，研究人员使用了基因工程小鼠[26]。例如，Lee 和同事使用了专一位点重组酶系统 Cre-loxP，来研究抑癌基因 p53 在小鼠 RIHD 模型内皮细胞损伤中的作用[11]。抑癌基因 p53 是一种转录因子，是细胞对放射应答的主要调控因子[27-29]。当面临放射暴露时，DNA 损伤应答激活而提高 p53 蛋白的表达水平，诱导多种下游信号通路的表达，这些信号通路能够调节细胞应激反应[30-31]。在全心受照射后，内皮细胞 p53 两个等位基因均缺失的小鼠与内皮细胞保留了 1 个 p53 等位基因的小鼠相比，对于放射诱导的心肌损伤更加敏感[11]。全心照射后，内皮细胞 p53 缺失的小鼠心肌局灶性微血管密度降低，导致心脏缺血和心肌坏死[11]。心肌坏死的发展会导致收缩功能障碍和心力衰竭。总而言之，这些结果不仅证明了 p53 在体内保护心脏内皮细胞免受放射损害的重要作用，还提供了确凿的遗传证据证明心肌血管系统的损伤导致心脏缺血和心肌坏死，并由此引起心脏收缩功能障碍和心力衰竭[11]。

肥大细胞

在大鼠 RIHD 模型中，心脏局部放射会引起肥大细胞浸润[32-33]，肥大细胞是组织定居前哨细胞，对免疫应答可同时进行正向和负向调控[34]。已有动物模型实验显示肥大细胞的浸润与冠状动脉粥样硬化和心肌纤维化有关[35-36]。有趣的是，肥大细胞缺陷大鼠实验发现肥大细胞在大鼠 RIHD 中起保护作用[12,37]。在心脏局部照射后，肥大细胞缺陷大鼠心功能损伤更严重，并且与同窝出生具有肥大细胞的大鼠相比，有更多的 Ⅲ 型胶原纤维沉积。这些结果表明，肥大细胞可能通过调节 Ⅲ 型胶原纤维沉积来调控放射后的心功能障碍。

以往的假设是肥大细胞可能通过激活激肽释放酶-激肽系统[37]以保护大鼠对抗 RIHD，因为肥大细胞来源的蛋白酶能够引起激肽从它们的前体激肽原中释放。为了验证这一假设，使用激肽原缺陷大鼠研究激肽释放酶-激肽通路在 RIHD 中的作用[38]。与使用了肥大细胞缺陷大鼠的实验结果相反，在局部心脏照射后，相较于具有完整激肽原的同窝出生鼠，激肽原缺陷大鼠心功能的改变没有那么严重。接受放射的激肽原缺陷大鼠也表现出 CD68 阳性巨噬细胞数量的显著减少，但是与具有完整激肽原的同窝出生鼠相比，心脏的肥大细胞数量没有明显差异。这些结果表明，肥大细胞的心脏保护效应并不是由激肽释放酶-激肽系统介导的。肥大细胞如何保护大鼠对抗 RIHD 的机制还需要进一步研究。

未来临床前研究的方向

从放射诱导心脏病动物模型中积累的数据已经显著提高了我们对与胸部或整个心脏放射相关心脏并发症发病机制的认识。但是，在局部心脏照射后的放射诱导心脏病病因方面，仍然有大量的领域未被探索，在临床中这类疾病与接受乳腺癌及肺癌治疗的患者关系更密切。随着小型实验动物影像引导下放射装置的发展，现在精确地对部分心脏进行照射已成为可能。例如，在一项概念验证实验中，Lee 和同事建立了局部心脏照射后的放射诱导心肌损伤小鼠模型[39]。他们利用了新型双源显微 CT 和 4D 显微 CT 以及纳米颗粒造影剂，对放射后小鼠的心肌血管渗透性和心功能改变进行非侵入性评估。该研究发现，局部心脏放射后的 RIHD 动物模型可以作为非侵入性成像（如超声心动图和 CT 扫描）生物标志物的发展平台，成为在严重心脏病发生之前识别癌症生存者中心脏损伤的替代指标。这些研究可能揭示了一个关键临床问题，在介导 RIHD 中，心脏整体的平均照射水平比心脏局部的高剂量照射意义更重要。最后，RIHD 动物模型的发展有可能为评估和治疗放疗诱导的心脏病提供新的方法，并改善癌症生存者的生活质量、延长他们的生命。

放疗后心脏病的流行病学

放疗能影响心脏的全部结构，导致心肌梗死（MI）、心脏瓣膜疾病、心包疾病、传导紊乱和心肌病。放射治疗与心脏毒性相关，通常与随后使用的各种化疗药物共同对心脏起到复合作用。并且，对于已知的有心脏危险因素患者，如高血压、糖尿病、吸烟以及高脂血症，与不具有已知危险因素的患者相比，患有心脏并发症的风险更高。霍奇金淋巴瘤和乳腺癌生存者的长期临床资料对 RIHD 的发病率有最佳描述。数据显示直到治疗后约 10 年，心脏病和相关致死率才会表现出来[40-42]。

霍奇金淋巴瘤生存者中的 RIHD

在霍奇金淋巴瘤（HL）中，心脏并发症似乎与放射治疗（RT）剂量和辐射野相关。从历史的角度看，自从 20 世纪 60 年代斯坦福大学发表了可靠数据后，淋巴瘤治疗一直广泛使用放疗。全淋巴结区域照射，包括经典的斗篷野（照射颈部、锁骨上和纵隔/肺门等区的膈上淋巴结区域）和倒"Y"野（包括主动脉旁、盆腔和腹股沟淋巴结），是全身化疗广泛应用前的根治性治疗手段[43]。然而随着时间的推移，全身治疗变得更加有效，因此放疗剂量得以降低。另外，放射剂量的大小随着时间的推移，由扩大的范围逐渐减小到受累的范围（对累及的解剖淋巴结区域进行照射），最近出现了局部放疗[44-47]。

在 40 岁前进行治疗的 HL 其 5 年生存者与普通人群相比，发现这些人的心脏病（CD）相对危险度（RR）为 3～5[48]。美国儿童癌症生存者研究的 1 项报告囊括了 2717 名 5 年 HL 生存者，与普通人相比，其所有心脏原因导致死亡相对危险度为 11.9。在接受过较高照射剂量的患者中，继发于纵隔放疗的心肌梗死死亡相对危险度估计有 41.5[49]。最近研究显示，低剂量胸部放疗与心脏病的较低发病率相关[50-52]。有研究评估了 1132 名 HL 生存者的心脏病发病率，这些患者均在 1978—1995 年间接受了治疗，当时他们的年龄均低于 18 岁。虽然这一时段的多柔比星剂量维持在 160 mg/m² 这个统一标准，但是纵隔放疗剂量在 0 Gy、20 Gy、25 Gy、30 Gy 或 36 Gy 不等。专家组集中回顾了所有报告的心脏异常。50 名患者诊断有心脏病，其中最常见的是瓣膜缺陷，其次是 CAD、心肌病、传导紊乱和心包异常。在接受 36 Gy 剂量放疗的人群中，心脏病的 25 年累计发病率是 21%，随纵隔放疗剂量减少依次递减为 10%、6%、5% 及 3%（$P < 0.001$）[53]。

与放疗剂量的减少一致，放射野已经从全淋巴结区放疗发生了演变。随着综合治疗（放疗与化疗相结合）的使用，化疗成为根治性治疗的首选。因此，现在放疗正在向累及野放疗（involved field RT，IFRT）转变，并且随机临床研究的数据显示，缩小治疗野获得的控制率是相近的[46,54-55]。目前正在进行的研究评估治疗野更小的方法，包括受累区域定向放疗，受累淋巴结放疗的回顾性数据表明其与 IFRT 有着等同的效果[56-57]。建议使用较小放射野控制疾病，心脏放疗野的缩小应当可以减少 RIHD 的发生。斯坦福大学的一系列研究已证实了该论点，这些研究包含 2232 名在 1960—1991 年间接受治疗的患者，一经使用隆突下遮挡技术，心脏照射剂量随之下降，非心肌梗死（MI）心脏死亡相关的相对危险度就由 5.3 降至 1.4[50]。

乳腺癌生存者中的 RIHD

乳腺癌放疗随时间发生了演变。20 世纪 70 年代常见的是使用低能量照射，每次大剂量以及对内乳淋巴结进行常规治疗，这些方法增加了心脏病风险，现在已不再是常规做法[40,58]。在目前的乳腺癌治疗中，使用的是高能量光子，并在 CT 引导下确定心脏位置，而且俯卧位和呼吸控制（在呼吸中保持肺部的充满，心脏会从胸壁向下面移开）等技术的应用也使得心脏照射剂量最小化，从而降低了放疗相关毒性。因为要在治疗约 10 年后才能获得心脏相关死亡率结果，所以这些改进对缓和心脏病风险的长期效果尚不明确。评估心血管毒性的数据有一个重要缺陷：这些研究评估的患者通常都是 10 年前接受治疗的，而当时的治疗方法现在已经过时了。

乳腺癌随机研究的长期随访数据以及大型人群数据库表明，放疗会增加心脏病风险，尤其是缺血性心脏病的风险。1975 年以前的随机研究中，超过 4000 名乳腺癌 10 年生存者样本显示，全因死亡率并没有增加，但是心脏相关的死亡却有所增加[58]。丹麦和瑞典的一项大型人群对照研究评估了在 1958—2001 年间接受放疗的患者中主要冠状动脉事件的发生率。每个患者的数据都获取自医院记录，包括全心和冠状动脉左前降支（LAD）的平均放疗剂量。主要冠状动脉事件随平均心脏放射剂量的增加而线性增长，每 Gy 增加 7.4%[59]。

影像学检查用于客观量化放疗对心脏的影响。单光子发射计算机断层显像（SPECT）用于评估亚临床心脏损伤。杜克大学的一项前瞻性研究评估了左侧乳腺癌女性在放疗后的 SPECT 改变。50% 的患者观察到放疗后的 SPECT 改变，并与接受照射的左心室灌注减少一致[60]。但是，这些影像学发现在临床中的重要性尚未被完全阐明。瑞典一项乳腺癌人群分析试图找出冠状动脉狭窄和放疗的分布规律。对诊断为乳腺癌的患者进行冠状动脉造影。与接受右侧乳腺癌放疗的患者相比，接受左侧放疗的患者其 LAD 中段及远段和对角支远段 3～5 级狭窄（5＝完全闭塞）的比值比为 4.38[61]。

　　尽管上述研究明确指出心脏病的高发病率与放疗相关，但附加的数据表明，随着放疗规划和实施的改进，RIHD 的发病率有所降低。纽约大学对放疗的患者进行分析，计算了在使用现代放疗技术时放疗诱导的冠状动脉事件（按 Darby 等人的定义）的绝对风险增加量。对于仰卧位左侧乳腺放疗，心脏照射剂量为 2.17 Gy，而在俯卧位中是 1.03 Gy。根据更新的数据，对于接受放疗的乳腺癌患者，估测冠状动脉事件的终身风险为 0.05%～3.5%，冠状动脉事件依据于基线风险（总胆固醇、高密度脂蛋白、收缩压和血浆 C 反应蛋白）决定[62]。监测、流行病学和最终结果（SEER）分析评估了在 1973—1989 年间接受放疗的患者死于缺血性心脏病的风险，并对接受左侧和右侧乳腺放疗的女性进行了比较。对于在 1973—1979 年间被诊断为乳腺癌的女性，在左侧乳腺癌患者中缺血性心脏病导致的 15 年死亡率为 13.1%，而在右侧乳腺癌患者中为 10.2%，具有统计学显著差异。在 1980—1984 年间或 1985—1989 年间接受放疗的患者人群中，左侧与右侧癌症之间没有显著差异[40]。这些数据表明，放疗技术的发展对远期心脏毒性的降低发挥了作用。

　　放疗模拟和治疗规划的进步使得心脏照射剂量得以减少。另外，放疗相关的心脏病可以通过规避心脏病危险因素而减少，如改变生活方式和药物治疗[62]。对 RIHD 病理生理学的理解，特别是通过动物模型的实验，有助于我们理清对这种毒性的认知，并为干预和预防创造机会。

放疗患者的心脏病管理

心包炎

　　患者在放疗期间的急性心包炎通常表现为胸痛和非特异性 ECG 改变或经典的 ST 段抬高。慢性心包疾病可能会表现为心脏扩大、慢性心包积液或缩窄性心包炎。急性心包炎治疗的常规药物包括非甾体抗炎药（NSAID）、秋水仙碱和类固醇。对于慢性心包积液，可能需要心包穿刺术。有症状的缩窄性心包炎可能需要心包剥离术。但是患者此前的放疗史与较差的预后相关[63]。

心肌病

　　尽管大型放疗相关心肌病患者人群的死亡率数据欠充分，心肌病与心力衰竭均应接受常规心力衰竭药物治疗，包括 β 受体阻断剂、血管紧张素转化酶抑制剂（ACEI）、血管紧张素受体阻滞剂（ARB）和醛固酮受体拮抗剂。个别案例可以接受心包剥离术（在缩窄性心包炎案例中）和机械辅助循环支持。心脏移植的相关数据十分有限。在一个小规模系列研究中，12名接受了心脏移植的患者 1 年、5 年及 10 年生存率分别为 91.7%、75% 和 46.7%[64]。

冠状动脉疾病

放疗相关 CAD 的临床表现、诊断及治疗与普通人群是相似的。患者通常表现为心绞痛、心肌梗死或猝死[65]。对于这些患者并没有特殊的急性期初步稳定和后续管理的指南。危险因素，如高血压和高脂血症，应按照美国心脏病学会/美国心脏协会（ACC/AHA）的指南进行治疗。

对于急性和慢性放疗诱导的 CAD，治疗与普通人群的动脉粥样硬化性 CAD 是相似的，根据患者的症状、癌症阶段、预期生存时间及合并症进行药物治疗或血运重建。对于患有放疗诱导的 CAD 患者，经皮介入治疗和冠状动脉旁路移植（CABG）均可作为选择[65]。由于纵隔纤维化，手术干预和 CABG 可能与并发症增加有关[65]。另外，移植内乳动脉并非总是可行，因为该血管可能也有放射损伤[66]。最近的一项研究中，12 名经过纵隔放射治疗的霍奇金淋巴瘤患者接受了心脏手术，其中 2 人接受了冠状动脉旁路移植术，结果显示该人群术后早期结果良好[67]。

针对放疗后患者监测的建议

在基线，除了进行 12 导联 ECG 和超声心动图检查外，还应确定危险因素，如高脂血症和糖尿病等，并根据已有指南进行治疗。在随访中，如果条件允许，应进行胸部 X 线及 CT 扫描的评估，因为慢性心包积液（可能在放疗结束后数月至数年发生）通常于胸部 X 线中发现心脏轮廓扩大或定期随访 CT 扫描中发现心包积液。任何微小的心包积液都应进行定期随访。

如果患者出现任何心脏症状或有进行超声心动图检查的表现，都应进行超声心动图随访。对于高危但无症状患者（患者接受了前或左侧胸部放疗，并具有＞1 个放疗诱导心脏病的危险因素），放疗结束后的第 5 年应进行超声心动图筛查，对于其他患者，超声心动图筛查应于放疗结束后的第 10 年进行[68]。推荐在高危患者中于放疗结束后 5～10 年期间进行 1 次功能性无创负荷试验[68]。近期数据显示，冠状动脉 CT 扫描也是一种确定无症状放疗诱导 CAD 患者的实用方式[69]。

结论

流行病学数据显示，接受胸内或乳腺放疗的患者心脏病风险更高。新型放疗技术可能部分缓解潜在的远期心脏毒性。动物模型能够帮助我们理解放疗诱导心脏病的发病机制及细胞与分子机制，并为干预和预防提供机会。曾接受放疗的患者心包炎、心肌病及冠心病的管理与未接受放疗的患者相似。

参考文献

1. Fajardo LF, Stewart JR. Pathogenesis of radiation-induced myocardial fibrosis. Lab Invest. 1973;29(2):244–57.
2. Fajardo LF, Stewart JR. Experimental radiation-induced heart disease. I. Light microscopic studies. Am J Pathol. 1970;59(2):299–316.
3. Lauk S, Kiszel Z, Buschmann J, Trott KR. Radiation-induced heart disease in rats. Int J Radiat Oncol Biol Phys. 1985;11(4):801–8.
4. Yeung TK, Lauk S, Simmonds RH, Hopewell JW, Trott KR. Morphological and functional changes in the rat heart after X irradiation: strain differences. Radiat Res. 1989;119(3):489–99.
5. Seemann I, Gabriels K, Visser NL, Hoving S, Te Poele JA, Pol JF, et al. Irradiation induced modest changes in murine cardiac function despite progressive structural damage to the myocardium and microvasculature. Radiother Oncol. 2012;103(2):143–50. doi:10.1016/j.radonc.2011.10.011.
6. McChesney SL, Gillette EL, Powers BE. Radiation-induced cardiomyopathy in the dog. Radiat Res. 1988;113(1):120–32.
7. Gillette EL, McChesney SL, Hoopes PJ. Isoeffect curves for radiation-induced cardiomyopathy in the dog. Int J Radiat Oncol Biol Phys. 1985;11(12):2091–7.
8. McChesney SL, Gillette EL, Orton EC. Canine cardiomyopathy after whole heart and partial lung irradiation. Int J Radiat Oncol Biol Phys. 1988;14(6):1169–74.
9. Adams MJ, Lipshultz SE. Pathophysiology of anthracycline- and radiation-associated cardiomyopathies: implications for screening and prevention. Pediatr Blood Cancer. 2005;44 (7):600–6. doi:10.1002/pbc.20352.
10. Schultz-Hector S, Trott KR. Radiation-induced cardiovascular diseases: is the epidemiologic evidence compatible with the radiobiologic data? Int J Radiat Oncol Biol Phys. 2007;67 (1):10–8. doi:10.1016/j.ijrobp.2006.08.071.
11. Lee CL, Moding EJ, Cuneo KC, Li Y, Sullivan JM, Mao L, et al. p53 functions in endothelial cells to prevent radiation-induced myocardial injury in mice. Sci Signal. 2012;5(234):ra52. doi:10.1126/scisignal.2002918.
12. Boerma M, Wang J, Wondergem J, Joseph J, Qiu X, Kennedy RH, et al. Influence of mast cells on structural and functional manifestations of radiation-induced heart disease. Cancer Res. 2005;65(8):3100–7. doi:10.1158/0008-5472.CAN-04-4333.
13. Lauk S, Trott KR. Radiation induced heart disease in hypertensive rats. Int J Radiat Oncol Biol Phys. 1988;14(1):109–14.
14. Stewart FA, Heeneman S, Te Poele J, Kruse J, Russell NS, Gijbels M, et al. Ionizing radiation accelerates the development of atherosclerotic lesions in ApoE−/− mice and predisposes to an inflammatory plaque phenotype prone to hemorrhage. Am J Pathol. 2006;168(2):649–58. doi:10.2353/ajpath.2006.050409.
15. Gabriels K, Hoving S, Seemann I, Visser NL, Gijbels MJ, Pol JF, et al. Local heart irradiation of ApoE$^{-/-}$ mice induces microvascular and endocardial damage and accelerates coronary atherosclerosis. Radiother Oncol. 2012;105(3):358–64. doi:10.1016/j.radonc.2012.08.002.
16. Hoving S, Heeneman S, Gijbels MJ, Te Poele JA, Visser N, Cleutjens J, et al. Irradiation induces different inflammatory and thrombotic responses in carotid arteries of wildtype C57BL/6J and atherosclerosis-prone ApoE$^{-/-}$ mice. Radiother Oncol. 2012;105(3):365–70. doi:10.1016/j.radonc.2012.11.001.

17. Stewart FA, Hoving S, Russell NS. Vascular damage as an underlying mechanism of cardiac and cerebral toxicity in irradiated cancer patients. Radiat Res. 2010;174(6):865–9. doi:10. 1667/RR1862.1.

18. Boerma M, Hauer-Jensen M. Preclinical research into basic mechanisms of radiation-induced heart disease. Cardiol Res Pract. 2010;2011:pii: 858262. doi:10.4061/2011/858262.

19. Stewart FA, Seemann I, Hoving S, Russell NS. Understanding radiation-induced cardiovascular damage and strategies for intervention. Clin Oncol. 2013;25(10):617–24. doi:10.1016/j. clon.2013.06.012.

20. Lowe D, Raj K. Premature aging induced by radiation exhibits pro-atherosclerotic effects mediated by epigenetic activation of CD44 expression. Aging Cell. 2014;13(5):900–10. doi:10.1111/acel.12253.

21. Paris F, Fuks Z, Kang A, Capodieci P, Juan G, Ehleiter D, et al. Endothelial apoptosis as the primary lesion initiating intestinal radiation damage in mice. Science. 2001;293(5528):293–7. doi:10.1126/science.1060191.

22. Mendonca MS, Chin-Sinex H, Dhaemers R, Mead LE, Yoder MC, Ingram DA. Differential mechanisms of x-ray-induced cell death in human endothelial progenitor cells isolated from cord blood and adults. Radiat Res. 2011;176(2):208–16.

23. Lee MO, Song SH, Jung S, Hur S, Asahara T, Kim H, et al. Effect of ionizing radiation induced damage of endothelial progenitor cells in vascular regeneration. Arterioscler Thromb Vasc Biol. 2011;32(2):343–52. doi:10.1161/ATVBAHA.111.237651.

24. Dong X, Tong F, Qian C, Zhang R, Dong J, Wu G, et al. NEMO modulates radiation-induced endothelial senescence of human umbilical veins through NF-κB signal pathway. Radiat Res. 2015;183(1):82–93. doi:10.1667/RR13682.1.

25. Chi JT, Chang HY, Haraldsen G, Jahnsen FL, Troyanskaya OG, Chang DS, et al. Endothelial cell diversity revealed by global expression profiling. Proc Natl Acad Sci U S A. 2003;100 (19):10623–8. doi:10.1073/pnas.1434429100.

26. Kirsch DG. Using genetically engineered mice for radiation research. Radiat Res. 2011;176 (3):275–9.

27. Gudkov AV, Komarova EA. The role of p53 in determining sensitivity to radiotherapy. Nat Rev Cancer. 2003;3(2):117–29. doi:10.1038/nrc992.

28. Gudkov AV, Komarova EA. Pathologies associated with the p53 response. Cold Spring Harb Perspect Biol. 2010;2(7):a001180. doi:10.1101/cshperspect.a001180.

29. Lindsay KJ, Coates PJ, Lorimore SA, Wright EG. The genetic basis of tissue responses to ionizing radiation. Br J Radiol. 2007;80(Spec No 1):S2–6. doi:10.1259/bjr/60507340.

30. Schlereth K, Charles JP, Bretz AC, Stiewe T. Life or death: p53-induced apoptosis requires DNA binding cooperativity. Cell Cycle. 2010;9(20):4068–76. doi:10.4161/cc.9.20.13595.

31. Murray-Zmijewski F, Slee EA, Lu X. A complex barcode underlies the heterogeneous response of p53 to stress. Nat Rev Mol Cell Biol. 2008;9(9):702–12. doi:10.1038/nrm2451.

32. Yarom R, Harper IS, Wynchank S, van Schalkwyk D, Madhoo J, Williams K, et al. Effect of captopril on changes in rats' hearts induced by long-term irradiation. Radiat Res. 1993;133 (2):187–97.

33. Boerma M, Zurcher C, Esveldt I, Schutte-Bart CI, Wondergem J. Histopathology of ventricles, coronary arteries and mast cell accumulation in transverse and longitudinal sections of the rat heart after irradiation. Oncol Rep. 2004;12(2):213–9.

34. Khazaie K, Blatner NR, Khan MW, Gounari F, Gounaris E, Dennis K, et al. The significant role of mast cells in cancer. Cancer Metastasis Rev. 2011;30(1):45–60. doi:10.1007/s10555-011-9286-z.

35. Koskinen PK, Kovanen PT, Lindstedt KA, Lemstrom KB. Mast cells in acute and chronic rejection of rat cardiac allografts—a major source of basic fibroblast growth factor. Transplantation. 2001;71(12):1741–7.

36. Li QY, Raza-Ahmad A, MacAulay MA, Lalonde LD, Rowden G, Trethewey E, et al. The relationship of mast cells and their secreted products to the volume of fibrosis in posttransplant

hearts. Transplantation. 1992;53(5):1047–51.

37. Boerma M. Experimental radiation-induced heart disease: past, present, and future. Radiat Res. 2012;178(1):1–6.

38. Sridharan V, Tripathi P, Sharma SK, Moros EG, Corry PM, Lieblong BJ, et al. Cardiac inflammation after local irradiation is influenced by the kallikrein-kinin system. Cancer Res. 2012;72(19):4984–92. doi:10.1158/0008-5472.CAN-12-1831.

39. Lee CL, Min H, Befera N, Clark D, Qi Y, Das S, et al. Assessing cardiac injury in mice with dual energy-microCT, 4D-microCT, and microSPECT imaging after partial heart irradiation. Int J Radiat Oncol Biol Phys. 2014;88(3):686–93. doi:10.1016/j.ijrobp.2013.11.238.

40. Giordano SH, Kuo YF, Freeman JL, Buchholz TA, Hortobagyi GN, Goodwin JS. Risk of cardiac death after adjuvant radiotherapy for breast cancer. J Natl Cancer Inst. 2005;97 (6):419–24. doi:10.1093/jnci/dji067.

41. Favourable and unfavourable effects on long-term survival of radiotherapy for early breast cancer: an overview of the randomised trials. Early Breast Cancer Trialists' Collaborative Group. Lancet. 2000;355(9217):1757–70.

42. Darby S, McGale P, Peto R, Granath F, Hall P, Ekbom A. Mortality from cardiovascular disease more than 10 years after radiotherapy for breast cancer: nationwide cohort study of 90 000 Swedish women. BMJ. 2003;326(7383):256–7.

43. Hoskin PJ, Diez P, Williams M, Lucraft H, Bayne M. Recommendations for the use of radiotherapy in nodal lymphoma. Clin Oncol (R Coll Radiol). 2013;25(1):49–58. doi:10. 1016/j.clon.2012.07.011.

44. Koh ES, Tran TH, Heydarian M, Sachs RK, Tsang RW, Brenner DJ, et al. A comparison of mantle versus involved-field radiotherapy for Hodgkin's lymphoma: reduction in normal tissue dose and second cancer risk. Radiat Oncol. 2007;2:13. doi:10.1186/1748-717X-2-13.

45. Hoskin PJ, Smith P, Maughan TS, Gilson D, Vernon C, Syndikus I, et al. Long-term results of a randomised trial of involved field radiotherapy vs extended field radiotherapy in stage I and II Hodgkin lymphoma. Clin Oncol (R Coll Radiol). 2005;17(1):47–53.

46. Engert A, Schiller P, Josting A, Herrmann R, Koch P, Sieber M, et al. Involved-field radiotherapy is equally effective and less toxic compared with extended-field radiotherapy after four cycles of chemotherapy in patients with early-stage unfavorable Hodgkin's lymphoma: results of the HD8 trial of the German Hodgkin's Lymphoma Study Group. J Clin Oncol. 2003;21(19):3601–8. doi:10.1200/JCO.2003.03.023.

47. Specht L, Yahalom J, Illidge T, Berthelsen AK, Constine LS, Eich HT, et al. Modern radiation therapy for Hodgkin lymphoma: field and dose guidelines from the international lymphoma radiation oncology group (ILROG). Int J Radiat Oncol Biol Phys. 2014;89(4):854–62. doi:10. 1016/j.ijrobp.2013.05.005.

48. Aleman BM, van den Belt-Dusebout AW, De Bruin ML, van't Veer MB, Baaijens MH, de Boer JP, et al. Late cardiotoxicity after treatment for Hodgkin lymphoma. Blood. 2007;109 (5):1878–86. doi:10.1182/blood-2006-07-034405.

49. Hancock SL, Donaldson SS, Hoppe RT. Cardiac disease following treatment of Hodgkin's disease in children and adolescents. J Clin Oncol. 1993;11(7):1208–15.

50. Hancock SL, Tucker MA, Hoppe RT. Factors affecting late mortality from heart disease after treatment of Hodgkin's disease. JAMA. 1993;270(16):1949–55.

51. Hull MC, Morris CG, Pepine CJ, Mendenhall NP. Valvular dysfunction and carotid, subclavian, and coronary artery disease in survivors of Hodgkin lymphoma treated with radiation therapy. JAMA. 2003;290(21):2831–7. doi:10.1001/jama.290.21.2831.

52. Kupeli S, Hazirolan T, Varan A, Akata D, Alehan D, Hayran M, et al. Evaluation of coronary artery disease by computed tomography angiography in patients treated for childhood Hodgkin's lymphoma. J Clin Oncol. 2010;28(6):1025–30. doi:10.1200/JCO.2009.25.2627.

53. Schellong G, Riepenhausen M, Bruch C, Kotthoff S, Vogt J, Bolling T, et al. Late valvular and other cardiac diseases after different doses of mediastinal radiotherapy for Hodgkin disease in children and adolescents: report from the longitudinal GPOH follow-up project of the German-

Austrian DAL-HD studies. Pediatr Blood Cancer. 2010;55(6):1145–52. doi:10.1002/pbc. 22664.

54. Zittoun R, Audebert A, Hoerni B, Bernadou A, Krulik M, Rojouan J, et al. Extended versus involved fields irradiation combined with MOPP chemotherapy in early clinical stages of Hodgkin's disease. J Clin Oncol. 1985;3(2):207–14.

55. Bonadonna G, Bonfante V, Viviani S, Di Russo A, Villani F, Valagussa P. ABVD plus subtotal nodal versus involved-field radiotherapy in early-stage Hodgkin's disease: long-term results. J Clin Oncol. 2004;22(14):2835–41. doi:10.1200/JCO.2004.12.170.

56. Maraldo MV, Aznar MC, Vogelius IR, Petersen PM, Specht L. Involved node radiation therapy: an effective alternative in early-stage Hodgkin lymphoma. Int J Radiat Oncol Biol Phys. 2013;85(4):1057–65. doi:10.1016/j.ijrobp.2012.08.041.

57. Campbell BA, Voss N, Pickles T, Morris J, Gascoyne RD, Savage KJ, et al. Involved-nodal radiation therapy as a component of combination therapy for limited-stage Hodgkin's lymphoma: a question of field size. J Clin Oncol. 2008;26(32):5170–4. doi:10.1200/JCO.2007.15. 1001.

58. Cuzick J, Stewart H, Rutqvist L, Houghton J, Edwards R, Redmond C, et al. Cause-specific mortality in long-term survivors of breast cancer who participated in trials of radiotherapy. J Clin Oncol. 1994;12(3):447–53.

59. Darby SC, Ewertz M, McGale P, Bennet AM, Blom-Goldman U, Bronnum D, et al. Risk of ischemic heart disease in women after radiotherapy for breast cancer. N Engl J Med. 2013;368 (11):987–98. doi:10.1056/NEJMoa1209825.

60. Marks LB, Yu X, Prosnitz RG, Zhou SM, Hardenbergh PH, Blazing M, et al. The incidence and functional consequences of RT-associated cardiac perfusion defects. Int J Radiat Oncol Biol Phys. 2005;63(1):214–23. doi:10.1016/j.ijrobp.2005.01.029.

61. Nilsson G, Holmberg L, Garmo H, Duvernoy O, Sjogren I, Lagerqvist B, et al. Distribution of coronary artery stenosis after radiation for breast cancer. J Clin Oncol. 2012;30(4):380–6. doi:10.1200/JCO.2011.34.5900.

62. Brenner DJ, Shuryak I, Jozsef G, Dewyngaert KJ, Formenti SC. Risk and risk reduction of major coronary events associated with contemporary breast radiotherapy. JAMA Intern Med. 2014;174(1):158–60. doi:10.1001/jamainternmed.2013.11790.

63. Ling LH, Oh JK, Schaff HV, Danielson GK, Mahoney DW, Seward JB, et al. Constrictive pericarditis in the modern era: evolving clinical spectrum and impact on outcome after pericardiectomy. Circulation. 1999;100(13):1380–6.

64. Saxena P, Joyce LD, Daly RC, Kushwaha SS, Schirger JA, Rosedahl J, et al. Cardiac transplantation for radiation-induced cardiomyopathy: the Mayo Clinic experience. Ann Thorac Surg. 2014;98(6):2115–21. doi:10.1016/j.athoracsur.2014.06.056.

65. Orzan F, Brusca A, Conte MR, Presbitero P, Figliomeni MC. Severe coronary artery disease after radiation therapy of the chest and mediastinum: clinical presentation and treatment. Br Heart J. 1993;69(6):496–500.

66. Katz NM, Hall AW, Cerqueira MD. Radiation induced valvulitis with late leaflet rupture. Heart. 2001;86(6), E20.

67. Siregar S, de Heer F, van Herwerden LA. Cardiac surgery in patients irradiated for Hodgkin's lymphoma. Neth Heart J. 2010;18(2):61–5.

68. Lancellotti P, Nkomo VT, Badano LP, Bergler-Klein J, Bogaert J, Davin L, et al. Expert consensus for multi-modality imaging evaluation of cardiovascular complications of radio-therapy in adults: a report from the European Association of Cardiovascular Imaging and the American Society of Echocardiography. J Am Soc Echocardiogr. 2013;26(9):1013–32. doi:10. 1016/j.echo.2013.07.005.

69. Girinsky T, M'Kacher R, Lessard N, Koscielny S, Elfassy E, Raoux F, et al. Prospective coronary heart disease screening in asymptomatic Hodgkin lymphoma patients using coronary computed tomography angiography: results and risk factor analysis. Int J Radiat Oncol Biol Phys. 2014;89(1):59–66. doi:10.1016/j.ijrobp.2014.01.021.

第 8 章

癌症合并冠心病的患者管理：癌症、癌症治疗与缺血之间的相互作用

Management of Patients with Coronary Disease and Cancer: Interactions Between Cancer, Cancer Treatment, and Ischemia

Ronald J. Krone，Preet Paul Singh，Chiara Melloni

张海涛　马飞　译

引言

　　某种程度上，冠心病（CAD）和癌症发病人群相同，生活方式中的危险因素也相同。癌症高发的年龄段冠心病也高发。25 岁以后，心脏病，主要是冠心病，以及恶性肿瘤是成年人最常见的两个死亡原因[1-2]（图 8.1）。

　　这两种疾病的发病率都随年龄增长而升高。除了年龄，导致冠心病和癌症的危险因素还有：吸烟、糖尿病、肥胖以及高血压[3]。Framingham 危险评分预测不仅是针对冠心病，结直肠癌的发生率也同样升高[4]。因此，合并冠心病使得癌症患者的管理复杂化，同理，合并癌症也使得冠心病患者的管理更为复杂。此外，特定的癌症治疗方案，尤其是放疗和一些抗代谢药物，特别是 5-FU（氟尿嘧啶）以及它的前体药物卡培他滨，会和血管内皮反应，在治疗期间或者一段长时间的潜伏期后（如放疗后）导致动脉粥样硬化和心脏病[5-11]。此外，由于骨髓移植后的移植物抗宿主病（GVHD），免疫攻击会影响动脉血管[12-13]，包括冠状动脉和外周动脉均会受损，从而导致严重的冠心病，这种情况比较少见，且目前难以解释。

　　本章的目标是使肿瘤科医生能够识别可能预示冠状动脉缺血病情进展的

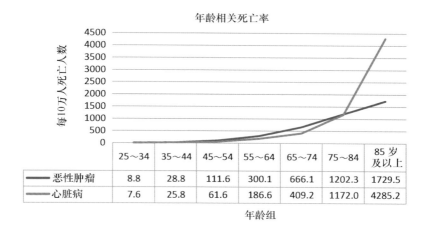

年龄相关死亡率	25~34	35~44	45~54	55~64	65~74	75~84	85 岁及以上
恶性肿瘤	8.8	28.8	111.6	300.1	666.1	1202.3	1729.5
心脏病	7.6	25.8	61.6	186.6	409.2	1172.0	4285.2

年龄组

图 8.1　恶性肿瘤患者和心脏病患者年龄相关死亡率对比，显示两种疾病随患者年龄变化对死亡率影响相似

表现，并开始和心脏科医生合作来防止冠状动脉事件的发生，以免冠心病会影响肿瘤的治疗。一旦患者开始进行积极的抗癌治疗，冠心病的治疗就受到了限制，治疗可能不得不中止。早期鉴别有冠心病风险的患者可以在冠状动脉事件发生之前就启动治疗。肿瘤科医生不需要真正治疗冠心病，但是他/她需要了解何种情况下会有危险并及时寻求心脏科医生的帮助。

冠状动脉粥样硬化的病理生理学机制

动脉粥样硬化在生命早期就已经发生，其进展是一个动态的过程。多种原因导致血管内皮损伤，损伤随着时间进展，直到管腔无法代偿，临床症状开始显现。主要的血管舒张因子一氧化氮生成减少，血管内皮无法正常扩张。内皮功能不全和传统的危险因素相关：高脂血症、糖尿病、高血压、吸烟、尤其是氧化低密度脂蛋白（LDL）。氧化 LDL 胆固醇进入血管中层细胞，巨噬细胞吞噬后形成泡沫细胞。这些细胞最终死亡，在血管中层形成一个坏死核心。血管内膜增厚，形成含薄纤维帽和坏死核心的纤维斑块。因为这个薄纤维帽粥样斑块容易发生破裂，继而引发血管内血栓[14-15]，故被称作"易损斑块"。斑块处内皮腐蚀也会产生促血栓形成应力而导致急性血栓[16]。斑块的破裂或腐蚀导致急性冠脉综合征（ACS），表现为心外膜动脉急性闭塞，发生急性 ST 段抬高型心肌梗死（STEMI）（Ⅰ型心肌梗死）[17]，导致透壁性心肌梗死[18]。如果发生次全闭塞，则 ACS 表现为较小梗死（非透壁）的非 ST 段抬高型 ACS：即非 ST 段抬高型心肌梗死（NSTEMI）或 NSTEMI-ACS[17]。

在这两种情况中，心肌细胞坏死，释放心肌特异的蛋白质和酶，例如肌钙蛋白和 CK-MB，这些蛋白质和酶是心脏的生物标志物。不稳定型心绞痛是 ACS 的第 3 种临床表现，也是心外膜冠状动脉管腔不完全堵塞所致，但无心肌细胞死亡或生物标志物升高。目前普遍认为，随着生物标志物越来越敏感，NSTEMI-ACS 和不稳定型心绞痛的区别已变得模糊[19]，所以在本章我们将 ACS 分为 STEMI 或 NSTEMI-ACS 进行介绍。ACS 是不稳定的状态，如果不处置，通常会进展为完全闭塞，导致透壁性心肌梗死。

慢性稳定性冠状动脉疾病致病原因有多种。未破裂的斑块会随着纤维化和钙化发展成更复杂的病灶。脂质核心将坏死核心和循环血液隔离开，出血进入脂质核心使得管腔逐渐缩小。ACS 虽未进展，但运动负荷或者机体对供血需求增加的反应能力每况愈下[20]。在某些极端需求，如外科手术、脓毒症、低血压、严重贫血、严重高血压以及肺栓塞导致右心失代偿[17]等供需失衡时，肌钙蛋白释放，这种情况定义为 II 型 NSTEMI 心肌梗死[17]。斑块向动脉外壁扩展而使动脉发生正性重构，血管内管腔变化不明显，但动脉粥样硬化、脂质沉积显著。这导致有发生巨大斑块负荷而无临床症状的情况[21]。但这种巨大斑块负荷的病变最终会在晚期导致 ACS 发生。这些情况下，治疗目标之一是降低循环中血脂水平，稳定斑块，防止灾难性事件的发生。

化疗与对急性冠脉综合征的促发

一系列化疗药物与缺血事件及心肌梗死相关[22-23]。除了会导致内皮损伤血管痉挛的 5-FU 和卡培他滨，多种其他的药物也和内皮损伤、血管痉挛相关而导致心绞痛、急性冠脉综合征和心肌梗死。抗微管药物紫杉醇和多西他赛也名列其中[24]。顺铂导致内皮损伤、血小板激活、聚集[25-26]，使冠状动脉痉挛缺血[27]。联合顺铂与博来霉素或长春新碱给药时，内皮损伤更加严重[28]。血管内皮生长因子信号通路抑制剂舒尼替尼和索拉非尼，同心血管事件显著增多相关[29]。包括帕唑帕尼、尼洛替尼和帕纳替尼在内的酪氨酸激酶抑制剂也和冠心病病情恶化相关。贝伐珠单抗会导致缺血性心脏病和事件风险增加[30]。其他用于激素治疗起效的药物，例如芳香酶抑制剂、抗雄激素类药物等，以及其他用来治疗前列腺癌的药物也和心肌梗死和心绞痛相关[31]。

因此，很多抗癌药物通过不同机制导致或者加重心肌缺血甚至发生心肌梗死。而一个体内有大量粥样硬化负荷的患者却可以无明显临床症状。癌症治疗的应激状态，如外科手术、药物导致的血管痉挛、血栓形成、血小板活化和内皮损伤均可"激活"冠状动脉疾病，导致急性冠脉综合征。或者，非心脏手术或脓毒症时机体对心脏泵功能的需求增加可能会降低冠状动脉储备，导致随后发生冠心病。癌症和冠心病患者人口统计资料的相似性表明，中老年患者体内动脉硬化负荷可能会促使急性冠脉综合征发生。在冠心病发生率方面，化疗患者冠状动脉并发症可能性更大，损伤更严重。所以，要在治疗癌症之前或同时评估患者的冠心病风险，这样可以预防性地降低冠心病风险。可干预的主要危险因素有血脂异常、高血压、吸烟和糖尿病（表 8.1）[32]。

表 8.1　冠心病危险因素

- 年龄

- 吸烟史（任何吸烟）

- 冠心病家族史，<55 岁的家族成员发生冠心病（冠状动脉介入，冠状动脉旁路移植，心肌梗死）

- 糖尿病——特别是需要使用胰岛素治疗者

- 血脂分析（需要饭后空腹 2 h）

- 周围血管疾病［颈动脉和（或）股动脉杂音］

- 冠状动脉钙化（可以在胸部非增强 CT 检查中看到）（图 8.2）

- 风险评估可在以下网址进行 http://my. americanheart. org/cvriskcalculator 和 http://www. cardiosource. org/science and quality/practice-guidelines-and-quality-standards/2013-preven tion-guideline-tools. aspx

危险因素及其控制

对所有病例都需要强调标准的危险因素，诸如糖尿病、高血压、高脂血症、吸烟和肥胖等。戒烟、控制糖尿病、控制高血压都有助于减轻内皮炎症应激反应，在很多病例中，动脉粥样硬化进展可以通过危险因素修正治疗得以控制[32-34]。

在控制高血压和糖尿病的同时，最有效的心血管疾病初级和二级预防是使用羟甲基戊二酰基-CoA 还原酶抑制剂（他汀类药物）。他汀类药物已被证明可以改善高胆固醇血症患者以及冠心病患者的生存率[35]。但这种保护机制尚不明确，因为治疗开始 6 个月生存率即显著提高，而这么短的时间无法使病变大小发生任何改变[35-36]。相比于预计限制病变进展得到的获益，临床事件的减少要显著得多。这表明他汀类药物可能会使得富含脂质、易破裂的病变损伤逆转，并通过非解剖学相关改变的机制来影响动脉粥样硬化[37-38]。

在已确诊的冠心病患者或冠心病高危人群中使用他汀类药物，其适应证已超越控制 LDL 水平的范畴，在最新的冠心病应用他汀类药物的指南中，这一概念已经被进一步提出[34]。

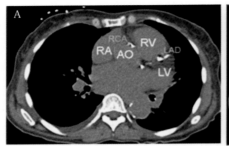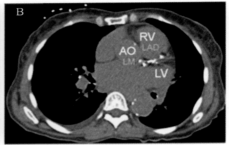

图 8.2　**A**. 胸部 CT 显示左前降支和右冠状动脉钙化的影像。**B**. 胸部 CT 中显示左主干和左前降支近端以及回旋支钙化的影像。AO：腹主动脉；RA：右心房；RV：右心室；LV：左心室；LAD：左前降支；RCA：右冠状动脉；LM：左主干

　　冠心病的风险已经通过若干模型被量化[39]。可以在 http://my.americanheart. org/cvriskcalculator 和 http://www. cardiosource. org/science and-quality/practice-guidelines-and-quality-standards/2013-prevention-guideline-tools. aspx. 获得用来评估 10 年和终身患动脉粥样硬化性心血管疾病风险的模型。在癌症患者中，冠心病标志之一的冠状动脉钙化也可能通过分期 CT 扫描进行观察（图 8.2）。

　　即使在以往被认为 "正常" 的胆固醇水平患者中，他汀类药物治疗仍获得显著疗效，最新的他汀类药物使用指南更多是基于风险预测而非 LDL 胆固醇的实际水平[34]。虽然以 LDL 为目标的治疗是否被废弃尚有争议，但甄别危险人群而使用他汀类药物是有效的，可以防止这些高危患者发展为显性冠心病。基于人口学研究，除通常的冠心病 Framingham 危险因素，如吸烟、糖尿病、55 岁及以下一级亲属显性冠心病家族史，以及高血压外，还推荐以下 4 类患者使用他汀类药物治疗[34]：

　　1. 体内 LDL 胆固醇大于 190 mg％的患者（译者注：原文错误，应为 mg/dl）

　　2. 已知患有冠状动脉或周围血管疾病的患者

　　3. LDL 胆固醇水平大于 70 mg％的糖尿病患者（译者注：原文错误，应为 mg/dl）

　　4. 通过上述模型计算未来 10 年风险大于 7.5％的患者[34]

　　在可能开始一系列繁重的癌症治疗之前的冠心病风险评估与进行非心脏手术患者的评估过程类似。非心脏手术患者同癌症患者一样，会经历相似的负荷，如贫血、低血压，以及败血症风险，但癌症患者由于治疗还同时面临潜在的血小板减少和血栓前期的附加风险[40]。由于冠状动脉内支架植入术后长期双联抗血小板治疗（DAPT），或者癌症患者冠状动脉手术止血的需要，

如果癌症治疗中发生急性冠脉综合征，介入和治疗选择可能受到限制。因此，需要合理选择积极的方法来减小冠状动脉风险[41]。除了戒烟和控制血压，这种"未雨绸缪"的核心是应用他汀类药物积极进行高脂血症的治疗。

他汀类药物代谢途径各不相同。辛伐他汀和阿托伐他汀都是通过 P450 CPY3A4 途径代谢[42-43]，所以和其他药物的相互作用，尤其是治疗癌症的药物、一些抗生素和抗真菌药物对于癌症患者都有潜在的问题（表 8.2）。另一方面，普伐他汀、瑞舒伐他汀和匹伐他汀大部分直接被排出，和其他药物少有相互作用。鉴于这个原因，很多肿瘤心脏学医生更喜欢使用瑞舒伐他汀或者普伐他汀作为他汀类药物首选来避免药物相互作用。然而这却带来一些现实世界中的问题。相比于其他几种他汀类药物，普伐他汀不能有效降低 LDL 胆固醇，而瑞舒伐他汀[34]在降低胆固醇方面可能是最有效的。

表 8.2 癌症患者常用的 CYP3A4 底物药物

化疗药物	抗炎症药物	其他药物
依托泊苷	环孢素	阿普唑仑
多柔比星	他克莫司	卡马西平
异环磷酰胺	西罗莫司	大环内酯类抗生素
长春新碱	三苯氧胺	咪唑
白消安		
依维莫司		
靶向抗肿瘤药物		
伊马替尼		
依鲁替尼		
奥拉帕尼		
卢索替尼		
舒尼替尼		
伯舒替尼		

部分癌症患者常用的 CYP3A4 代谢途径药物列表。他汀类药物辛伐他汀和阿托伐他汀也是这个途径，所以同时给药，血清内这些药物的浓度可能升高导致横纹肌溶解或者化疗药物浓度不可预测的变化[44-47]

ACS 诊断和治疗

在评估心肌损伤，特别是冠状动脉疾病管理方面，心肌肌钙蛋白（cTN）具有关键意义[48]。作为心肌坏死标志物，心肌肌钙蛋白复合体已经应用超过 15 年。肌钙蛋白复合体由 3 个亚基构成，位于横纹肌肌动蛋白（细）纤维上。

肌钙蛋白 C 亚基真正结合钙离子，其在横纹肌和心肌中是相同的，肌钙蛋白 I 亚基调节肌动蛋白和肌球蛋白结合，肌钙蛋白 T 亚基结合肌钙蛋白复合体到原肌球蛋白来完成肌动蛋白和肌球蛋白联动，这两者在心肌和横纹肌中有不同的异构体，因此在区分心肌损伤/梗死方面是更好的标志物[49]。

心肌损伤或者梗死时，肌钙蛋白释放。但一系列非冠状动脉疾病的临床情况都会导致心肌损伤，表现为 cTN 轻微升高。这些情况已经报道[17,50]显示为供需失衡或者潜在的心肌疾病。对癌症患者而言，导致肌钙蛋白升高的常见情况可能并不局限于冠状动脉疾病，还包括房性心动过速、脓毒症或感染性休克、严重贫血、严重呼吸衰竭、严重高血压、冠状动脉痉挛、应激性心肌病（takotsubo 心肌病），或者严重的肺动脉栓塞等[17]。当然，潜在慢性冠状动脉疾病可能不表现临床症状，但会降低心肌损伤的阈值。因此，在假设癌症患者肌钙蛋白轻微升高是由于供需失衡之前，必须慎重考虑潜在的冠状动脉疾病的风险。既往有心绞痛病史、心肌梗死心电图证据，或者超声心动图显示阶段性室壁运动减低可能预示严重的潜在冠状动脉狭窄，在判定这些异常为癌症患者供需失衡导致而将其忽略之前，需要进一步检查评估。

在强调某些表现是癌症患者的特定问题之前，有必要常规讨论一下患者冠心病的管理。

绝大多数慢性稳定型心绞痛病例通过 β 受体阻滞剂降低机体需求来控制；积极给予他汀类药物以延缓动脉粥样硬化的进展，控制血压和有效管理糖尿病；用雷诺嗪改善心脏代谢[51-53]；用硝酸盐和钙通道阻滞剂促进冠状动脉血管扩张；大多数患者可通过戒烟并使用阿司匹林来减少血栓形成和抑制血小板功能[32,54-57]。从血运重建技术发展以来，慢性稳定性冠心病患者是否进行血运重建已成为一个主要研究领域[58]。若干研究显示，对稳定性冠心病患者，若无左主干闭塞或大面积心肌缺血等特定解剖层面病变，且药物治疗有效，则血运重建治疗并没有生存优势[55,58-64]。若症状经药物治疗效果不佳，那么血运重建，包括冠状动脉旁路移植术（CABG）或经皮冠状动脉介入治疗（PCI）都是有益的。BARI-2D[56]和 COURAGE 研究对稳定性冠心病患者介入和药物治疗进行对比[65]。两项研究结果均表明，随机分为药物治疗的患者，只有 40% 经单纯药物治疗症状控制不佳，最终需要血运重建治疗[61]。其他研究也证实了这一结果[32]。

相比之下，急性冠脉综合征需要立即采取措施[66]。急性血管闭塞在心电图上表现为 ST 段抬高型心肌梗死（STEMI），从血管开始闭塞（症状最重）到部分血流恢复，成功挽救梗死心肌的时间是以分钟为标准衡量的。技术允许的话，PCI 是首选治疗，因为在这种情况下，外科手术需要更长时间，且结果也未必更好。对于严重的多支血管病变，在开通闭塞动脉后对其他病变的治疗，是选择急诊同期或择期 PCI 则要因人而异。如果技术不具备 PCI 条件，那么之后需择期进行 GABG 实现血运重建。

对非 ST 段抬高型急性心肌梗死，即 NSTEMI-ACS 或 "不稳定型心绞痛"患者，病情很难预测，通常病变已发生斑块破溃，损伤部位形成血栓，但血栓尚未完全堵塞血管，可以肯定的是在短时间内进展的可能性极高[67-68]。这种情况也需要及时评估和治疗。肌钙蛋白升高、ECG 随症状动态改变，以及持续或反复发作胸痛可以确认患者处于高危状态[69]。若高危患者救治延迟超过 24 h 将显著升高 30 天死亡率（表 8.3）[70-71]。几乎所有身体条件合适且手术风险可接受的患者都应进行血运重建治疗[50]。通常药物治疗不适合长期控制病情，但抗凝和抑制血小板能够延缓病情进展。只有明确冠状动脉解剖学结构之后，才能基于患者个人情况决定进行何种治疗。有经验的介入术者可以处理大多数的复杂解剖结构的病变，如左主干、左前降支开口或近端、回旋支开口病变或分叉病变，但某些情况下，更适合用 CABG 治疗，效果最佳。FRISC 研究是针对 NSTEMI-ACS 患者应用达肝素的研究，其中由 Holvang 负责的一项亚组研究显示[49]，ST 段显著压低同双支和三支血管病变，或左主干病变之间高度相关，这些患者更可能进行旁路移植手术。冠心病治疗方式选择应考虑癌症类型及癌症治疗的预计影响，特别是在血小板方面，以及之后不久进行癌症外科手术的需要，在这种情况下，和肿瘤科医生进行积极沟通至关重要。

表 8.3　具备进行有创治疗指征的高危 NSTEMI-ACS 患者标准

初级
肌钙蛋白升高或降低
ST 段或 T 波动态变化（伴或不伴有临床症状）
持续或反复发作的胸痛

次级
糖尿病
肾功能不全 $[eGFR<60 \text{ ml}/(\text{min} \cdot 1.73 \text{ m}^2)]$
左心室功能减低（射血分数<40%）
早期梗死后心绞痛
近期 PCI
既往 CABG
中到高 GRACE 风险评分[70] http://www.outomes.org/grace

冠心病血运重建术的选择

经皮冠状动脉介入治疗自从 1977 年经 Andreas Gruentzig 引入以来，一直在不断发展[72-73]。最初的紧急条件下技术的一致性和稳定性问题，以及此后的再狭窄问题等，都已经得到解决或降到了最低限度，目前有多种装置可用于解决复杂难题，如移植血管中的斑块负荷（滤器），急性心肌梗死中的血栓负荷，以及严重钙化病变（旋磨[74]或旋切术[75]）。1985 年，Sigwart 等引入了冠状动脉支架[76]，使 PCI 发生了变革[77]，从根本上结束了心脏外科医生必须随时待命的状态。尽管支架也存在多种严重问题，最受关注的是支架内血栓形成以及病变再狭窄，但这些问题很多已经解决，所以这些并发症的发生率很低。通过常规应用血管内超声，得以重视支架定位和尺寸、保证支架完全贴合血管内膜、防止支架边缘撕裂，已将急性和晚期支架内血栓问题发生率降到最低[78-79]。在患者因进行癌症手术或有严重血小板减少症而可能要提前终止 DAPT 治疗的情况下，使用血管内超声实现完美的支架定位至关重要[41]。对血小板在血栓形成中作用的认识以及有效抗血小板药物的发展已经将支架内血栓的发生率降到最低[80-82]。将抗炎药物与支架相结合的药物洗脱支架（DES）用于减少再狭窄的发生，但早期的药物洗脱支架由于愈合或内皮化延迟[83-84]对聚合物有超敏反应[84]，易于在晚期形成血栓[83]。目前的支架经过重新设计限制了这一问题，降低了易栓性[83]，但仍存在一些其他问题[85-87]。Valgimigli（ZEUS）[88]最近一项研究比较了 Endeavor 佐他莫司洗脱支架（ZES，旨在提高内皮化程度），和裸金属支架（BMS）在无法遵从双联抗血小板治疗（DAPT）患者中的疗效，Kandzari[89]对这项研究进行了述评。研究发现，截至术后 30 天，43.6% 的患者已经停止了 DAPT（阿司匹林＋1种噻吩吡啶），60 天时有 62.5% 已停药。ZES 组死亡率、心肌梗死率和支架内血栓发生率均低于 BMS 组，1 年靶血管血运重建率 ZES 组同样低于 BMS组（10.7% vs. 5.9%）。

DAPT 持续时间的最初建议是持续 1 年，但关于 DAPT（最短）最佳持续时间的问题仍无明确答案[90]。目前已有若干研究报告，还有其他一些研究已在进行中，目的是确定 6 个月的 DAPT 治疗期限是否足够[91-92]。Gilard 等的研究比较了植入 Xience V 依维莫司洗脱支架的患者 6 个月和 12 个月 DAPT治疗的效果，这些患者对阿司匹林反应良好，结果表明两组间没有显著差异[93]。而另一方面，Yeh 等在其综述中表明，DAPT 持续 30 个月的患者支架血栓形成和梗死（尽管出血风险增加了 1 倍）的风险较低[92]。尚没有研究比较癌症患者 DAPT 的最佳持续时间，因此需要从非癌症患者的有效数据中推断出治疗建议，虽然这一过程是否合理还有待商榷[94]。

普拉格雷和替格瑞洛已被批准用于预防支架内血栓形成。研究显示相对于氯吡格雷，这些新的药物对支架内血栓形成的效果有所改善，但同时出血风险较高，尤其是颅内出血[95-97]。同样，出于显而易见的原因，没有针对癌症患者这方面的研究，也没有在血小板减少患者中使用这些药物的经验。

近期支架植入患者的非心脏手术：支架类型和手术时机方面的注意事项

冠状动脉植入支架后进行非心脏手术是形成支架内血栓的高风险情况，特别是支架贴壁不良的情况下。这种情况首先报告于 BMS 支架植入术后 2 周内进行外科手术的患者，其中在支架植入术后 1 天内手术有 4 例死亡[98]。DES 植入后的风险评估是基于第一代 DES，目前已知其比随后几代支架的血栓形成风险更高。传统上，择期外科手术要延迟 1 年，限期则延迟 6 个月[32]。荷兰伊拉斯姆斯医学中心根据自身数据对主要不良心脏事件（MACE）的风险做了报告，DES 和 BMS 30 天内发生并发症的风险都很高，并发症发生率随时间延长至 1 年而进行性下降[99]。BMS 患者支架植入术后<30 天、30 天至 3 个月和>3 个月非心脏手术期间 MACE 发生率为 50%、14% 和 4%，而 DES 患者支架植入术后<30 天、30 天至 3 个月、3～6 个月、6～12 个月和>12 个月进行非心脏手术期间 MACE 发生率分别为 35%、13%、15%、6% 和 9%（表 8.4）。这些结果与其他报告相一致[100-108]。

表 8.4　经皮冠状动脉介入治疗后外科手术 MACE 发生率：手术时间的重要性

手术时间	<30 天	30～90 天	3 个月	3～6 个月	6～12 个月	>12 个月
裸金属支架后 MACE	50%	14%	4%			
药物洗脱支架后 MACE	35%	13%		15%	6%	9%

新的 PCI 术后进行非心脏手术的指南仍然保守推荐延迟所有择期手术到药物洗脱支架植入术后 1 年或 BMS 支架植入术后 4～12 周[106,109-110]。欧洲指南准许新一代 DES 支架植入后 6 个月进行手术[106]，但美国指南建议对所有 DES 都延迟择期手术 1 年[111]。如果等待的风险超过手术的风险，ACC/AHA 指南确认准许在 6 个月后手术。Endeavour 或 Xience V 依维莫司洗脱支架的最新数据尚未纳入这些指南，但这些数据只反映了自发性 MACE，而不是非心脏手术后的 MACE。预期外科手术和癌症的血栓前状态[40]均可增加围术期 MACE 的发生率。

欧洲关于稳定缺血性心脏病患者诊断与管理指南中对冠状动脉旁路移植术和 PCI 相对优势有详细的分析[32,54]，美国[54]也有相关研究和分析。即使在没有癌症的患者中，药物洗脱支架进行 PCI 与 CABG 相比是否是有优势的治疗方法？这一判定由于随机临床研究的不足而受到某些限制[112]。不过，SYNTAX 评分量化了冠状动脉解剖的复杂性，从中推断在相对不复杂和较低程度的 CAD 患者中，PCI 或 CABG 的预后是类似的；而在复杂和弥漫性 CAD 患者中，CABG 似乎更合适[54]，这一论点似乎很合理。大多数研究表明，从长远上看，对糖尿病合并三支病变的患者来说，CABG 比 PCI 更好[113]。长期结果部分取决于病变的复杂性以及其他的一些因素，如肾功能不全，这时需要进行多次重复性手术的话会加重病情，而 PCI 多次重复手术很常见（如表 8.5）。

表 8.5　经皮冠状动脉介入治疗后外科手术的建议时间

PCI 的支架类型	2014 ESC/ESA 指南[106]	2014 ACC/AHA 指南[111]
BMS	4 周至 3 个月（Ⅰ，B）	≥30 天（Ⅰ，B）
DES	≥12 个月（Ⅱa，B）	≥12 个月（Ⅰ，B） ≥6 个月（Ⅱb，B）
新一代 DES	≥6 个月（Ⅱa，B）	
球囊血管成形术	≥2 周（Ⅱa，B）	≥2 周（Ⅰ，C）

PCI：经皮冠状动脉介入治疗，BMS：裸金属支架，DES：药物洗脱支架[109]

在积极治疗癌症期间又诊断为 CAD 的患者有着不同的风险/效益比，而 ACS 治疗指南的策略可能并不适用于正在进行癌症治疗的情况。制定决策时需要同时优先考虑多种因素，癌症与心脏病两者的紧急程度/严重程度，以及癌症的分期、治疗计划和医疗目标等。这需要肿瘤科医生和心脏科医生进行积极沟通。关于冠状动脉疾病的严重和剧烈程度，癌症的严重程度和发展阶段，反复 PCI 手术可能造成的肾功能损害，预期的癌症治疗长期毒性，治疗导致严重血小板减少的可能以及心脏事件发生后 6 个月内进行癌症外科手术的需要等，肿瘤科医生和心脏科医生需将所有这些因素都纳入考虑以优化患者的整体治疗。在积极接受癌症治疗的患者中，进行紧急血运重建的主要指征是急性冠脉综合征（ACS），此时发生心肌梗死的风险较高。此外，慢性稳定性冠心病患者如需进行复杂的癌症手术，除非提前进行血运重建治疗，否则患者对手术无法耐受，此时可以考虑进行血运重建（通常限于严重的左主干病变或者涉及左主干的前降支近端病变）（图 8.3）。

PCI 给癌症患者带来了一些特殊的问题，但也有若干重要的积极获益。PCI 的优点是手术耐受性好和恢复快。无需顾虑虚弱、身体应激的恢复和延迟化疗（如果没有发生血小板减少症的问题）。

但是：

1. 裸金属支架与高再狭窄率相关，1 年内可能高达 50%，但最少只需要 4～6 周的 DAPT。

2. 药物洗脱支架减小再狭窄的发生率，但需要 6～12 个月的长期阿司匹

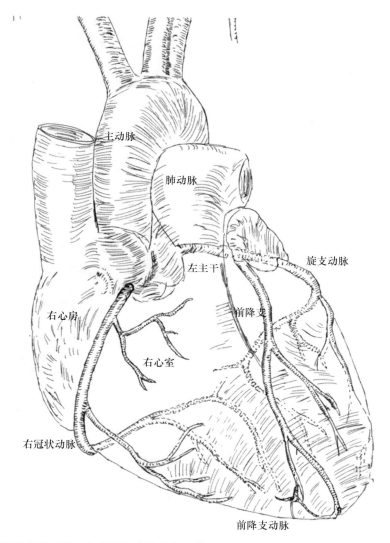

主动脉

肺动脉

旋支动脉

左主干

右心房

前降支

右心室

右冠状动脉

前降支动脉

图 8.3　冠状动脉血管。左主干分成前降支和旋支，提供心脏大部分供血。前降支通常提供间隔区、心尖和大部分前侧壁供血。旋支提供侧壁和部分下壁供血。右冠状动脉提供右心室和间隔下部，以及部分下后侧壁供血，偶尔提供侧壁供血

林和氯吡格雷双重抗血小板治疗[93,102]。虽然欣慰的是最新一代支架可以更早内皮化，以便更早停止双联抗血小板治疗[88-89]，但尚无在癌症患者中的研究以证明这一点。坦率地说，尚无法预期。

　　3. 复杂的"超适应证"支架植入术（目前占大约 50% 的比例[83]，包括多个支架治疗长病变和分叉病变）和内皮化延迟有关，在应激条件下可能会增加支架内血栓形成的风险。癌症中的血栓前状态可能就是这种应激[40,114]。

4. 癌症治疗旨在抑制细胞生长或炎症反应，理论上这可能会影响支架的内皮化[115-116]，也因此难以缩短 DAPT 治疗的时间，但尚无数据支持这一论点。

5. 近期做过 PCI 治疗植入支架并于 30 天内接受非心脏手术的患者，其主要不良心脏事件（MACE），即死亡、非致死性心肌梗死、急诊血运重建的风险显著升高，而支架植入后 6 个月这种风险就会下降。但外科手术通常用于治疗癌症，因此这个问题备受关注，可能对癌症治疗方式的选择产生重大影响。

在恶性血液肿瘤骨髓移植后，或因吉西他滨、卡铂、TDM-1、核苷抑制剂等，以及多种药物联合化疗的不良反应，血小板减少可能很严重。这些患者在支架植入后的 DAPT 治疗令人担忧，尽管缺乏实际数据，但情况却令人惊喜振奋[41,117]。新型 DES 的发展使 DAPT 治疗可能无需持续 1 年时间[88]，这将有可能降低今后 DAPT 治疗的风险。有限的病例报告表明可以使用 DES，也可以是 ZES，但还需要前瞻性研究或注册研究来明确这一论点。

冠状动脉旁路移植术是另一种血运重建的方法。如果预期癌症的治疗会导致严重的血小板减少，或者如果非心脏手术的计划迫在眉睫，CABG 不失为一种替代方案，相比 DES 植入，CABG 对 DAPT 治疗要求较低，无需顾虑是否有严重血小板减少。如果患者需要大手术切除癌症，可以在同期或分两期行 CABG 和癌症手术，尽量缩短癌症手术的延迟[118-119]。但癌症患者的虚弱会增加 CABG 风险[120-123]。

1. CABG 后恢复至少需要 2~4 周，影响生命质量，增加体力消耗。晚期癌症的情况下，CABG 恢复就要更长时间，这点需要考虑。

2. 为达到 CABG 伤口的满意愈合也可能推迟化疗。

3. 化疗和（或）癌症引发的免疫抑制给患者带来伤口不愈合和术后感染风险，最严重的是胸骨感染。

心脏科医生需要明确癌症治疗的目标。相当一部分癌症患者迫切需要进行初次手术以及术前或术后化疗（整体上这一时间段为 3~6 个月）。对于这些患者来说，重要的是及时接受癌症治疗，因此干预 CAD 应将对癌症治疗的延迟和干扰最小化为原则。像 CABG 这样的终极治疗可能要延迟到癌症治疗告一段落之后再进行。其他癌症（通常为转移性癌症或Ⅳ期癌症）患者抗癌治疗很少能治愈。选择适当的心脏干预方式的决策需将患者的非心脏预后考虑在内，并且"这些晚期患者的治疗目标仅限于以最小的早期风险和最快的功能恢复来缓解症状、改善生命质量"[124]。

慢性稳定型心绞痛患者通常可在短期内控制，无需血运重建。PCI 的这些结果需要考虑：

- PCI 可减少心绞痛的发生。
- 尚未证明 PCI 可以提高稳定患者的生存率。
- PCI 可能会增加心肌梗死的短期风险。
- PCI 并不能降低长期心肌梗死风险[54]。

　　由于大多数患者的主要适应证是缓解症状，因此不需要通过血运重建来"保护"患者免于心脏事件。对于慢性稳定型心绞痛或潜在的无症状缺血患者，应给予积极的药物治疗，以期在化疗期间避免 PCI 或外科手术，直到癌症治疗稳定。

　　如果发生 ACS 情况就大不相同。STEMI 情况相当紧急。梗死相关动脉闭塞的患者相比动脉可快速开通的患者预后严重不良，动脉重新开通可以保护和挽救心肌。保护和最小化梗死心肌的唯一方法是以最短的时间开通梗死相关的动脉。在癌症病情不稳定或化疗的情况下，这意味着要在中性粒细胞减少和（或）血小板减少的情况下进行 ACS 治疗。

　　PCI 需要在动脉中置入导管以进入中央循环，将导管置于左右两个冠状动脉的开口处，通常会在犯罪血管植入支架以防止血管即刻闭塞或长期再狭窄。常规使用凝血酶抑制剂（通常为肝素）进行抗凝，以避免在手术期间桡动脉或冠状动脉形成血栓。

　　有两种基本置管径路：股动脉径路和桡动脉径路。最早置管部位是肱动脉，切开动脉后插管并在手术完成后缝合血管，但随着更小巧的装置开发，经皮技术更为简单快捷，肱动脉切开方法基本上已经过时。经皮肱动脉径路可能因肱动脉出血导致骨筋膜室综合征而压迫正中神经，特别是在血小板减少的患者风险更高。但在血小板减少的患者中，当股动脉径路或桡动脉径路均不适时，仍可选择肱动脉，采用切开的方法并在操作后直接缝合。

　　经股动脉或桡动脉径路必须注意避免不可控的出血。虽然桡动脉径路利用了表层动脉，有利于手术后止血，但也存在一定缺陷。桡动脉径路在技术上更具挑战性，因此经验欠缺的术者不应尝试为血小板减少患者选择这一径路。解剖变异可导致 3%～7% 的操作失败[125]，技术上的问题大多数是导丝引起的，导致手臂严重出血而发生骨筋膜室综合征，当导丝误入右胸（乳）内动脉而非升主动脉时，发生纵隔出血[126]。偶尔会发生严重的痉挛，特别是导丝误入桡侧折返动脉时，但术后使用腕带压力装置止血也更简单可靠。

　　如果股动脉穿刺位置太靠上，穿刺有可能伤及腹膜后的髂外动脉，导致手术后不能止血（患者已使用肝素和抗血小板药物），而止血取决于术后血栓形成[127]。应在股骨头下半部位置穿刺来确保进入股总动脉。先用"微穿刺套组"确定穿刺安全后再扩张置管或应用超声引导可以增加股动脉径路安全性[41,128]。闭合装置可堵塞或缝合穿刺口，但有时这些装置也会失败，或者如果动脉入路位于分支，则不能使用闭合装置，因此即便在最理想情况下股动脉径路仍有手术后不可控出血的风险[41]。肥胖会带来更多的问题，因为不能保证穿刺部位有充分压力止血，肥胖的大腿可以隐匿大量出血。此外，在免疫功能低下、血小板减少的患者，穿刺部位的胶原栓塞可能容易发生感染，这也是值得关注的问题。

血小板减少症 ACS 患者的特殊注意事项

Sarkiss 等证实了阿司匹林治疗的重要性，即使在血小板减少症患者中也很重要[129]。在 27 例患 ACS、癌症和血小板＜100 000/μl（平均 32 000/μl）的一组患者中，如果没有给予阿司匹林，7 天后只有 6％存活；如果给予阿司匹林，第 7 天还有 90％患者存活。有经验表明，在患有血小板减少症的患者中联合应用氯吡格雷进行双联抗血小板治疗（DAPT），通常具有良好的预后[41]。

矛盾的是，最安全的治疗策略是进行导管介入治疗，然后尽可能干预犯罪血管。Iliescu 已治疗 200 余例癌症并血小板减少症的患者，并对前 50 例患者治疗的经验做了总结[117,130]。效果非常满意，若干患者血小板计数小于 25 000/μl 仍应用 DAPT 治疗数月。由于败血症、活动性出血或弥散性血管内凝血（DIC）引发的血小板减少不适合有创性治疗策略。大多数患者血小板减少是因癌症或抗癌治疗所致。这些患者中大多数为骨髓增生异常综合征（MDS）、白血病、骨髓移植或接受化疗者，使用的最常见药物是紫杉烷类或吉西他滨，其中 94％的患者发生 ACS。所有患者的介入手术都是经桡动脉路径。患者未使用糖蛋白（GP）Ⅱb/Ⅲa 血小板受体拮抗剂。在这些患者中还有其他需考虑的因素。新一代药物洗脱支架与裸金属支架的区别是什么？众所周知，第一代 DES 是易发生血栓形成的，并且血管内皮覆盖经常延迟 1 年或更长时间。经过设计，新的支架可以加速药物洗脱而避免内皮化延迟，其平台金属产生的炎症反应更轻，柔韧性更好以减少冠状动脉扭曲。新一代支架又使人们产生了新的思考，至少 Endeavor 支架就是这种新型支架，这种支架虽然预防再狭窄方面并不优于其他 DES，而在预防支架内血栓形成方面有可能优于裸金属支架，从而缩短 DAPT 时间[88-89]。

支架过程本身需要优化。以往医生很担心裸金属支架导致血栓形成，Colombo 等人[79]通过使用血管内超声指导精确植入支架，确保支架与血管壁完美贴合，并覆盖边缘撕裂，那么即使只使用阿司匹林也几乎能够达到和使用 DAPT 一致的预防支架内血栓形成的效果。这一原则至今仍然适用，并且在某种情况下可能至关重要，如血小板减少十分严重，可能需要提前停止抗血小板治疗的情况[41]。第一代支架的支架丝错位在晚期血栓形成中仍然很重要[131]。其他问题也同样存在，特别是复杂病变支架植入、分叉病变等。在 Nakazawa 等的研究中，"超适应证"支架植入（分叉复杂病变）与支架内皮覆盖不良相关[114]。众多新技术被用来简化分叉病变治疗，最简化处置分叉病变这一点虽未经证实但合乎逻辑。如果可能，只在狭窄严重时，才在侧支放入支架（用"jailed"导丝技术实施临时支架术）[132]。

冠状动脉旁路移植术治疗冠状动脉狭窄

冠状动脉病变也可选择冠状动脉旁路移植术治疗。冠状动脉旁路移植术通常会完全实现血运重建。相比于 PCI，研究显示尽管在大多数情况下两者生存率相似，但经皮路径再次治疗发生率较高[133]。而 CABG 可能会增加卒中风险和并发症。对于身患侵袭性癌症、体质虚弱的患者来说，恢复是一个很重要的问题。另一方面，如果担心血运重建后不久就要接受大手术，冠状动脉旁路移植术可能更安全[134]，因为即使 6 个月后持续使用 DAPT，仍有形成支架内血栓的风险[108,135]。需要权衡支架内血栓形成和 CABG 手术并发症两者间的风险。一项在退伍军人中进行的大规模研究中，Hawn 等发现不论是否维持 DAPT 治疗，支架术后 6 周内进行外科手术的患者其 MACE 发生率为 11.6%，而 6 个月手术时这一概率下降到 6.4%，6～12 个月期间为 4.2%，12 个月以后为 3.5%[136]。

稳定性冠心病患者的非心脏手术

心脏科医生的一个常规工作是为大型非心脏癌症手术"扫清"障碍。欧洲心脏病学会和欧洲麻醉学会[106,109]最近的指南中强调了三方面的评估：患者的心脏功能评估、患者冠心病风险的特征以及外科手术本身的风险。

手术本身风险被描述为低、中和高 3 个级别（表 8.6）。通过患者功能状态，心脏危险因子个数（据修订的心脏危险指数，包括缺血性心脏病史、充血性心力衰竭病史、脑血管病史、术前胰岛素治疗、术前血清肌酐＞2.0 mg/dl）以及外科手术风险对患者进行风险评估[137]，如果患者能以 3～6 km/h 的速度行走 100 米或上 2 层楼则其为低危风险。术前和术中心搏骤停或梗死风险也可基于美国外科医师协会国家外科质量促进计划（NSQIP）数据库交互式风险计算器（http://www.surgicalriskcalculator.com/miorcardiacarrest）进行测算。根据 NSQIP 数据库，术中心肌梗死或心搏骤停的 5 个预测因素是手术类型、相关功能状态、肌酐异常、美国麻醉医师学会分级和高龄。

表 8.6   手术风险：经 ESC/ESA 非心脏手术指南修订[106,109]

手术低风险<1%	中风险 1%～5%	高风险>5%
体表手术	腹腔内脾切除术，食管裂孔疝修补术，胆囊切除术	涉及胰腺、肝等的腹腔大型手术
胸腺手术	头部和颈部手术	食管切除术
内分泌甲状腺手术	髋关节和脊柱手术	肠穿孔修补术
	泌尿外科大手术	肺或肝移植
	胸廓内非大型手术	肺切除术
		膀胱全切除术
		肾上腺切除术

对有 1 个以上临床危险因素的患者或 65 岁以上老人推荐术前心电图检查。准备进行高风险手术的患者，如果功能状态良好且有冠心病危险因素，可以考虑负荷试验，其他患者则不推荐这一检查。而准备进行高风险手术，而功能状态较差且有 3 个及以上危险因素的患者，强烈推荐负荷影像学检查。

因为没有令人信服的证据证明外科术前血运重建有益于稳定患者，指南很少提示患者术前进行冠状动脉血运重建[138]。研究显示非心脏手术前的冠状动脉血运重建并未减少并发症，但可能有某些长期的获益。这一决策必须个性化，需将手术风险和严重冠心病的可能性综合考量[111]。

非心脏手术围术期辅助药物推荐[106,111]

有 3 类药物需要特别注意：

1. *β 受体阻滞剂* 被提出用来降低非心脏手术患者的心脏负荷，但随机研究结果却令人失望。第一次相关大型随机试验 POISE 研究，测试这一理念结果未能有获益，相反却显示手术前开始使用大剂量（100 mg）美托洛尔会增加死亡和卒中发生率。争议是该研究美托洛尔的剂量是否过大以及美托洛尔本身是否是合适的药物。一项在退伍军人中进行的大型研究显示，围术期使用 β 受体阻滞剂有降低 30 天死亡率的益处[139]。由于担心美托洛尔可能通过减弱 β2 肾上腺素能受体介导的脑血管扩张而诱发卒中，因此使用不同心脏选择性的 β 受体阻滞剂进行研究。比较服用比索洛尔、阿替洛尔以及美托洛尔患者的不同疗效，比索洛尔 β1/β2 亲和比高达 13.5/1，阿替洛尔 β1/β2 亲和比为 4.7/1，美托洛尔是一个相对较弱的心脏选择性 β 受体阻滞剂，β1/β2 亲和比为 2.3/1。在这个单中心回顾性队列研究中，服用比索洛尔的患者与美托洛尔相比，卒中患者减少到 1/5[140]。欧洲指南推荐非心脏手术患者将阿替洛尔或比索洛尔作为首选的 β 受体阻滞剂[106]。美国指南并未提及这个区别[111]。目前的推荐表明 β 受体阻滞剂对接受非心脏手术、有多种心脏危险因素的患者是有保护作用的[110,139]，高危患者应该提前数周开始使用，并逐渐加量至最大耐受剂量。

2. *阿司匹林* 是另一种可以为有冠状动脉事件风险的患者在非心脏手术期间带来益处的药物。显然，任何曾经做过支架手术的患者都应该继续服用阿司匹林。如果在手术（如脊髓手术）期间不推荐继续服用阿司匹林，那么手术和中断阿司匹林治疗应推迟到支架植入至少 1 年之后。根据 Lee 修订的心脏指数[141]，先前未进行 PCI、冠状动脉事件风险较低的患者如果出血风险较高，可以停用阿司匹林。

3. *他汀类药物* 显示可以减少接受血管手术患者的冠状动脉并发症，并推荐用于术前治疗[106,111]。来自非血管手术的数据较弱，但普遍有益[142]，所以他汀类药物仍然受到欧洲和美国指南的推荐[106,110-111]。虽然确实没有非血管手术患者术前使用他汀类药物的数据，但 ACC/AHA 以及欧洲指南都给予了推荐，只是告知没有数据支持[110]。

这些建议已经独立审查，删除对原始指南[143]有很大影响但不足采信的研究后，作者发现随机对照研究方面很少支持在术后使用他汀类药物或 β 受体阻滞剂。若干研究中 β 受体阻滞剂可能增加死亡率导致停用，但是似乎使用他汀类药物没什么坏处（只要监测可能的药物相互作用即可）[110,142]。

我们已经说明了冠心病和癌症的人口统计资料相同，因此癌症患者同时患有冠心病并不罕见。希望对已有疾病的治疗和积极控制危险因素能使发生急性冠状动脉疾病的可能性及对癌症治疗的影响最小化。因此，肿瘤科专家筛查癌症患者的冠状动脉危险因素这一做法是明智的，如果风险很高，转诊给心脏科医生以最大限度减少危险，尽可能不中止或影响癌症治疗。表 8.1 列举了危险因素，并可以纳入简单的病史。从真正意义上讲，开始综合癌症治疗与外科手术情况相似（尽管时间要更长）。如果发现可控制的危险因素，如吸烟、高胆固醇血症、高血压，与心脏科医生合作可以降低心脏事件的风险，这对癌症治疗有重大影响。

特殊注意事项

5-氟尿嘧啶和卡培他滨：心脏毒性模式（表 8.7）

嘧啶类似物 5-氟尿嘧啶和其口服药物前体卡培他滨是除蒽环类药物以外最常见的心脏毒性药物[144]，但它们的毒性是通过特别的机制导致心脏缺血。

表 8.7 与 5-FU、卡培他滨相关的心脏毒性

1. 血管痉挛
2. 心绞痛
3. 急性冠脉综合征
4. 心肌梗死
5. 急性心肌炎
6. 应激性心脏病（takotsubo 心肌病）
7. 球形心肌病（global cardiomyopathy）
8. 窦性心动过缓
9. 室性异位搏动
10. 长 QT 综合征伴尖端扭转型室性心动过速
11. 室性心动过速
12. 心源性休克
13. 猝死
14. 急性心包炎

5-FU 的心脏毒性被认为是氟核苷酸错误掺入 RNA 或 DNA 而抑制胸苷酸合成酶导致的[145]。5-FU 一般联合其他药物使用，目前已用于头部、颈部以及乳腺癌症，在胃肠道癌症中其效果最为明显[146-147]。据报道，5-FU 单药使用治疗结直肠癌，有效率仅为 10%～15%，联合其他药物使用（如奥沙利铂）有效率则为 40%～50%[145]。

口服前体药物卡培他滨通过一系列酶反应步骤，包括肿瘤中的胸苷磷酸化酶（TP），被转化为 5-FU 发挥作用[148]。肿瘤中 TP 浓度较高，虽然经卡培他滨转化后肿瘤内 5-FU 浓度高于全身浓度，但仍然会导致全身或冠状动脉血管问题，虽然频率会比静脉滴注 5-FU 低，且在同一例患者也不是必然重复发生[149]。然而，其心脏毒性和 5-FU 本身相似[150-152]。5-FU 最常见的心脏毒性症状是心绞痛，广为接受的假设原因是 5-FU 本身或其代谢产物导致冠状动脉血管痉挛。长期静脉滴注 5-FU（18 小时或 5 天）时心脏毒性风险最高，而用卡培他滨风险较小，采用弹丸注射方式给药 5-FU 风险可能也是很小的[153]。因为化疗药物经常是联合使用，其他药物的心脏毒性也应该纳入考虑，尤其是曲妥珠单抗、拉帕替尼、贝伐珠单抗等药物。实际上 5-FU 心脏毒性发生频率较低（不同报道中为 2%～8%），但是由于在胃肠道癌症中的广泛使用，心脏科医生经常去处理 5-FU 相关的心脏毒性。在一项大规模结肠癌患者随机临床研究中，2094 名患者进行了以静脉滴注 5-FU 为基础的化疗，其中大约 8% 出现 3 或更高级别的心血管不良反应（http://www.ncbi.nlm.nih.gov/pubmed/19451425）。在 Akhtar 的一项早期研究中，100 名无心脏病史的患者

中 8 名出现心脏毒性，大多数是心绞痛（5/8）并继发出汗和心悸，3 名患者出现心电图改变，1 名患者出现心源性休克。停止滴注 1 h 内症状可逆，无死亡病例[154]。De Forni 的早期研究中，对 367 例患者进行第一轮高剂量 5-FU 持续滴注[155]。其中将近 90％的患者是联合化疗。有 28 例患者（7.6％）出现心脏事件，其中 9 例有心脏病史。18 例患者（64％）出现心绞痛。停药后，6 例患者心绞痛症状缓解，但是另外 8 例患者出现不稳定心绞痛。有 4 例患者发生猝死，总致死率为 2.2％。此外，出现心脏事件的患者中 65％心电图有复极改变，22％出现低电压。Wacker 等非选择性随访了 102 例使用 5-FU 的患者，随访时间为 3 个月，采集了心电图、超声心动图和放射性核素心室显像等数据[11]。19％患者出现可逆的心绞痛症状，其中大多数有心电图变化，6 例较为严重。这 6 例患者冠状动脉造影正常。2 例患者射血分数小于 50％且无改善。相比于滴注后，滴注过程中心动过缓和室性期前收缩更为常见。据 Stewart 等人报道，有 1 位患者 5-FU 滴注过程中出现心动过缓[151]。Kosmas 等人随访了 664 例正在用 5-FU 或卡培他滨为基础治疗的患者，4.03％出现症状及心电图变化。持续性滴注 5-FU 的患者中 6.7％出现如上症状，其他患者中此概率则为 2.3％。20 例患者中 7 例出现急性心肌梗死。4 例患者出现心电图变化显示冠状动脉血管痉挛，3 例出现传导异常且其中 1 例病变是致命的。Saif 等人回顾了 1969—2007 年间的文献，评估了 448 例心脏毒性个案报道中的 377 例。69％发生于第一次滴注 5-FU 后 72 h 内。出现并发症的患者中 45％为心绞痛，22％为心肌梗死。69％出现心电图变化，但仅有 12％出现相关酶学异常。基于这些分析，文章认为已存在的心脏危险因素并不能预示心脏毒性。他们认为毒性更可能和持续性滴注 5-FU 相关[156]。

　　另外的病例报告描述了其他毒性作用。其中 1 例经 FOLFOX 治疗后 24 h 发生可逆性应激性（takotsubo）心肌病患者，经主动脉内球囊反搏稳定并完全康复。4 个月后左心室功能正常。（第 3 个疗程末期因急性心力衰竭出现心脏停搏，数天后心脏功能恢复正常[157]。）据 Grunwald 等报道，1 位 60 岁老年女性第一次经历 8 h 静脉滴注 5-FU，26 h 后发生胸痛。心电图 ST 段抬高 1 mm，超声心动图射血分数为 15％～20％。随后的冠状动脉造影显示冠状动脉正常。诊断应激性心肌病。4 周后，患者的左心室功能恢复正常[158]。Canale 等报道，1 名此前无心脏病病史的 56 岁老年男性发生心肌梗死。肌钙蛋白最高值达到 6.51 ng/ml，ECG 显示 V_2 和 V_3 导联有 Q 波，超声心动图显示心尖运动消失，射血分数为 45％。心导管检查显示冠状动脉正常[159]。Sasson 等报道了 2 例在 5-FU 静脉滴注中发生心肌病的病例。1 例为心绞痛症状，另 1 例则出现不可逆心源性休克，通过病理检查证实为急性心肌炎[160]。

　　5-FU 心脏毒性的机制始终不明。很明显，心绞痛中血管痉挛是关键。大多数病例都进行了冠状动脉血管造影。部分病例应用血管舒张因子，硝酸盐和钙通道阻滞剂的有效性与此假设相吻合[161-162]。5-FU 半衰期很短（10～15 min），在肝中被二氢嘧啶脱氢酶（DPD）分解为 5，6-二氢尿嘧啶，最终被转化为 α-氟-β 丙氨酸（FBAL）[163]。研究假设 FABL 的产生和潜在积累同心脏毒性相关，因为当 5-FU 和 DPD 抑制剂恩尿嘧啶合用时，没有报告说明发生心脏毒性[164]。此外，也有曾发生 5-FU 心脏毒性的患者使用 5-FU 衍生物 S-1 治疗却没有任何症状，而 S-1 不会转化为 FABL[163]。和弹丸注射 5-FU 相比（2.3%；P＜0.012），在持续静脉滴注 5-FU（6.7%心脏毒性事件）或卡培他滨（5.5%心脏毒性事件）的患者体内 FABL 可能会发生累积[153]。

心脏毒性不仅仅导致血管痉挛这一观点也越来越清晰[151]。Cwikiel 等每隔一定时间用扫描和透射电子显微镜观察使用 5-FU 治疗后兔耳小动脉的内皮。发现内皮细胞严重损伤并伴有血栓形成，研究者将其解释为作用在内皮上继发于直接细胞毒性的血栓形成[165]。Eskandari 等研究了 5-FU 和卡培他滨对刚从大鼠分离出的心脏细胞的影响，发现对线粒体膜的细胞毒性影响导致线粒体功能失常、caspase-3 激活和细胞死亡[148]。Focaccetti 等系统总结了 5-FU 心脏毒性的问题，进行了一系列实验来更好地理解临床上的不确定性。他们研究了 5-FU 对原代细胞培养的人类心肌细胞和内皮细胞的影响，超微结构以及分子水平上显示暴露的心肌细胞有自噬现象，以及内皮细胞中活性氧（ROS）水平升高。5-FU 可以影响这些细胞类型，从而解释了心脏毒性的某些表现。可以通过 ROS 清除剂抑制 5-FU 导致的内皮反应[166]。

预先存在的冠心病也必须纳入考虑。虽然许多有冠状动脉症状（包括血管痉挛或心肌梗死），但患者行导管检查未发现明显的冠状动脉疾病，由 Meyer 等在 34 家医院进行的前瞻性队列研究显示：与其他发生心脏毒性的患者相比，有潜在冠心病的患者在 5-FU 输注期间发生心脏事件的相对风险为 6.83[167]。Anand 也证实了这一点[168]。胸苷磷酸化酶（TP）是卡培他滨转化为 5-FU、5-FU 转化为其活性代谢物过程中的关键。恶性肿瘤中 TP 水平较高，因此 5-FU 和卡培他滨的活性也比其他组织更为活跃。动脉粥样硬化斑块以及心肌梗死中 TP 的表达都会上调，这可能与曾经有心血管疾病或 5-FU 诱导损伤的患者更易发生心脏毒性有关[166]。尚不清楚使用他汀类药物积极治疗冠心病能否减少这些心脏毒性并发症的发生。

因为机制尚不清楚，对 5-FU 心脏毒性的治疗都是经验性的。第 1 步应该是停止用药。第 2 步则应是用硝酸盐或者钙通道阻滞剂治疗血管痉挛。已有病例报告用血管扩张剂、硝酸盐和钙通道阻滞剂治疗可能由血管痉挛导致的心绞痛[161-162,169]。但据其他病例报道，硝酸盐和钙通道阻滞剂没有疗效或者疗效有限，尤其是控制再次用药出现的症状时[170-171]。Patel 等对 6 例患者再次用药时给予血管扩张剂，但 6 例中有 5 例仍出现心脏毒性[172]。报告中心肌病停药后通常是可逆的，如果简单的减小后负荷或低剂量强心剂治疗效果不佳，适时应用包括主动脉内球囊反搏和 ECMO 等装置，积极治疗心力衰竭，支持这些患者直到心脏功能恢复。给有 5-FU 或卡培他滨心脏毒性病史的患者再次用药时仍有不可预测的潜在高风险。有 5-FU 心脏毒性病史的患者也可能再次用药，除非曾经发生心肌梗死。但无法预测或防止潜在的严重并发症。Saif[156] 和 Sorrentino[144] 推荐以下方式给有过心脏症状记录的患者再次应用 5-FU 或卡培他滨。在给药前应当仔细评估心脏或冠心病。医生应当对是否再次给予 5-FU/卡培他滨的必要性十分明确。应当考虑替代治疗方案，如果有的话应避免再次给药。需要重新评估治疗方式，考虑弹丸注射、降低剂量，对于发生静脉滴注 5-FU 毒性的患者换成应用卡培他滨，或给卡培他滨发生毒性的患者改为弹丸注射 5-FU。患者再次用药时应在医院心电监护下进行，如有心脏毒性征象立即停止治疗。可以考虑合用钙通道阻滞剂来防止血管痉挛，但是需要认识到在防治 5-FU 心脏毒性方面，该药还没有显示出公认的益处。

使用不同的氟尿嘧啶可以替代再次给药[144,173]。特异性针对胸苷酸合成酶的直接抑制剂雷替曲塞，目前尽管没有被美国 FDA 批准，但在加拿大、澳大利亚和一些欧洲国家，雷替曲塞被用来治疗无法使用 5-FU 或卡培他滨的结直肠癌。在一项澳大利亚的研究中，所有的 42 例患者都有单独使用 5-FU 或卡培他滨或联合其他化疗而产生心脏毒性（多数是心绞痛）病史，换成雷替曲塞后，均没再发生心脏毒性[174]。另一项纳入 111 名患者的回顾性研究中，由于患者对 5-FU 或卡培他滨有心脏高风险或者以前曾发生毒性反应，均使用了雷替曲塞，只有 4.5％患者发生心脏毒性，所有这些都是曾对卡培他滨不耐受的患者[173]。5-FU 或卡培他滨无疑是多种癌症化疗的代表药物。门诊患者中这两种药应用广泛，需要和患者告知这种少见但是严重的心脏毒性。慎重选择患者并密切监控症状对减小心脏毒性的影响很重要。对任何初次静脉滴注 5-FU 数小时内发生胸痛的患者都需要警惕和谨慎。迅速停药以及适当处置可以防止严重事件发生，包括可能的心脏性猝死。

放射治疗和冠心病

几乎一半的癌症患者治疗中需要接受放射治疗（放疗），现在广为人知的是纵隔放疗与包括心肌梗死、心绞痛、心力衰竭和瓣膜损伤在内的心血管疾病风险增加相关[175]。

这一危险的大多数证据都是提取自几十年前因霍奇金淋巴瘤（HL）放射治疗患者的数据，尽管以前放疗剂量比现在使用的更高，目前也有屏蔽技术可以保护重要的结构，即冠状动脉[176]。

近几年放疗技术取得突破性进展，但一些癌症放疗中，例如（左）乳腺癌、肺癌或霍奇金淋巴瘤（HL），心脏仍会大部分暴露在射线中[177-179]。

现代放疗技术使得放疗科医生可以使用更准确的剂量，并结合三维模型靶向照射肿瘤，较以前更有效降低对心脏和前降支血管的直接照射。但是，现代放疗技术治疗的患者到目前为止随诊时间都比较短，所以目前还不能很好地定义用这些减少剂量和体积方法得到的理论获益到底有多少。尽管近几年放射剂量已经显著下降，但最近的数据显示平均心脏放射剂量＜20 Gy，甚至＜5 Gy 就会增加心脏损伤风险[178,180-181]。最近发现的剂量-反应关系似乎表明心脏放射剂量平均每增加 1 Gy，缺血性心脏病风险增加大约 7%（95%CI，3%～14%）。同一分析的数据还发现没有证据能确定无风险的最低放射剂量阈值，但这一论点还需要进一步验证[177]。

射线可能损伤心脏所有的结构，例如心包、心肌（特别是右心）、瓣膜（尤其是二尖瓣和主动脉瓣）以及冠状动脉[182]；因此，放射引起的心脏病范围可能很广泛，从急慢性心包积液到缩窄性心包炎，从心肌纤维化到限制型心肌病，以及从加速血管粥样硬化到闭塞性病变，主要位于冠状动脉近段或开口处。放射引起的冠状动脉疾病（CAD）形态学上和其他原因导致动脉粥样硬化而引发的 CAD 相同[182-183]。因此，胸部放疗现在也被认为是 CAD 的危险因素之一。

尽管数据表明接受过放疗的癌症生存者其冠心病临床表现总体上和普通患者人群相似，但这些患者无症状性心肌梗死发生可能更多见。似乎在接受过胸部放疗的患者中致死性缺血性心血管疾病风险更高，可能是因为病变涉及左主干近端[184]和右冠状动脉近端[185]所致。

Konings 等对兔颈动脉放射损伤模型研究发现，放射通过循环脂质而使血管渗透增加，促进动脉粥样硬化进展。这些数据表明控制脂质水平对放疗患者控制动脉粥样硬化的发展而言可能很重要[186]。

需要对接受过纵隔放疗的患者随访数年，因为放射相关的 CAD 通常是在暴露后数年才发生，心脏毒性与日俱增[176]。大多数有危险的患者都是从儿童时期就接受治疗或几十年前因 HL 而进行高剂量放疗的患者。基于此，很明显对生存者只进行一次筛查是不够的。Girinsky 等随访了 11 位 HL 放疗生存者，采集了冠状动脉 CT 成像（CCTA）数据。治疗结束 5 年后，15% 患者冠状动脉发现损伤，但是截至 10 年，数目增加到 34%。有 10 位患者进行了血运重建。大多数病变是非开口性的（89%），但有 28% 患者有开口病变。随诊的适当时机和时长还需要进一步定义[187]。

遗憾的是，目前还不知道是否存在某种有益的、减少继发心血管疾病风险的干预方式，例如放疗暴露后服用抗血小板药物、他汀类药物或 ACEI 药物等。

可以通过经皮冠状动脉介入治疗或冠状动脉旁路移植术治疗有症状的冠状动脉阻塞。目前证据有限，但可用数据表明非开口、单纯性冠状动脉病变可以用经皮冠状动脉介入治疗，冠状动脉旁路移植术对合适外科手术的患者也是一种好的选择[188]。然而，比起未经放疗的动脉，经皮治疗冠状动脉硬化可能导致更高概率的再狭窄[188]。这些患者的右心室经常会发生放射后纤维化，外科手术必须克服这个困难，此外瓣膜疾病可能进展，未来还需要二次手术。受累血管中层可能较薄和外膜纤维化[5]，这可能影响吻合，并且内乳动脉经常会受损无法使用，也可能影响 CABG 的长期效果。如果病变不复杂，在非放疗人群中左主干病变处的支架与 CABG 短期效果相当[189]。目前尚无有关放疗诱发的冠心病支架再狭窄发生率的数据。

治疗同时患严重冠心病和侵袭性癌症的患者使医生进退两难。医生必须确定治疗顺序：不做血运重建情况下是否能够保证癌症治疗，或者冠心病是否已经严重到了必须优先考虑的地步？具体表现在最近的两个病例中，治疗医生就向经验丰富的肿瘤心脏科医生、外科医生和肿瘤科医生征求了意见（Parashar S. 严重冠心病和胃癌患者。个人通信，2015）。

患者 1

该患者是 66 岁的男性，患有糖尿病、高血压、高脂血症，2 周前出现呼吸困难加重，此前 2 天出现短暂性脑缺血发作（TIA）。几周前他发现右侧大腿肿胀、小腿水肿。大约在同一时间，呼吸困难逐渐发作，主要是轻轻用力就呼吸困难，胸部无不适感。在急诊室，他的肌钙蛋白水平轻微升高，胸部 X 线片显示有 3 个包块，考虑是转移癌。注意到他右侧大腿有一坚硬包块。心电图显示未知年份的陈旧性前壁 MI，伴有 $V_1 \sim V_4$ 导联 Q 波。包块活检显示为黏液样基质中由大的多形性梭形细胞形成的高度恶性梭形细胞瘤。患者疼痛剧烈，明确是由肿瘤包绕股神经所致。入院当天的诊断性心脏导管检查显示右冠状动脉近端 90% 病变，左前降支近端 90% 溃疡性病变，大对角支中有长的弥漫性病变。超声心动图示左心室功能正常。

因此，情况是 1 名患有多支复杂冠状动脉疾病、糖尿病的 67（译者注：原文有误，应为 66）岁老年男性，大腿右侧推测是肉瘤的病变处剧烈疼痛，并同时有肺转移征象。

治疗医生与心血管外科医生和介入心脏病专家进行了会诊。要考虑的关键点是患者迫在眉睫的冠心病，已伴有严重的呼吸困难症状，需要对其进行血运重建术，问题是肉瘤的治疗是否会导致严重的血小板减少症，继续进行双联抗血小板治疗（DAPT）将导致他面临出血风险，以及经皮路径的可行性——虽然冠状动脉病变很复杂，但所有主要病变都可以治疗。经过讨论，考虑到他预后不佳、CABG 所需的恢复时间、大腿上的剧烈疼痛需要立即进行放射治疗，以及预期的血小板减少症尚未出现，因此选择 PCI 对患者进行治疗，成功处理了以上 3 处病变。

他的术后病程因颅内少量出血而跌倒，导致一些混乱。血小板对于阿司匹林和波立维的反应表现为功能正常，即抗血小板药物无反应，故增加了剂量。

两个半月后，他开始呼吸困难，患败血症，转移性病变显著增加，选择停止化疗。死亡后未进行尸检。

这个病例展示了几个重点。首先有两个需要立即引起注意的严重问题，冠状动脉大血管内有不稳定斑块导致的急性冠脉综合征和恶性肿瘤引起的剧烈疼痛，这可能严重影响手术恢复，但总体预后差，所以心脏手术的恢复期也包括了他剩余的有意义的生命。此外，在转移性肉瘤患者中，给予标准 DAPT 后出乎意料发生血小板反应缺乏。PCI 能够处理不稳定的冠心病，允许放疗以及时治疗严重的疼痛，并且肉瘤的治疗可以不间断进行。不幸的是此患者体内的癌症对治疗没有反应。

患者 2

患者的肿瘤科医生通过网络向众多肿瘤心脏科医生和肿瘤科医生咨询了意见，他们的意见被记录下来。

1 名 75 岁男子因胸痛入院。心导管检查显示左主干开口 60％病变，左前降支近端 90％病变，左旋支 80％弥漫病变以及右冠状动脉近端闭塞。他的射血分数为 35％～40％。检查贫血时，诊断出Ⅳ期转移性胃腺癌，考虑用 CABG 治疗患者。肿瘤显示过表达 HER-2。考虑用曲妥珠单抗或者 5-FU 进行治疗，曲妥珠单抗效果明显但使 CHF 加重的风险增加，而在这种严重的 CAD 情况下使用 5-FU 有发生心绞痛或 MI 的风险。

答复

心脏科医生 1

预后如何以及将来他们将考虑胃部手术吗？因为他已经处于严重失代偿的心力衰竭边缘，不能使用曲妥珠单抗。但是用裸金属支架进行 PCI 怎么样（把双联抗血小板治疗持续时间限制到 1 个月）？这种方法当然会增加长期再狭窄的风险。如果他身体状况良好，那么更好的方法可能是 CABG，这样就可以减少对血小板减少症的担忧，也不用那么担心在这种患有严重的潜在心脏病患者身上使用 5-FU 的结果。也可能左心室血供增加后会改善其收缩功能，从而为曲妥珠单抗治疗打开大门。

心脏科医生 2

尽量优化心脏供血状况，给他适当的心脏药物。然后对左前降支病变进行 PCI（我们倾向 DES 而不是 BMS，新的数据表明现代 DES 血栓形成轻微）改善冠状动脉供血后，左心室射血分数会改善。需要的话，使用 5-FU（弹丸注射可能比持续静脉滴注更好，冠状动脉痉挛更少），以及冠状动脉血管扩张剂。我不会断然否定这个患者曲妥珠单抗治疗，它有时候效果好到不可思议。

肿瘤科医生 1

如果他失血，为了控制持续性失血而对胃做放疗有什么用处吗？此外早期姑息治疗也许会有帮助。

肿瘤科医生 2

他不适合外科手术，也不能现在接受曲妥珠单抗治疗。我建议改善他的心脏功能，并使用 5-FU 治疗。如果心脏功能改善，则可以加入曲妥珠单抗治疗。

心脏科医生 3

这个病例的目标是姑息治疗。我不会走 CABG 这条路，这条路受的罪比获益多得多。我推荐这个顺序治疗，使用 β 受体阻滞剂、硝酸盐药物治疗，及进行输血，看他是否还发作心绞痛；通过他的基线血红蛋白和血流动力学特征，就可以想到这些措施能控制心绞痛。此外，他的心脏收缩功能可以通过单独的药物治疗显著改善。我不会急于为这位患者做 PCI，除非进行充分药物治疗后他仍有难治性心绞痛。

肿瘤科医生 3

1. 从肿瘤学角度来说，预后不好。

2. 如果肿瘤是 HER-2 阳性，尝试曲妥珠单抗。对心脏的影响似乎是轻度并且可逆的。这可能是最好的姑息治疗选择。

3. 氟尿嘧啶导致冠状动脉痉挛的情况罕见且可逆。如果认为 5-FU 合适，考虑静脉内给予小剂量测试一下，最好用口服卡培他滨，口服卡培他滨理论上也可能引起冠状动脉痉挛，只是需要更长时间将其从体内清除（我有一位患严重 CAD 的老年女性患者，口服卡培他滨多年，效果出奇的好。）

4. 通过输血仔细维持 Hgb 很重要，适当利尿避免体液负荷过重。

结果

因包块阻塞幽门，在幽门处放置了 1 个支架。用 mFOLFOX 方案（基于 5-FU 的化疗）继续治疗肿瘤。入院期间他的超声心动图复查射血分数恢复正常。第 1 个周期治疗完成后，他出院回家了。

评论

这个病例展示了患有冠心病和严重癌症的患者所面临的问题。冠心病的治疗明显受限。就冠心病本身而言，由于严重的三支病变（左主干、左前降支 90%、旋支 80% 和右冠状动脉完全闭塞），通常推荐 CABG，但此患者预后如此之差，并发症难以接受。PCI 将可能开通病变动脉，但如果可以用药物控制，那同样是很好的结果。化疗同样受到心脏状况的影响。几位肿瘤科医生选择曲妥珠单抗，其主要问题是基于潜在的心脏功能障碍，很可能导致临床治疗失败。基于 5-FU 的治疗具有未知的风险，但最终被作为最佳选择。很显然，任何时候心脏病都会恶化导致另一次危机，但希望在此之前，可以更好地确定治疗反应的预后。

这个"虚拟会议"的主要方面正如其展示的那样，体现了专家合作的重要性；肿瘤科医生（包括胃肠科医生）、心脏科医生都从其独特的角度提出了重要的见解。然后制定策略，这种策略将为患者提供最佳的生命质量，同时避免相关并发症的不必要治疗。

参考文献

1. Murphy SL, Xu J, Kochanek KD. Deaths: final data for 2010. Natl Vital Stat Rep. 2013;61:1–117.
2. Driver JA, Djousse L, Logroscino G, Gaziano JM, Kurth T. Incidence of cardiovascular disease and cancer in advanced age: prospective cohort study. BMJ. 2008;337:a2467.
3. Koene RJ, Prizment AE, Blaes A, Konety SH. Shared risk factors in cardiovascular disease and cancer. Circulation. 2016;133:1104–14.
4. Basyigit S, Ozkan S, Uzman M, et al. Should screening for colorectal neoplasm be recommended in patients at high risk for coronary heart disease: a cross-sectional study. Medicine (Baltimore). 2015;94, e793.
5. Virmani R, Farb A, Carter AJ, Jones RM. Pathology of radiation-induced coronary artery disease in human and pig. Cardiovasc Radiat Med. 1999;1:98–101.
6. Mulrooney DA, Ness KK, Huang S, et al. Pilot study of vascular health in survivors of osteosarcoma. Pediatr Blood Cancer. 2013;60:1703–8.
7. Tzonevska A, Chakarova A, Tzvetkov K. GSPECT-CT myocardial scintigraphy plus calcium scores as screening tool for prevention of cardiac side effects in left-sided breast cancer

radiotherapy. J BUON. 2014;19:667–72.

8. Takahashi I, Ohishi W, Mettler Jr FA, et al. A report from the 2013 international workshop: radiation and cardiovascular disease, Hiroshima, Japan. J Radiol Prot. 2013;33:869–80.

9. Plummer C, Henderson RD, O'Sullivan JD, Read SJ. Ischemic stroke and transient ischemic attack after head and neck radiotherapy: a review. Stroke. 2011;42:2410–8.

10. Hicks Jr GL. Coronary artery operation in radiation-associated atherosclerosis: long-term follow-up. Ann Thorac Surg. 1992;53:670–4.

11. Wacker A, Lersch C, Scherpinski U, Reindl L, Seyfarth M. High incidence of angina pectoris in patients treated with 5-fluorouracil. A planned surveillance study with 102 patients. Oncology. 2003;65:108–12.

12. Rackley C, Schultz KR, Goldman FD, et al. Cardiac manifestations of graft-versus-host disease. Biol Blood Marrow Transplant. 2005;11:773–80.

13. Prevost D, Taylor G, Sanatani S, Schultz KR. Coronary vessel involvement by chronic graft-versus-host disease presenting as sudden cardiac death. Bone Marrow Transplant. 2004;34:655–6.

14. Virmani R, Kolodgie FD, Burke AP, Farb A, Schwartz SM. Lessons from sudden coronary death: a comprehensive morphological classification scheme for atherosclerotic lesions. Arterioscler Thromb Vasc Biol. 2000;20:1262–75.

15. Vancraeynest D, Pasquet A, Roelants V, Gerber BL, Vanoverschelde JL. Imaging the vulnerable plaque. J Am Coll Cardiol. 2011;57:1961–79.

16. Niccoli G, Montone RA, Di Vito L, et al. Plaque rupture and intact fibrous cap assessed by optical coherence tomography portend different outcomes in patients with acute coronary syndrome. Eur Heart J. 2015;36:1377–84.

17. Thygesen K, Alpert JS, Jaffe AS, et al. Third universal definition of myocardial infarction. Circulation. 2012;126:2020–35.

18. Lind PA, Pagnanelli R, Marks LB, et al. Myocardial perfusion changes in patients irradiated for left-sided breast cancer and correlation with coronary artery distribution. Int J Radiat Oncol Biol Phys. 2003;55:914–20.

19. Braunwald E, Morrow DA. Unstable angina: is it time for a requiem? Circulation. 2013;127:2452–7.

20. Fuster V, Moreno PR, Fayad ZA, Corti R, Badimon JJ. Atherothrombosis and high-risk plaque: Part I: evolving concepts. J Am Coll Cardiol. 2005;46:937–54.

21. Glagov S, Weisenberg E, Zarins CK, Stankunavicius R, Kolettis GJ. Compensatory enlargement of human atherosclerotic coronary arteries. N Engl J Med. 1987;316(22):1371–5.

22. Yeh ETH, Bickford CL. Cardiovascular complications of cancer therapy: incidence, pathogenesis, diagnosis, and management. J Am Coll Cardiol. 2009;53:2231–47.

23. Curigliano G, Mayer EL, Burstein HJ, Winer EP, Goldhirsch A. Cardiac toxicity from systemic cancer therapy: a comprehensive review. Prog Cardiovasc Dis. 2010;53:94–104.

24. Shah K, Gupta S, Ghosh J, Bajpai J, Maheshwari A. Acute non-ST elevation myocardial infarction following paclitaxel administration for ovarian carcinoma: a case report and review of literature. J Cancer Res Ther. 2012;8:442–4.

25. Jafri M, Protheroe A. Cisplatin-associated thrombosis. Anticancer Drugs. 2008;19:927–9.

26. Togna GI, Togna AR, Franconi M, Caprino L. Cisplatin triggers platelet activation. Thromb Res. 2000;99:503–9.

27. Berliner S, Rahima M, Sidi Y, et al. Acute coronary events following cisplatin-based chemotherapy. Cancer Investig. 1990;8:583–6.

28. Samuels BL, Vogelzang NJ, Kennedy BJ. Severe vascular toxicity associated with vinblastine, bleomycin, and cisplatin chemotherapy. Cancer Chemother Pharmacol. 1987;19:253–6.

29. Choueiri TK, Schutz FA, Je Y, Rosenberg JE, Bellmunt J. Risk of arterial thromboembolic events with sunitinib and sorafenib: a systematic review and meta-analysis of clinical trials. J Clin Oncol. 2010;28:2280–5.

30. Chen XL, Lei YH, Liu CF, et al. Angiogenesis inhibitor bevacizumab increases the risk of

ischemic heart disease associated with chemotherapy: a meta-analysis. PLoS One. 2013;8, e66721.

31. Cuppone F, Bria E, Verma S, et al. Do adjuvant aromatase inhibitors increase the cardiovascular risk in postmenopausal women with early breast cancer? Meta-analysis of randomized trials. Cancer. 2008;112:260–7.

32. Montalescot G, Sechtem U, Achenbach S, et al. 2013 ESC guidelines on the management of stable coronary artery disease: the Task Force on the management of stable coronary artery disease of the European Society of Cardiology. Eur Heart J. 2013;34:2949–3003.

33. Goff Jr DC, Lloyd-Jones DM, Bennett G, et al. 2013 ACC/AHA guideline on the assessment of cardiovascular risk: a report of the American College of Cardiology/American Heart Association Task Force on Practice Guidelines. J Am Coll Cardiol. 2014;63:2935–59.

34. Stone NJ, Robinson JG, Lichtenstein AH, et al. 2013 ACC/AHA guideline on the treatment of blood cholesterol to reduce atherosclerotic cardiovascular risk in adults: a report of the American College of Cardiology/American Heart Association Task Force on Practice Guidelines. J Am Coll Cardiol. 2014;63:2889–934.

35. Vaughan CJ, Gotto Jr AM, Basson CT. The evolving role of statins in the management of atherosclerosis. J Am Coll Cardiol. 2000;35:1–10.

36. Furberg CD, Byington RP, Crouse JR, Espeland MA. Pravastatin, lipids, and major coronary events. Am J Cardiol. 1994;73:1133–4.

37. Brown BG, Zhao XQ, Chait A, et al. Simvastatin and niacin, antioxidant vitamins, or the combination for the prevention of coronary disease. N Engl J Med. 2001;345:1583–92.

38. Go AS, Iribarren C, Chandra M, et al. Statin and beta-blocker therapy and the initial presentation of coronary heart disease. Ann Intern Med. 2006;144:229–38.

39. DeFilippis AP, Young R, Carrubba CJ, et al. An analysis of calibration and discrimination among multiple cardiovascular risk scores in a modern multiethnic cohort. Ann Intern Med. 2015;162:266–75.

40. Lip GY, Chin BS, Blann AD. Cancer and the prothrombotic state. Lancet Oncol. 2002;3:27–34.

41. Iliescu CA, Grines CL, Herrmann J, et al. SCAI Expert consensus statement: evaluation, management, and special considerations of cardio-oncology patients in the cardiac catheterization laboratory (endorsed by the Cardiological Society of India, and Sociedad Latino Americana de Cardiologia Intervencionista). Catheter Cardiovasc Interv. 2016;87(5): E202–23.

42. Shitara Y, Sugiyama Y. Pharmacokinetic and pharmacodynamic alterations of 3-hydroxy-3-methylglutaryl coenzyme A (HMG-CoA) reductase inhibitors: drug-drug interactions and interindividual differences in transporter and metabolic enzyme functions. Pharmacol Ther. 2006;112:71–105.

43. Neuvonen PJ, Niemi M, Backman JT. Drug interactions with lipid-lowering drugs: mechanisms and clinical relevance. Clin Pharmacol Ther. 2006;80:565–81.

44. Neuvonen PJ, Kantola T, Kivisto KT. Simvastatin but not pravastatin is very susceptible to interaction with the CYP3A4 inhibitor itraconazole. Clin Pharmacol Ther. 1998;63:332–41.

45. Zhou SF, Xue CC, Yu XQ, Li C, Wang G. Clinically important drug interactions potentially involving mechanism-based inhibition of cytochrome P450 3A4 and the role of therapeutic drug monitoring. Ther Drug Monit. 2007;29:687–710.

46. Ogu CC, Maxa JL. Drug interactions due to cytochrome P450. Proc (Bayl Univ Med Cent). 2000;13:421–3.

47. Guengerich FP. Cytochrome p450 and chemical toxicology. Chem Res Toxicol. 2008;21:70–83.

48. Christenson RH, Assasy HME. Biomarkers of myocardial necrosis. Totowa, NJ: Humana Press; 2006.

49. Christenson RH, Azzazy HM. Biochemical markers of the acute coronary syndromes. Clin Chem. 1998;44:1855–64.

50. Hamm CW, Bassand JP, Agewall S, et al. ESC Guidelines for the management of acute coronary syndromes in patients presenting without persistent ST-segment elevation: the Task Force for the management of acute coronary syndromes (ACS) in patients presenting without persistent ST-segment elevation of the European Society of Cardiology (ESC). Eur Heart J. 2011;32:2999–3054.

51. Wilson SR, Scirica BM, Braunwald E, et al. Efficacy of ranolazine in patients with chronic angina observations from the randomized, double-blind, placebo-controlled MERLIN-TIMI (Metabolic Efficiency with Ranolazine for Less Ischemia in Non-ST-Segment Elevation Acute Coronary Syndromes) 36 Trial. J Am Coll Cardiol. 2009;53:1510–6.

52. Stone PH, Chaitman BR, Stocke K, Sano J, DeVault A, Koch GG. The anti-ischemic mechanism of action of ranolazine in stable ischemic heart disease. J Am Coll Cardiol. 2010;56:934–42.

53. Chaitman BR. Ranolazine for the treatment of chronic angina and potential use in other cardiovascular conditions. Circulation. 2006;113:2462–72.

54. Fihn SD, Gardin JM, Abrams J, et al. ACCF/AHA/ACP/AATS/PCNA/SCAI/STS Guideline for the diagnosis and management of patients with stable ischemic heart disease: a report of the American College of Cardiology Foundation/American Heart Association Task Force on Practice Guidelines, and the American College of Physicians, American Association for Thoracic Surgery, Preventive Cardiovascular Nurses Association, Society for Cardiovascular Angiography and Interventions, and Society of Thoracic Surgeons. J Am Coll Cardiol. 2012;60:e44–164.

55. Boden WE. Interpreting the COURAGE trial. It takes COURAGE to alter our belief system. Cleve Clin J Med. 2007;74:623–5. 9–33.

56. The BARI 2D Study Group. A randomized trial of therapies for type 2 diabetes and coronary artery disease. N Engl J Med. 2009;360:2503–15.

57. Chow CK, Jolly S, Rao-Melacini P, Fox KA, Anand SS, Yusuf S. Association of diet, exercise, and smoking modification with risk of early cardiovascular events after acute coronary syndromes. Circulation. 2010;121:750–8.

58. CASS Principal Investigators and Their Associates. Myocardial infarction and mortality in the coronary artery surgery study (CASS) randomized trial. N Engl J Med. 1984;310:750–8.

59. Chaitman BR, Hardison RM, Adler D, et al. The Bypass Angioplasty Revascularization Investigation 2 Diabetes randomized trial of different treatment strategies in type 2 diabetes mellitus with stable ischemic heart disease: impact of treatment strategy on cardiac mortality and myocardial infarction. Circulation. 2009;120:2529–40.

60. Fuster V, Farkouh ME. General cardiology perspective: decision making regarding revascu-larization of patients with type 2 diabetes mellitus and cardiovascular disease in the Bypass Angioplasty Revascularization Investigation 2 Diabetes (BARI 2D) trial. Circulation. 2010;121:2450–2.

61. Krone RJ, Althouse AD, Tamis-Holland J, et al. Appropriate revascularization in stable angina: lessons from the BARI 2D trial. Can J Cardiol. 2014;30:1595–601.

62. Stergiopoulos K, Brown DL. Initial coronary stent implantation with medical therapy vs medical therapy alone for stable coronary artery disease: meta-analysis of randomized controlled trials. Arch Intern Med. 2012;172:312–9.

63. Kottke TE. The lessons of COURAGE for the management of stable coronary artery disease. J Am Coll Cardiol. 2011;58:138–9.

64. Coronary artery surgery study (CASS): a randomized trial of coronary artery bypass surgery. Comparability of entry characteristics and survival in randomized patients and nonrandomized patients meeting randomization criteria. J Am Coll Cardiol. 1984;3:114–28.

65. Boden WE, O'Rourke RA, Teo KK, et al. Optimal medical therapy with or without PCI for stable coronary disease. N Engl J Med. 2007;356:1503–16.

66. Anderson JL, Adams CD, Antman EM, et al. 2011 ACCF/AHA Focused Update Incorporated into the ACC/AHA 2007 Guidelines for the Management of Patients with Unstable Angina/

Non-ST-Elevation Myocardial Infarction: a report of the American College of Cardiology Foundation/American Heart Association Task Force on Practice Guidelines. Circulation. 2011;123:e426–579.

67. Amsterdam EA, Wenger NK, Brindis RG, et al. 2014 AHA/ACC Guideline for the Management of Patients with Non–ST-Elevation Acute Coronary Syndromes: a report of the American College of Cardiology/American Heart Association Task Force on Practice Guidelines. J Am Coll Cardiol. 2014;64:e139–228.

68. Thanavaro S, Krone RJ, Kleiger RE, et al. In-hospital prognosis of patients with first nontransmural and transmural infarctions. Circulation. 1980;61:29–33.

69. Wright RS, Anderson JL, Adams CD, et al. ACCF/AHA focused update of the Guidelines for the Management of Patients with Unstable Angina/Non-ST-Elevation Myocardial Infarction (updating the 2007 guideline): a report of the American College of Cardiology Foundation/ American Heart Association Task Force on Practice Guidelines developed in collaboration with the American College of Emergency Physicians, Society for Cardiovascular Angiography and Interventions, and Society of Thoracic Surgeons. J Am Coll Cardiol. 2011;57:1920–59.

70. Fox KA, Dabbous OH, Goldberg RJ, et al. Prediction of risk of death and myocardial infarction in the six months after presentation with acute coronary syndrome: prospective multinational observational study (GRACE). BMJ. 2006;333:1091.

71. Sorajja P, Gersh BJ, Cox DA, et al. Impact of delay to angioplasty in patients with acute coronary syndromes undergoing invasive management: analysis from the ACUITY (Acute Catheterization and Urgent Intervention Triage strategY) trial. J Am Coll Cardiol. 2010;55:1416–24.

72. Gruntzig AR, Senning A, Siegenthaler WE. Nonoperative dilatation of coronary-artery stenosis: percutaneous transluminal coronary angioplasty. N Engl J Med. 1979;301:61.

73. Krone R. Thirty years of coronary angioplasty. Cardiol J. 2008;15:201–2.

74. Tomey MI, Kini AS, Sharma SK. Current status of rotational atherectomy. JACC Cardiovasc Interv. 2014;7:345–53.

75. Chambers JW, Feldman RL, Himmelstein SI, et al. Pivotal trial to evaluate the safety and efficacy of the orbital atherectomy system in treating de novo, severely calcified coronary lesions (ORBIT II). JACC Cardiovasc Interv. 2014;7:510–8.

76. Sigwart U, Puel J, Mirkovitch V, Joffre F, Kappenberger L. Intravascular stents to prevent occlusion and restenosis after transluminal angioplasty. N Engl J Med. 1987;316:701–6.

77. Topol EJ. The stentor and the sea change. Am J Cardiol. 1995;76:307–8.

78. Hall P, Nakamura S, Maiello L, et al. A randomized comparison of combined ticlopidine and aspirin therapy versus aspirin therapy alone after successful intravascular ultrasound-guided stent implantation. Circulation. 1996;93:215–22.

79. Colombo A, Hall P, Nakamura S, et al. Intracoronary stenting without anticoagulation accomplished with intravascular ultrasound guidance. Circulation. 1995;91:1676–88.

80. Karrillon GJ, Morice MC, Benveniste E, et al. Intracoronary stent implantation without ultrasound guidance and with replacement of conventional anticoagulation by antiplatelet therapy: 30-day clinical outcome of the French Multicenter Registry. Circulation. 1996;94:1519–27.

81. Morice MC, Zemour G, Benveniste E, et al. Intracoronary stenting without coumadin: one month results of a French multicenter study. Cathet Cardiovasc Diagn. 1995;35:1–7.

82. Albiero R, Hall P, Itoh A, et al. Results of a consecutive series of patients receiving only antiplatelet therapy after optimized stent implantation. Comparison of aspirin alone versus combined ticlopidine and aspirin therapy. Circulation. 1997;95:1145–56.

83. Krone RJ, Rao SV, Dai D, et al. Acceptance, panic, and partial recovery the pattern of usage of drug-eluting stents after introduction in the U.S. (a report from the American College of Cardiology/National Cardiovascular Data Registry). JACC Cardiovasc Interv. 2010;3:902–10.

84. Virmani R, Farb A, Guagliumi G, Kolodgie FD. Drug-eluting stents: caution and concerns for long-term outcome. Coron Artery Dis. 2004;15:313–8.

85. McFadden EP, Stabile E, Regar E, et al. Late thrombosis in drug-eluting coronary stents after discontinuation of antiplatelet therapy. Lancet. 2004;364:1519–21.

86. Grines CL, Bonow RO, Casey Jr DE, et al. Prevention of premature discontinuation of dual antiplatelet therapy in patients with coronary artery stents: a science advisory from the American Heart Association, American College of Cardiology, Society for Cardiovascular Angiography and Interventions, American College of Surgeons, and American Dental Association, with representation from the American College of Physicians. Circulation. 2007;115:813–8.

87. Chieffo A, Park SJ, Meliga E, et al. Late and very late stent thrombosis following drug-eluting stent implantation in unprotected left main coronary artery: a multicentre registry. Eur Heart J. 2008;29:2108–15.

88. Valgimigli M, Patialiakas A, Thury A, et al. Zotarolimus-eluting versus bare-metal stents in uncertain drug-eluting stent candidates. J Am Coll Cardiol. 2015;65:805–15.

89. Kandzari DE. Stent selection and antiplatelet therapy duration: one size does not fit all. J Am Coll Cardiol. 2015;65:816–9.

90. Montalescot G, Brieger D, Dalby AJ, Park SJ, Mehran R. Duration of dual antiplatelet therapy after coronary stenting: a review of the evidence. J Am Coll Cardiol. 2015;66:832–47.

91. Colombo A, Chieffo A, Frasheri A, et al. Second-generation drug-eluting stent implantation followed by 6- versus 12-month dual antiplatelet therapy: the SECURITY randomized clinical trial. J Am Coll Cardiol. 2014;64:2086–97.

92. Yeh RW, Mauri L, Kereiakes DJ. Dual antiplatelet platelet therapy duration following coronary stenting. J Am Coll Cardiol. 2015;65:787–90.

93. Gilard M, Barragan P, Noryani AA, et al. 6- versus 24-month dual antiplatelet therapy after implantation of drug-eluting stents in patients nonresistant to aspirin: the randomized, multicenter italic trial. J Am Coll Cardiol. 2015;65:777–86.

94. Kahneman D. Thinking, fast and slow. New York, NY: Farrar, Straus and Giroux; 2011.

95. Wallentin L, Becker RC, Cannon CP, et al. Review of the accumulated PLATO documentation supports reliable and consistent superiority of ticagrelor over clopidogrel in patients with acute coronary syndrome: commentary on: DiNicolantonio JJ, Tomek A, Inactivations, deletions, non-adjudications, and downgrades of clinical endpoints on ticagrelor: serious concerns over the reliability of the PLATO trial, International Journal of Cardiology, 2013. Int J Cardiol. 2014;170:e59–62.

96. Lindholm D, Varenhorst C, Cannon CP, et al. Ticagrelor vs. clopidogrel in patients with non-ST-elevation acute coronary syndrome with or without revascularization: results from the PLATO trial. Eur Heart J. 2014;35:2083–93.

97. Udell JA, Braunwald E, Antman EM, Murphy SA, Montalescot G, Wiviott SD. Prasugrel versus clopidogrel in patients with ST-segment elevation myocardial infarction according to timing of percutaneous coronary intervention: a TRITON-TIMI 38 subgroup analysis (Trial to Assess Improvement in Therapeutic Outcomes by Optimizing Platelet Inhibition with Prasugrel-Thrombolysis In Myocardial Infarction 38). JACC Cardiovasc Interv. 2014;7:604–12.

98. Kaluza GL, Joseph J, Lee JR, Raizner ME, Raizner AE. Catastrophic outcomes of noncardiac surgery soon after coronary stenting. J Am Coll Cardiol. 2000;35:1288–94.

99. van Kuijk JP, Flu WJ, Schouten O, et al. Timing of noncardiac surgery after coronary artery stenting with bare metal or drug-eluting stents. Am J Cardiol. 2009;104:1229–34.

100. Alshawabkeh LI, Banerjee S, Brilakis ES. Systematic review of the frequency and outcomes of non-cardiac surgery after drug-eluting stent implantation. Hellenic J Cardiol. 2011;52:141–8.

101. Botto F, Alonso-Coello P, Chan MT, et al. Myocardial injury after noncardiac surgery: a

large, international, prospective cohort study establishing diagnostic criteria, characteristics, predictors, and 30-day outcomes. Anesthesiology. 2014;120:564–78.

102. Brilakis ES, Patel VG, Banerjee S. Medical management after coronary stent implantation: a review. JAMA. 2013;310:189–98.

103. Devereaux PJ, Goldman L, Cook DJ, Gilbert K, Leslie K, Guyatt GH. Perioperative cardiac events in patients undergoing noncardiac surgery: a review of the magnitude of the problem, the pathophysiology of the events and methods to estimate and communicate risk. CMAJ. 2005;173:627–34.

104. Gandhi NK, Abdel-Karim AR, Banerjee S, Brilakis ES. Frequency and risk of noncardiac surgery after drug-eluting stent implantation. Catheter Cardiovasc Interv. 2011;77:972–6.

105. Khan J, Alonso-Coello P, Devereaux PJ. Myocardial injury after noncardiac surgery. Curr Opin Cardiol. 2014;29:307–11.

106. Kristensen SD, Knuuti J, Saraste A, et al. 2014 ESC/ESA Guidelines on non-cardiac surgery: cardiovascular assessment and management: the Joint Task Force on non-cardiac surgery: cardiovascular assessment and management of the European Society of Cardiology (ESC) and the European Society of Anaesthesiology (ESA). Eur Heart J. 2014;35:2383–431.

107. Luckie M, Khattar RS, Fraser D. Non-cardiac surgery and antiplatelet therapy following coronary artery stenting. Heart. 2009;95:1303–8.

108. Sanon S, Rihal CS. Non-cardiac surgery after percutaneous coronary intervention. Am J Cardiol. 2014;114:1613–20.

109. Guarracino F, Baldassarri R, Priebe HJ. Revised ESC/ESA guidelines on non-cardiac surgery: cardiovascular assessment and management. Implications for preoperative clinical evaluation. Minerva Anestesiol. 2015;81:226–33.

110. Patel AY, Eagle KA, Vaishnava P. Cardiac risk of noncardiac surgery. J Am Coll Cardiol. 2015;66:2140–8.

111. Fleisher LA, Fleischmann KE, Auerbach AD, et al. 2014 ACC/AHA guideline on perioperative cardiovascular evaluation and management of patients undergoing noncardiac surgery: a report of the American College of Cardiology/American Heart Association Task Force on Practice Guidelines. J Am Coll Cardiol. 2014;64:e77–137.

112. Serruys PW, Morice MC, Kappetein AP, et al. Percutaneous coronary intervention versus coronary-artery bypass grafting for severe coronary artery disease. N Engl J Med. 2009;360:961–72.

113. The BARI Investigators. Seven-year outcome in the Bypass Angioplasty Revascularization Investigation (BARI) by treatment and diabetic status. J Am Coll Cardiol. 2000;35:1122–9.

114. Nakazawa G, Otsuka F, Nakano M, et al. The pathology of neoatherosclerosis in human coronary implants bare-metal and drug-eluting stents. J Am Coll Cardiol. 2011;57:1314–22.

115. Smith SC, Winters KJ, Lasala JM. Stent thrombosis in a patient receiving chemotherapy. Cathet Cardiovasc Diagn. 1997;40:383–6.

116. Lee JM, Yoon CH. Acute coronary stent thrombosis in cancer patients: a case series report. Korean Circ J. 2012;42:487–91.

117. Iliescu C, Durand JB, Kroll M. Cardiovascular interventions in thrombocytopenic cancer patients. Tex Heart Inst J. 2011;38:259–60.

118. Saxena P, Tam RK. Combined off-pump coronary artery bypass surgery and pulmonary resection. Ann Thorac Surg. 2004;78:498–501.

119. Tsuji Y, Morimoto N, Tanaka H, et al. Surgery for gastric cancer combined with cardiac and aortic surgery. Arch Surg. 2005;140:1109–14.

120. Soong J, Poots AJ, Scott S, Donald K, Bell D. Developing and validating a risk prediction model for acute care based on frailty syndromes. BMJ Open. 2015;5, e008457.

121. Herman CR, Buth KJ, Legare JF, Levy AR, Baskett R. Development of a predictive model for major adverse cardiac events in a coronary artery bypass and valve population. J Cardiothorac Surg. 2013;8:177.

122. Cervera R, Bakaeen FG, Cornwell LD, et al. Impact of functional status on survival after

coronary artery bypass grafting in a veteran population. Ann Thorac Surg. 2012;93:1950–4. Discussion 4–5.

123. Sundermann S, Dademasch A, Praetorius J, et al. Comprehensive assessment of frailty for elderly high-risk patients undergoing cardiac surgery. Eur J Cardiothorac Surg. 2011;39:33–7.

124. Teo KK, Cohen E, Buller C, et al. Canadian Cardiovascular Society/Canadian Association of Interventional Cardiology/Canadian Society of Cardiac Surgery position statement on revascularization-multivessel coronary artery disease. Can J Cardiol. 2014;30:1482–91.

125. Vorobcsuk A, Konyi A, Aradi D, et al. Transradial versus transfemoral percutaneous coronary intervention in acute myocardial infarction Systematic overview and meta-analysis. Am Heart J. 2009;158:814–21.

126. Tatli E, Gunduz Y, Buturak A. Hematoma of the breast: a rare complication of transradial angiography and its treatment with handmade stent graft. J Invasive Cardiol. 2014;26:E24–6.

127. Pitta SR, Prasad A, Kumar G, Lennon R, Rihal CS, Holmes DR. Location of femoral artery access and correlation with vascular complications. Catheter Cardiovasc Interv. 2011;78:294–9.

128. Seto AH, Abu-Fadel MS, Sparling JM, et al. Real-time ultrasound guidance facilitates femoral arterial access and reduces vascular complications: FAUST (Femoral Arterial Access with Ultrasound Trial). JACC Cardiovasc Interv. 2010;3:751–8.

129. Sarkiss MG, Yusuf SW, Warneke CL, et al. Impact of aspirin therapy in cancer patients with thrombocytopenia and acute coronary syndromes. Cancer. 2007;109:621–7.

130. Iliescu C. Cardiovascular procedures in patients with cancer and thrombocytopenia. MD Anderson Practices (MAP) in Onco-Cardiology. 2014.

131. Nakazawa G, Finn AV, Vorpahl M, Ladich ER, Kolodgie FD, Virmani R. Coronary responses and differential mechanisms of late stent thrombosis attributed to first-generation sirolimus- and paclitaxel-eluting stents. J Am Coll Cardiol. 2011;57:390–8.

132. Singh J, Patel Y, Depta JP, et al. A modified provisional stenting approach to coronary bifurcation lesions: clinical application of the "jailed-balloon technique". J Interv Cardiol. 2012;25:289–96.

133. Al Ali J, Franck C, Filion KB, Eisenberg MJ. Coronary artery bypass graft surgery versus percutaneous coronary intervention with first-generation drug-eluting stents: a meta-analysis of randomized controlled trials. JACC Cardiovasc Interv. 2014;7:497–506.

134. Albaladejo P, Marret E, Samama CM, et al. Non-cardiac surgery in patients with coronary stents: the RECO study. Heart. 2011;97:1566–72.

135. Assali A, Vaknin-Assa H, Lev E, et al. The risk of cardiac complications following noncardiac surgery in patients with drug eluting stents implanted at least six months before surgery. Catheter Cardiovasc Interv. 2009;74:837–43.

136. Hawn MT, Graham LA, Richman JS, Itani KF, Henderson WG, Maddox TM. Risk of major adverse cardiac events following noncardiac surgery in patients with coronary stents. JAMA. 2013;310(14):1462–72.

137. Gupta PK, Gupta H, Sundaram A, et al. Development and validation of a risk calculator for prediction of cardiac risk after surgery. Circulation. 2011;124:381–7.

138. McFalls EO, Ward HB, Moritz TE, et al. Coronary-artery revascularization before elective major vascular surgery. N Engl J Med. 2004;351:2795–804.

139. London MJ, Hur K, Schwartz GG, Henderson WG. Association of perioperative beta-blockade with mortality and cardiovascular morbidity following major noncardiac surgery. JAMA. 2013;309:1704–13.

140. Ashes C, Judelman S, Wijeysundera DN, et al. Selective beta1-antagonism with bisoprolol is associated with fewer postoperative strokes than atenolol or metoprolol: a single-center cohort study of 44,092 consecutive patients. Anesthesiology. 2013;119:777–87.

141. Lim W, Qushmaq I, Cook DJ, et al. Elevated troponin and myocardial infarction in the intensive care unit: a prospective study. Crit Care. 2005;9:R636–44.

142. Nowbar AN, Cole GD, Shun-Shin MJ, Finegold JA, Francis DP. International RCT-based guidelines for use of preoperative stress testing and perioperative beta-blockers and statins in non-cardiac surgery. Int J Cardiol. 2014;172:138–43.

143. Poldermans D, Boersma E, Bax JJ, et al. The effect of bisoprolol on perioperative mortality and myocardial infarction in high-risk patients undergoing vascular surgery. Dutch Echocardiographic Cardiac Risk Evaluation Applying Stress Echocardiography Study Group. N Engl J Med. 1999;341:1789–94.

144. Sorrentino MF, Kim J, Foderaro AE, Truesdell AG. 5-fluorouracil induced cardiotoxicity: review of the literature. Cardiol J. 2012;19:453–8.

145. Longley DB, Harkin DP, Johnston PG. 5-fluorouracil: mechanisms of action and clinical strategies. Nat Rev Cancer. 2003;3:330–8.

146. Shields AF, Zalupski MM, Marshall JL, Meropol NJ. Treatment of advanced colorectal carcinoma with oxaliplatin and capecitabine: a phase II trial. Cancer. 2004;100:531–7.

147. Hoff PM, Ansari R, Batist G, et al. Comparison of oral capecitabine versus intravenous fluorouracil plus leucovorin as first-line treatment in 605 patients with metastatic colorectal cancer: results of a randomized phase III study. J Clin Oncol. 2001;19:2282–92.

148. Eskandari MR, Moghaddam F, Shahraki J, Pourahmad J. A comparison of cardiomyocyte cytotoxic mechanisms for 5-fluorouracil and its pro-drug capecitabine. Xenobiotica. 2015;45:79–87.

149. Fernandez-Martos C, Nogue M, Cejas P, Moreno-Garcia V, Machancoses AH, Feliu J. The role of capecitabine in locally advanced rectal cancer treatment: an update. Drugs. 2012;72:1057–73.

150. Ng M, Cunningham D, Norman AR. The frequency and pattern of cardiotoxicity observed with capecitabine used in conjunction with oxaliplatin in patients treated for advanced colorectal cancer (CRC). Eur J Cancer. 2005;41:1542–6.

151. Stewart T, Pavlakis N, Ward M. Cardiotoxicity with 5-fluorouracil and capecitabine: more than just vasospastic angina. Intern Med J. 2010;40:303–7.

152. Frickhofen N, Beck FJ, Jung B, Fuhr HG, Andrasch H, Sigmund M. Capecitabine can induce acute coronary syndrome similar to 5-fluorouracil. Ann Oncol. 2002;13:797–801.

153. Kosmas C, Kallistratos MS, Kopterides P, et al. Cardiotoxicity of fluoropyrimidines in different schedules of administration: a prospective study. J Cancer Res Clin Oncol. 2008;134:75–82.

154. Akhtar SS, Salim KP, Bano ZA. Symptomatic cardiotoxicity with high-dose 5-fluorouracil infusion: a prospective study. Oncology. 1993;50:441–4.

155. de Forni M, Malet-Martino MC, Jaillais P, et al. Cardiotoxicity of high-dose continuous infusion fluorouracil: a prospective clinical study. J Clin Oncol. 1992;10:1795–801.

156. Saif MW, Shah MM, Shah AR. Fluoropyrimidine-associated cardiotoxicity: revisited. Expert Opin Drug Saf. 2009;8:191–202.

157. Basselin C, Fontanges T, Descotes J, et al. 5-Fluorouracil-induced Tako-Tsubo-like syndrome. Pharmacotherapy. 2011;31:226.

158. Grunwald MR, Howie L, Diaz Jr LA. Takotsubo cardiomyopathy and Fluorouracil: case report and review of the literature. J Clin Oncol. 2012;30:e11–4.

159. Canale ML, Camerini A, Stroppa S, et al. A case of acute myocardial infarction during 5-fluorouracil infusion. J Cardiovasc Med (Hagerstown). 2006;7:835–7.

160. Sasson Z, Morgan CD, Wang B, Thomas G, MacKenzie B, Platts ME. 5-Fluorouracil related toxic myocarditis: case reports and pathological confirmation. Can J Cardiol. 1994;10:861–4.

161. Farina A, Malafronte C, Valsecchi MA, Achilli F. Capecitabine-induced cardiotoxicity: when to suspect? How to manage? A case report. J Cardiovasc Med (Hagerstown). 2009;10:722–6.

162. Senturk T, Kanat O, Evrensel T, Aydinlar A. Capecitabine-induced cardiotoxicity mimicking myocardial infarction. Neth Heart J. 2009;17:277–80.

163. McDermott BJ, van den Berg HW, Murphy RF. Nonlinear pharmacokinetics for the elimination of 5-fluorouracil after intravenous administration in cancer patients. Cancer

Chemother Pharmacol. 1982;9:173–8.

164. Jensen SA, Sorensen JB. Risk factors and prevention of cardiotoxicity induced by 5-fluorouracil or capecitabine. Cancer Chemother Pharmacol. 2006;58:487–93.

165. Cwikiel M, Eskilsson J, Wieslander JB, Stjernquist U, Albertsson M. The appearance of endothelium in small arteries after treatment with 5-fluorouracil. An electron microscopic study of late effects in rabbits. Scanning Microsc. 1996;10:805–18. Discussion 19.

166. Focaccetti C, Bruno A, Magnani E, et al. Effects of 5-fluorouracil on morphology, cell cycle, proliferation, apoptosis, autophagy and ROS production in endothelial cells and cardiomyocytes. PLoS One. 2015;10, e0115686.

167. Meyer CC, Calis KA, Burke LB, Walawander CA, Grasela TH. Symptomatic cardiotoxicity associated with 5-fluorouracil. Pharmacotherapy. 1997;17:729–36.

168. Anand AJ. Fluorouracil cardiotoxicity. Ann Pharmacother. 1994;28:374–8.

169. Kleiman NS, Lehane DE, Geyer Jr CE, Pratt CM, Young JB. Prinzmetal's angina during 5-fluorouracil chemotherapy. Am J Med. 1987;82:566–8.

170. Akpek G, Hartshorn KL. Failure of oral nitrate and calcium channel blocker therapy to prevent 5-fluorouracil-related myocardial ischemia: a case report. Cancer Chemother Pharmacol. 1999;43:157–61.

171. Eskilsson J, Albertsson M. Failure of preventing 5-fluorouracil cardiotoxicity by prophylactic treatment with verapamil. Acta Oncol. 1990;29:1001–3.

172. Patel B, Kloner RA, Ensley J, Al-Sarraf M, Kish J, Wynne J. 5-Fluorouracil cardiotoxicity: left ventricular dysfunction and effect of coronary vasodilators. Am J Med Sci. 1987;294:238–43.

173. Kelly C, Bhuva N, Harrison M, Buckley A, Saunders M. Use of raltitrexed as an alternative to 5-fluorouracil and capecitabine in cancer patients with cardiac history. Eur J Cancer. 2013;49:2303–10.

174. Ransom D, Wilson K, Fournier M, et al. Final results of Australasian Gastrointestinal Trials Group ARCTIC study: an audit of raltitrexed for patients with cardiac toxicity induced by fluoropyrimidines. Ann Oncol. 2014;25:117–21.

175. Darby SC, Cutter DJ, Boerma M, et al. Radiation-related heart disease: current knowledge and future prospects. Int J Radiat Oncol Biol Phys. 2010;76:656–65.

176. Hancock SL, Donaldson SS, Hoppe RT. Cardiac disease following treatment of Hodgkin's disease in children and adolescents. J Clin Oncol. 1993;11:1208–15.

177. Darby SC, Ewertz M, McGale P, et al. Risk of ischemic heart disease in women after radiotherapy for breast cancer. N Engl J Med. 2013;368:987–98.

178. Clarke M, Collins R, Darby S, Davies C, Elphinstone P, Evans V, Godwin J, Gray R, Hicks C, James S, MacKinnon E, McGale P, McHugh T, Peto R, Taylor C, Wang Y, Early Breast Cancer Trialists' Collaborative Group (EBCTCG). Effects of radiotherapy and of differences in the extent of surgery for early breast cancer on local recurrence and 15-year survival: an overview of the randomised trials. Lancet. 2005;366:2087–106.

179. Brenner DJ, Shuryak I, Jozsef G, Dewyngaert KJ, Formenti SC. Risk and risk reduction of major coronary events associated with contemporary breast radiotherapy. JAMA Intern Med. 2014;174:158–60.

180. Carr ZA, Land CE, Kleinerman RA, et al. Coronary heart disease after radiotherapy for peptic ulcer disease. Int J Radiat Oncol Biol Phys. 2005;61:842–50.

181. Taylor CW, Nisbet A, McGale P, Darby SC. Cardiac exposures in breast cancer radiotherapy: 1950s–1990s. Int J Radiat Oncol Biol Phys. 2007;69:1484–95.

182. Orzan F, Brusca A, Conte MR, Presbitero P, Figliomeni MC. Severe coronary artery disease after radiation therapy of the chest and mediastinum: clinical presentation and treatment. Br Heart J. 1993;69:496–500.

183. Veinot JP, Edwards WD. Pathology of radiation-induced heart disease: a surgical and autopsy study of 27 cases. Hum Pathol. 1996;27:766–73.

184. Chinnasami BR, Schwartz RC, Pink SB, Skotnicki RA. Isolated left main coronary stenosis

and mediastinal irradiation. Clin Cardiol. 1992;15:459–61.

185. Gyenes G, Rutqvist LE, Liedberg A, Fornander T. Long-term cardiac morbidity and mortality in a randomized trial of pre- and postoperative radiation therapy versus surgery alone in primary breast cancer. Radiother Oncol. 1998;48:185–90.

186. Konings AW, Smit Sibinga CT, Aarnoudse MW, de Wit SS, Lamberts HB. Initial events in radiation-induced atheromatosis. II Damage to intimal cells. Strahlentherapie. 1978;154:795–800.

187. Girinsky T, M'Kacher R, Lessard N, et al. Prospective coronary heart disease screening in asymptomatic Hodgkin lymphoma patients using coronary computed tomography angiography: results and risk factor analysis. Int J Radiat Oncol Biol Phys. 2014;89:59–66.

188. Veeragandham RS, Goldin MD. Surgical management of radiation-induced heart disease. Ann Thorac Surg. 1998;65:1014–9.

189. Morice MC, Serruys PW, Kappetein AP, et al. Outcomes in patients with de novo left main disease treated with either percutaneous coronary intervention using paclitaxel-eluting stents or coronary artery bypass graft treatment in the Synergy between Percutaneous Coronary Intervention with TAXUS and Cardiac Surgery (SYNTAX) trial. Circulation. 2010;121:2645–53.

第 9 章

癌症及其治疗相关的血管并发症
Vascular Complications of Cancer and Cancer Therapy

Gary H. Lyman，Anna Catino，Bonnie Ky

袁建松　裴炜　译

癌症患者静脉血栓栓塞风险

在癌症患者中，尤其是住院、高龄和有严重合并症的患者[1-4]，静脉血栓栓塞（venous thromboembolism，VTE）的风险大大增加。而癌症的原发部位对此至关重要，目前观察到脑、胰腺、胃、肾、卵巢和肺的癌症以及血液系统恶性肿瘤患者的 VTE 发生率最高[4-6]。其他危险因素包括合并感染、肺或肾疾病、肥胖、白细胞和血小板计数升高、血红蛋白降低等。

正如本章后面将要讨论的，VTE 的风险在接受全身性治疗的患者中进一步增加，包括接受化疗、激素治疗、服用某些靶向药物等，尤其是抗血管生成药物，似乎与动静脉血栓形成的风险增加相关[7-12]。尽管动脉血栓事件的增加已经被证实与贝伐珠单抗相关，但调整用药时间后，VTE 的风险是否增加还不甚明了[13]。使用促红细胞生成素，如促红素 α、达促红素 α 以及输血也能够增加 VTE 的风险[3,14-15]。根据疾病种类、治疗方法以及患者个体化的 VTE 相关危险因素，以门诊癌症患者的临床及实验室检测数据为基础，建立起一个 VTE 的风险预测模型[16-17]。模型的风险评分有效性已经在若干回顾性及前瞻性研究[16,18-20]中得到了证实（表 9.1）。此外，随机对照研究的回顾性评估也表明，评分较高 VTE 风险较大的患者在采取血栓预防措施后 VTE 风险显著降低[21-22]。

表 9.1 门诊癌症患者 VTE 预测风险评分[16]

患者特征	风险评分
肿瘤部位	
极高危（胃、胰腺）	2
高危（肺、淋巴瘤、妇科、膀胱、睾丸）	1
化疗前血小板计数≥350 000/mm³	1
血红蛋白＜10 g/dl 或需要使用红细胞生长因子	1
化疗前白细胞计数＞11 000/mm³	1
BMI≥35 kg/m²	1

高危≥3 分
中危＝1～2 分
低危＝0 分

癌症患者静脉血栓栓塞的结局

　　VTE 还与癌症患者的早期死亡等不良后果有关[2,23-26]。严重临床并发症包括反复 VTE、抗凝相关的严重出血，以及针对癌症最佳治疗的中断，此外还会对生活质量和医疗费用产生影响[27-28]。值得注意的是，偶然或意外发现的 VTE 患者反复血栓、出血、死亡的风险似乎和有症状的 VTE 患者无显著差异[29]。在 CT 检查中意外发现的大部分肺栓塞（pulmonary embolism，PE）患者都表现出了相似的临床结局[20,30-32]。他们的胸痛、气短、乏力等临床症状常被认为是由癌症引起的[20,31-32]。

癌症相关静脉血栓栓塞的预防和治疗

　　实验表明肝素可能干扰肿瘤细胞的增殖、血管生成以及转移灶形成[33]。若干随机对照试验（RCT）探索了在没有 VTE 的癌症患者中，抗凝药物的使用能否提高生存率，但结论并不一致[34-40]。一项包含 11 项 RCT 研究的 meta 分析，比较了使用和未使用抗凝药物的癌症患者预后，发现使用低分子量肝素（LMWH）组的 1 年死亡率显著降低，而华法林组并没有降低，两组全因死亡率的相对危险度分别是 0.88（95％CI，0.79～0.98；P＝0.015）和 0.94（95％CI，0.85～1.04；P＝0.239）[41]。但服用抗凝药物的患者发生严重出血的风险更高，在华法林组更是达到了统计学显著性差异[41]。因此，考虑到这些研究的局限性和严重出血风险的增加，在这种情况下并不推荐抗凝，然而若干临床实践指南仍然指出，在癌症患者中应对 VTE 的血栓形成进行适当的预防和治疗[42-46]。正如表 9.2 所总结，推荐建议涵盖了住院期间接受药物和

表 9.2　VTE 治疗和预防的推荐意见[46,124]

美国临床肿瘤学会（ASCO）推荐

住院患者

1.1　活动性癌症合并内科急症或制动的住院患者，在没有出血和其他禁忌证的情况下，应服用血栓预防药物

1.2　活动性癌症不合并其他危险因素的住院患者，在没有出血和其他禁忌证的情况下，应考虑服用血栓预防药物

1.3　对于为接受简单处理或静脉化疗而入院的患者，以及准备接受干细胞或骨髓移植的患者，没有足够数据支持常规使用血栓预防药物的必要性

门诊患者

2.1　不推荐门诊的癌症患者常规使用血栓预防药物

2.2　有限的 RCT 数据表明，临床医师可根据患者个人情况，对高风险的患实性肿瘤的化疗患者使用低分子量肝素进行预防。并且应该告知患者抗凝治疗的利弊，与其讨论决定抗凝药物使用的剂量和疗程

2.3　服用沙利度胺或来那度胺，并同时接受化疗和（或）服用地塞米松的多发性骨髓瘤患者应接受血栓预防治疗，低危患者可选用阿司匹林或低分子量肝素，高危患者应使用低分子量肝素

术前患者

3.1　所有准备接受重大外科干预的癌症患者都应该考虑使用普通肝素或低分子量肝素预防血栓，除非有活动性出血或术中出血的高度风险等禁忌

3.2　术前即应该开始预防治疗

3.3　机械疗法可作为药物预防的辅助，但不应单独作为 VTE 的预防手段，除非有活动性出血或出血高风险等药物预防的禁忌证

3.4　药物和机械疗法相结合可能有更好的预防效果，尤其对于高危患者

3.5　所有患者的血栓预防药物都应该持续使用 7～10 天。对于接受了腹部或盆腔大手术，并合并制动、肥胖、VTE 病史或其他危险因素的高危患者，应考虑将低分子量肝素疗程延长到术后 4 周以上

治疗和二级预防

4.1　对于没有肾损害（肾损害定义为肌酐清除率＜30 ml/min）的初诊 VTE 的癌症患者，抗凝治疗开始的前 5～10 天优选低分子量肝素而不是普通肝素

4.2　长期抗凝中，低分子量肝素的效果优于维生素 K 拮抗剂，因而推荐至少持续 6 个月的低分子量肝素治疗。在低分子量肝素难以获得时，维生素 K 拮抗剂可作为长期抗凝的替代药物

4.3　对于个别高危的活动性癌症患者，例如有转移或者正在接受化疗的患者，在初始的 6 个月后，应考虑继续使用低分子量肝素或维生素 K 拮抗剂抗凝

4.4　只有对抗凝药物禁忌的患者才考虑腔静脉滤网植入。可将其作为抗凝的辅助措施，用于最大剂量的低分子量肝素治疗后血栓仍持续进展（复发 VTE 或已有的血栓延展）的患者

4.5　对于已形成 VTE 的中枢神经系统癌症患者的抗凝治疗，推荐采取与其他癌症患者相同的疗法。但需密切监测，以减少出血并发症的风险

4.6　目前不推荐在癌症患者中使用新型口服抗凝药物预防或治疗 VTE

4.7　偶然发现的肺栓塞或深静脉血栓应选用与症状性 VTE 相同的治疗方案。偶然诊断的内脏静脉血栓的治疗应根据个体情况，衡量抗凝的潜在获益与风险后做出决策

抗凝与生存

5.1   对于没有 VTE 的癌症患者，不推荐使用抗凝药物提高生存率

5.2   应鼓励癌症患者参与相关临床研究，以评估抗凝治疗对标准抗癌治疗的辅助作用

风险评估

6.1   癌症患者应在化疗开始前及过程中定期进行 VTE 风险评估

      6.1a   门诊患者可使用评估效果得到证实的评估方法估测风险

      6.1b   孤立的危险因素，例如生物标志物、肿瘤部位等，对 VTE 高危的癌症患者
           的预测并不可靠

6.2   肿瘤科医生应对患者进行 VTE 相关知识的教育，尤其是接受重大手术、住院、正
      接受全身性抗癌治疗等 VTE 风险增高的患者。患者教育中应至少包括 VTE 的预
      兆和临床症状，例如下肢肿胀或疼痛、突发胸痛、气短等

手术治疗的癌症患者 VTE 预防和治疗，目前对门诊患者的预防以及已发生
VTE 患者的二级预防建议有限。指南还推荐教育癌症患者了解 VTE 相关症
状，并推荐在化疗开始前及过程中定期进行 VTE 风险评估。

癌症患者 VTE 的治疗

对于已经发生 VTE 的癌症患者，初始治疗与其他非癌症患者的治疗方法
相同。然而，为了防止早期复发，带瘤生存者或正在接受癌症治疗者的抗凝
疗程常需要延长[47]。目前推荐对已形成 VTE 的癌症患者，在治疗开始的 5～
10 天使用低分子量肝素，并至少持续使用 6 个月作为血栓复发的二级预防。
意外或偶然发现 VTE 的患者的治疗与有症状患者相同。而正在进行全身性治
疗的高危癌症患者也应当将长期抗凝、预防 VTE 复发纳入治疗决策。几种新
型的口服或静脉使用的抗血栓药物未来可能会用于癌症患者的抗凝治疗[48-49]。

内科或外科住院癌症患者的血栓预防

尽管各地报道的发病率差异很大，但 VTE 是住院癌症患者的一项主要死
因[2,4,50-53]。虽然已有 3 项大型 RCT 研究证实，血栓预防能有效降低患内科急
症的住院患者发生 VTE 的风险，但癌症患者只占研究人群中的一小部
分[54-57]。然而，由于癌症相关的 VTE 风险增加，对包括癌症或制动患者在内
的大多数重大疾病住院患者，推荐进行预防性抗凝，并且这种情况下并没有
增加抗凝相关的严重出血风险。

同样，因肿瘤而进行重大手术的患者 VTE 和出血并发症的风险同时都增
加了[58]。若非禁忌，接受重大手术的癌症患者都应该进行血栓预防，对高危
患者可联合机械治疗和抗凝药物进行预防[59]。应尽可能在术前即开始预防性

应用抗凝药物，并持续 7～10 天。制动、肥胖、有 VTE 病史等高危患者应考虑将疗程延长至术后 4 周以上。值得注意的是，对于为接受化疗或简单处理而短期入院的患者，仍没有足够的数据表明应常规对其进行血栓预防[46,60]。

门诊癌症患者的血栓预防

　　根据癌症类型、治疗方案及相关合并疾病的不同，门诊癌症患者发生 VTE 的风险也相差较大。正如后文将讨论的，更加积极的干预以及新的抗癌治疗和支持性药物的出现带来了更高的 VTE 风险，因而在这些患者中进行血栓预防的潜在价值受到了越来越多的关注[8,61-72]。在已经报道的几项门诊癌症患者血栓预防相关的 RCT 研究中，有 9 篇使用了低分子量肝素。研究观察到在接受特定化疗方案的进展性胰腺癌患者中，血栓预防对 VTE 绝对风险的影响最大[73-74]。一项 meta 分析利用所有研究数据计算出在这些患者中发生症状性 VTE 的相对危险是 0.47（0.36～0.61；$P<0.001$），但 VTE 风险仅绝对降低了 2.8%（1.8%～3.7%；$P<0.001$）[75]。由于多数研究在门诊癌症患者观察到的获益非常有限，因而不推荐常规进行血栓预防，除非是患多发性骨髓瘤并使用了沙利度胺或来那度胺化疗联合地塞米松的高危患者。然而真实世界中，针对无筛选门诊癌症化疗患者的 VTE 风险，是筛选患者的 RCT 研究所报道风险的 2～3 倍（图 9.1）[76]。因此，应根据个体情况，对接受化疗的实体肿瘤高危 VTE 患者，在权衡潜在获益和风险的基础上，考虑是否对其进行血栓预防[46,77]。

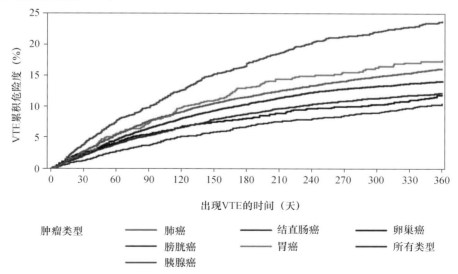

图 9.1　癌症化疗患者的 VTE 累积危险。VTE：静脉血栓栓塞[76]

肿瘤内分泌治疗的血管并发症

我们已经认识到，VTE 可以成为使用雌激素类药物、他莫昔芬等雌激素类似物及其他选择性雌激素受体调节剂（selective estrogen receptor modulator，SERM）的不良事件[78-81]。在接受内分泌治疗的癌症患者和使用 SERM 作为化学预防以降低癌症风险的人群中，VTE 的风险都有所增加[82]。含有芳香酶抑制剂的内分泌治疗，尽管其 VTE 风险显著低于其他治疗，但还是有所增加的[83]。

肿瘤靶向治疗的血管并发症

几种传统的细胞毒性化疗药物，包括 5-氟尿嘧啶和顺铂，都具有血管毒性，并且与冠状动脉痉挛、动脉血栓事件相关[84-85]。而单克隆抗体、酪氨酸激酶抑制剂等新型靶向生物制剂，也与血管并发症风险显著增加相关。在下文中，我们将对这些心血管毒性作用进行概述，尤其着重于目前较新的抗血管内皮生长因子（vascular endothelial growth factor，VEGF）治疗、酪氨酸激酶抑制剂及免疫调节治疗的血管并发症。

单克隆抗体：VEGF 抑制剂

Judah Folkman 在 20 世纪 70 年代发现了实性肿瘤生长和血管供给之间的联系，首次报道了血管内皮生长因子与肿瘤血管生成的关联。他发现肿瘤组织释放的某种可溶性因子（"肿瘤血管生成因子"）可以促进新生血管形成，并提出抑制这种因子能够阻止肿瘤的新生血管形成[86]。Napoleone Ferrara 的团队进一步确定了这种因子，也就是现在我们所熟知的 VEGF，此后多种针对癌症的药物都以此通路作为靶点[86]。贝伐珠单抗（Avastin™）是一种结合并中和 VEGF 的人类单克隆抗体，一项里程碑式的研究证实，在以氟尿嘧啶为基础的化疗中联合使用贝伐珠单抗能提高转移性结直肠癌患者的生存率，因而在 2004 年贝伐珠单抗成为第 1 种经 FDA 批准的 VEGF 抑制剂[87]。此后，贝伐珠单抗便被批准作为晚期非鳞非小细胞肺癌、转移性肾细胞癌及复发性胶质母细胞瘤的单一药物治疗[86-88]。VEGF 不仅是肿瘤组织血管生成的关键，也是正常血管内皮细胞功能和增殖的基础，因而影响着新生血管的形成。因此不难推测，VEGF 抑制大大增加了血管并发症的风险，尤其是动脉血栓事件和出血[86-87]。

疗效和毒性机制

VEGF 是肿瘤血管生成所必需的，因而 VEGF 表达的上调与肿瘤侵袭性、转移能力和复发相关[87-88]。共有 3 种 VEGF 受体（VEGFR-1/Flt-1、VEGFR-2/Flk-1/KDR、VEGFR-3/Flt-4）。VEGF-A 配体，即通常所说的 VEGF，能结合内皮细胞上的 VEGFR-2，从而产生促血管生成作用[89]。贝伐珠单抗通过结合 VEGF 受体，阻断下游信号，从而抑制了肿瘤血管生成，使得抗癌药物更好地到达肿瘤组织[90]。有假说认为贝伐珠单抗通过相似的机制使原本精密调节的内环境稳态系统失衡，从而产生了血管毒性，出现血栓和出血等事件。这套系统包含了促凝和抗凝蛋白、血小板激活和抑制因子，以及促纤溶和抗纤溶产物的平衡[12,90]。抑制 VEGF 导致内皮细胞存活力下降、血小板聚集和血栓形成、血小板反应活性增强，并且可下调一些因子的表达。创伤容易造成血管系统的损伤[12,90]，而内皮细胞屏障的破坏暴露出内皮下的血管性血友病因子（von Willebrand factor，vWF）和组织因子，引发血小板聚集和血栓形成[86,91]。血小板和内皮细胞相互作用的增强可能进一步加速血栓形成[92]。最后，一氧化氮、前列环素和溶栓丝氨酸蛋白酶（u-PA 和 t-PA）等受 VEGF 调控的因子下调，导致血管毒性的增加，引起血管痉挛、内皮细胞凋亡、动脉硬化加速[86,90]。关于 VEGF 抑制剂造成血管毒性的机制，还有一些其他的假说。药物诱发高血压使得原有斑块处的剪切应力增大，可能加速动脉血栓的形成[88,91]。与之相关的炎症反应和细胞凋亡也能促进血栓形成，并且凋亡小体可能引起持续的炎症反应，从而激活补体系统[88,91]。目前已经认识到胰岛素通过影响葡萄糖的摄取、脂肪生成和抗脂肪分解而具有抗动脉粥样硬化作用，而抗血管生成药物会阻碍这种作用，最终引起高三酰甘油（甘油三酯）血症和动脉粥样硬化相关脂蛋白水平的升高，增加了血栓形成的风险[9]。此外，VEGF 抑制剂还可能造成保护性生长因子缺乏，从而导致不稳定斑块和血栓的形成[93]。图 9.2 说明了贝伐珠单抗引起血管毒性的几种假说机制。

临床表现和流行病学

贝伐珠单抗的主要心血管毒性是引起高血压、出血、穿孔和血栓[90]。血栓事件包括血栓形成和血栓栓塞，通常表现为急性冠脉综合征、脑卒中和周围血管病，但最常见的动脉血栓事件（arterial thrombotic event，ATE）是冠状动脉缺血[94]。尽管在初期研究中，使用贝伐珠单抗后血栓和出血事件仅有不显著的增加，但后续的大型临床研究证实血管事件的风险是有所提升的[87]。

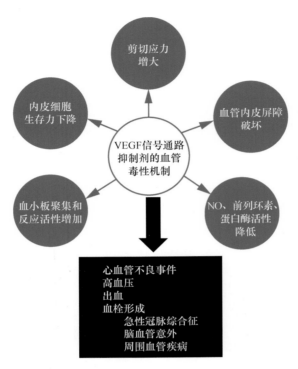

图 9.2 VEGF 信号通路抑制剂的血管毒性机制假说——"脱靶效应"[12.86.88.90-92.97]

一项 meta 分析研究了来自 5 个随机试验的共 1745 名患者，对化疗联合贝伐珠单抗组和单独化疗组患者进行比较发现，前者 ATE 风险有所增加［危害比（hazard ratio，HR）2.0，95％CI 1.05～3.75，$P=0.031$］，但静脉血栓栓塞风险并没有增加[10]。2010 年发表的一篇 meta 分析评估了在 12 500 名各类型的晚期实体肿瘤患者中，贝伐珠单抗相关的动脉血栓栓塞事件的发病率，ATE 发病率为 3.3％（95％CI 2.0～5.6），严重 ATE 发病率为 2.0％（95％CI 1.7～2.5），严重 ATE 包括急性冠脉综合征、短暂性脑缺血发作、卒中、致命或需要手术的周围动脉栓塞和死亡[94]。与对照组相比，贝伐珠单抗相关的 ATE 相对危险度为 1.44（95％CI 1.08～1.91，$P<0.013$）。值得注意的是，这篇 meta 分析发现贝伐珠单抗与显著增加的心肌缺血风险相关［危险比（risk ratio，RR）2.14，95％CI 1.12～4.08，$P<0.021$］[94]。使用 VEGF 抑制剂治疗后，会更早观察到血管事件的发生，事件发生中位时间是开始用药后的 7 个月（范围为 1～12 个月）[88.95]。此外，似乎不同类型的肿瘤患者中贝伐珠单抗相关的 ATE 发病率不同。一项 meta 分析发现肾细胞癌患者中的严重 ATE 风险显著升高（RR 5.14，95％CI 1.35～19.64）[94]。有心血管病史的患者也有更高的血栓并发症风险[96-97]。具体来说，65 岁以上、糖尿病、已

有动脉粥样硬化或有心血管事件病史的患者，发生贝伐珠单抗相关的 ATE 风险更高[97]。

处理

传统动脉血栓事件在肿瘤患者中预后较差[98]。一旦患者在接受 VEGF 抑制剂治疗过程中出现动脉血栓事件，一般推荐永久性停止该药，并根据相应的指南意见对 ATE 进行治疗，例如美国 ACC/AHA 关于急性冠状动脉事件的指南[99-100]。部分临床医师主张对于有冠状动脉或周围血管疾病病史的患者，应避免进行抗 VEGF 治疗。另一部分医师则推荐使用阿司匹林或氯吡格雷预防性抗血小板[86]。研究表明阿司匹林治疗能显著改善近期心血管结局[10,88]。理论上他汀类药物和血管紧张素转化酶抑制剂也能发挥抗氧化及抗炎作用，从而降低动脉粥样硬化性血栓风险[10]。但是，对于 VEGF 抑制剂治疗中的患者是否可以应用抗凝和抗血小板药物，仍然存在争议，考虑到与这些药物相关的出血，在血栓栓塞事件中的使用应尤为慎重。

尽管肿瘤患者的血栓栓塞事件发病率更高，但关于接受治疗性抗凝的同时使用贝伐珠单抗的临床数据却十分有限。在贝伐珠单抗的 Ⅲ 期临床对照研究的事后分析中，评价了接受治疗性抗凝（华法林和低分子量肝素）的患者中血栓和出血事件的发生率[95]。与安慰剂组相比，贝伐珠单抗组的血栓不良事件主要发生在静脉，发生率为 9.6％～17.3％。对照组严重出血的整体发生率为 2.5％，而贝伐珠单抗组为 3.3％。因而作者认为在治疗性抗凝的同时联合使用贝伐珠单抗并不会使出血风险进一步增加[95]。同样，一项包含 1953 名患者的前瞻性观察性队列研究，对贝伐珠单抗在转移性结直肠癌患者中使用的安全性进行了评价，结果表明预防性抗凝治疗的患者发生严重出血事件的风险和对照组是相似的[101]。在没有正式指南的情况下，一般推荐使用抗凝药物治疗血栓事件，但需严密监测出血事件的发生。由于没有足够数据支持，因此并不推荐对这些患者预防性使用抗凝药物。当然，应该在考虑患者合并症和曾经的血栓和出血病史的基础上，采取个体化的治疗。此外，推荐对所有接受此类治疗的患者都进行心血管风险评估，并且部分患者还需要进行附加检测。

小分子酪氨酸激酶抑制剂：VEGF 抑制剂

酪氨酸激酶抑制剂（tyrosine kinase inhibitor，TKI）越来越多地用于各类癌症的治疗，很多 TKI 都有抗血管生成的特性，例如舒尼替尼（Sutent™）、索拉非尼（Nexavar™）、帕唑帕尼（Votrient™）等。这些药物广泛应用于转移性肾细胞癌和其他一些癌症的治疗，也与冠状动脉缺血和小血管疾病有关[12,86]。

疗效和毒性机制

与贝伐珠单抗相似，小分子 TKI 阻碍 VEGF 受体的胞内亚基，从而阻断 VEGF 通路。此外，TKI 还对其他多种通路有所影响。舒尼替尼可拮抗的受体包括全部 3 种 VEGFR、血小板相关生长因子（PDGF）受体 α 和 β、干细胞因子受体（KIT）和 fms 样激酶受体 3（FLT3）。其已经被批准用于治疗晚期肾细胞癌、胃肠间质肿瘤和晚期胰腺神经内分泌瘤[86,88,97]。索拉非尼能拮抗全部 VEGFR、PDGF-β、KIT、FLT3、RET，以及细胞内激酶 CRAF、BRAF 和突变型 BRAF。其已被批准用于治疗晚期肝细胞癌、甲状腺癌和晚期肾细胞癌[86,88,97]。帕唑帕尼也能拮抗 VEGFR、PDGFR、成纤维细胞生长因子受体（FGFR）1 和 3。其已经被批准用于治疗转移性肾细胞癌和化疗后的晚期软组织肉瘤[86,88,97]。

这些具有 VEGF 通路阻断活性的 TKI 引起血管毒性的机制可能与贝伐珠单抗的假说机制相似。而个体对 VEGF 抑制和生长因子通路阻断的不同反应则导致了血管并发症的多样性，以及个体不同程度的脱靶效应[12,86,88,97]。图 9.2 解释了 VEGF 信号通路抑制剂产生血管毒性的机制。

临床表现和流行病学

具有 VEGF 抑制活性的小分子酪氨酸激酶抑制剂的主要心血管毒性是引起高血压、出血、穿孔和血栓[90]。由于与血栓相关，在这类抗血管生成的 TKI 的使用中观察到了更高的急性冠脉综合征、脑血管事件、周围血管疾病和出血的风险。

心肌缺血及与之相关的冠状动脉疾病已经成为 TKI 相关 ATE 的常见临床表现（图 9.3）。一项观察性研究发现使用索拉非尼或舒尼替尼的患者发生心脏事件的风险显著增加（33.8%），甚至导致 60% 的患者中断了 TKI 治疗[102]。在发生心脏事件的患者中，52% 有心绞痛、呼吸困难、头晕症状，48% 无症状，仅有心脏标志物的增高或心电图改变[102]。一项超过 38 000 名患者的大型 meta 分析评估了包括 TKI 和贝伐珠单抗在内的 VEGF 抑制剂的血管并发症，发现心肌梗死、高血压和动脉血栓栓塞的风险都有所增高[103]。与对照组相比，服用 VEGF 抑制剂的患者发生心肌梗死（RR 3.54，95% CI 1.61~7.80，$I^2=0\%$，tau2=0）、动脉血栓栓塞（RR 1.80，95% CI 1.24~2.59，$I^2=0\%$，tau2=0）和高血压（RR 3.46，95% CI 2.89~4.15，$I^2=$

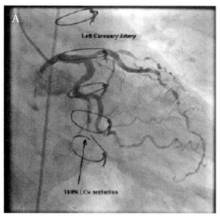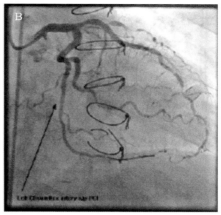

图 9.3　一位转移性肾细胞癌的 60 岁男性，在接受了 9 年的多种血管生成抑制剂治疗后的冠状动脉造影成像。**A.** 经皮冠状动脉介入治疗前，可见左回旋支闭塞。**B.** 经皮冠状动脉介入治疗后，左回旋支血流再通

58%，tau2＝0.16）的风险都显著升高[103]。2010 年 Choueiri 等人发表了 1 篇共含 10 000 多名患者的 meta 分析，纳入了若干索拉非尼或舒尼替尼的临床研究[91]。发现使用这些药物后动脉血栓事件发生率提高了 3 倍（绝对危险度 2%），并且这与肿瘤类型或使用的 TKI 类型无关[91]。同样，最常见的 ATE 是冠状动脉缺血，其次是卒中[91]。

　　有趣的是，一种还在研发中的新药——司马沙尼，能够选择性抑制 VEGFR-2/Flk-1/KDR，并且有抑制 VEGFR-1、KIT 和 FLT3 的活性，但却因为高达 42% 的血栓风险而于 I 期临床试验流产[12,88,104]。作者推测在化疗诱发启动了凝血系统级联反应的基础上，司马沙尼可能活化了内皮细胞，从而产生了如此高的血栓发生率。但也有推测认为如此高的血栓（包括动脉和静脉血栓）发生率更可能是因为在使用司马沙尼同时联用了顺铂和吉西他滨，后二者都与血栓事件独立相关[104-105]。

处理

　　和贝伐珠单抗一样，在心脏肿瘤学领域没有标准的指南具体指导对这些患者如何治疗。目前建议分别根据肿瘤学和心脏病学指南决定是否停用 TKI 和指导动脉血栓形成的治疗[99-100]。关于抗凝筛查和预防性抗凝目前仍无定论。还需要更多的大型研究来评价相关风险分层的方法，以评估不同患者使用 TKI 时的动脉血栓形成风险[12,86]。

小分子酪氨酸激酶抑制剂：Bcr-Abl 抑制剂

　　Bcr-Abl 抑制剂也是一种小分子 TKI，尽管这类药物不能直接阻断 VEGF 通路，但也可能具有抗血管生成活性。Bcr-Abl TKI 是慢性粒细胞白血病（CML）的一线治疗药物。超过 90％的 CML 是由于染色体异常融合形成了"费城染色体"，导致 9 号染色体上的酪氨酸激酶 *Abl* 基因和 22 号染色体上的断裂点集中区 *Bcr* 基因融合[106]。因而研发出了针对这种特定突变的治疗，2001 年伊马替尼（Gleevec™）成为首个获得 FDA 批准的此类药物[107]。这种靶向药物的临床获益令人震惊，可以说引发了 CML 治疗的一大革命。然而，紧随其后的是超过 20％的患者出现了伊马替尼抵抗。因此，为克服伊马替尼抵抗又研发出了第二代、第三代 Bcr-Abl 抑制剂［达沙替尼（Sprycel™）、尼洛替尼（Tasigna™）、波舒替尼（Bosulif™）和普纳替尼（Iclusig™）］。从肿瘤学角度来说，这些药都很有前景，但它们同时又与严重的血管并发症相关。具体来说，这些药物与急性冠脉综合征、卒中和急性肢体缺血都有关联[96,107]。

疗效和毒性机制

　　发生融合突变形成的蛋白 Bcr-Abl 仅在肿瘤细胞中表达，因此抑制 Bcr-Abl 的 TKI 理论上是特异性作用于白血病细胞的。TKI 和 Bcr-Abl 酪氨酸激酶 ATP 结合位点上的氨基酸结合，使得蛋白稳定在无活性状态，从而阻碍了酪氨酸的自身磷酸化及其底物的下游磷酸化[108]。第二代和第三代 Bcr-Abl 抑制性 TKI 以导致伊马替尼抵抗的突变基因为靶点。以普纳替尼为例，许多伊马替尼抵抗都与 Bcr-Abl 基因的 T3151 突变有关，而普纳替尼就具有拮抗这一突变的活性[107]。第二代和第三代 Bcr-Abl 抑制性 TKI 也和血管并发症相关，其中的机制还不十分清楚。不同于其他的抗血管生成药物，这些小分子 TKI 没有明确的 VEGF 受体或通路阻断特性。但它们似乎仍能够影响血管生成通路，因而被称为"意外"的血管生成抑制剂[88,96,109]。目前已经证实第二代及第三代 TKI 与急性动脉粥样硬化性血栓相关，并且能够加速动脉粥样硬化，有推论认为这些药物可能作用于，或至少是优先作用于一些目前还未被认知的激酶，从而引起了它们的血管毒性[110]。这些 TKI 已被证实能够作用于盘状结构域受体 1（discoidin domain receptor 1，DDR1），而 DDR1 与动脉粥样硬化斑块的形成密切相关[110]。此外，这些 TKI 还作用于 KIT 和 PDGFR，后二者似乎与多种血管及血管周围细胞的调节相关，因而抑制这些受体可能导致血管事件发生[110]。几项小型前瞻性研究发现尼洛替尼还可能引起代谢紊乱，包括引起糖耐量异常甚至糖尿病、血脂谱改变以及动脉粥样硬化形成[110-112]。

临床表现和流行病学

临床上 Bcr-Abl 抑制性 TKI 相关的血管不良事件表现为急性血栓事件和动脉粥样硬化的加速，并且似乎与使用的剂量有关[88]。普纳替尼与急性心肌梗死、脑血管意外及包括急性肢体缺血在内的一些周围血管疾病（peripheral vascular disease，PVD）相关[96,113]。即使在没有严重的心血管危险因素、潜在的动脉粥样硬化或其他血管创伤的情况下，仍然观察到了加速进展的动脉粥样硬化[96]。在使用普纳替尼治疗 CML 和费城染色体阳性的急性淋巴细胞白血病（PACE）的 Ⅱ 期临床试验中[34]，评估了普纳替尼在抵抗型 CML 患者中的作用，发现在试验进行的 24 个月中，严重动脉血栓事件的发生率为 11.8%（心血管 6.2%，脑血管 4.0%，周围血管 3.6%），所有动脉血栓事件的总发生率为 17.1%。大多数此类事件都发生在治疗开始后的 11 个月内。这些血管不良事件在所有年龄层、有或没有心血管危险因素的患者中都有发生[113]。但 55% 的患者在开始使用普纳替尼前有过缺血性血管病的病史，95% 有 1 个以上的心血管危险因素，包括高血压、糖尿病、高胆固醇血症和肥胖[113]。其后，FDA 就给普纳替尼加上了黑框警告，并宣称将调查在使用普纳替尼的患者中，"严重的危及生命的血栓和重度血管狭窄"的发生频率[107,110,114-115]。尼洛替尼也同样与动脉血栓事件频发和动脉粥样硬化加速有关[96,107]。在对尼洛替尼进行评估的初期研究中，24 名患者中 25% 出现了与该药相关的快速进展性外周动脉疾病、急性心肌梗死、脊髓梗死，甚至猝死[110]。此外，还观察到了肾血管性高血压以及缺血性肾病、肠系膜缺血等血栓事件的发生[19,96]。一项关于尼洛替尼的研究包含了 129 名使用伊马替尼或尼洛替尼治疗的 CML 患者，发现在心血管危险因素相似的情况下，尼洛替尼组患者比伊马替尼组更早出现 PVD（中位时间分别为 30 个月 *vs.* 102 个月）[116]。在接受伊马替尼一线治疗的患者中，病理性周围动脉疾病［用踝臂指数（ankle-brachial index，ABI）<0.9 对 TKI 治疗中的无症状患者进行筛查］的发生率为 6.3%，而在接受尼洛替尼作为一线或二线治疗的患者中，该数值上升到了 26%～35.7%[116]。有趣的是，最初的 Bcr-Abl 抑制剂伊马替尼，尽管潜在活性更低，但在特征相似的患者中，动脉性血管并发症的发生率并没有第二代、第三代高[96,117]。Levato 等人对其所在机构内的 82 名使用伊马替尼或尼洛替尼的 CML 患者进行了评估。使用伊马替尼的患者没有一人出现周围血管疾病，但使用尼洛替尼的患者中 14.8% 出现了周围血管疾病[117]。

处理

几乎没有指南说明如何对发生血管不良事件的患者进行治疗，此外 Bcr-Abl TKI 治疗一旦中断，疾病将如何进展和转归，我们也知之甚少。然而，有数据表明限制使用剂量以及避免连续使用 TKI 可能降低相关风险[112]。和在其他癌症治疗过程中发生血栓事件一样，通常建议在事件发生后永久停止该治疗[110,112]。正如前文所说，现在普纳替尼已经被加上了黑框警告，指出多达 27% 的患者在使用过程中具有动脉血管事件风险[96,107,114-115]。但尼洛替尼仍然处于临床应用中。对有其他 TKI 抵抗的部分患者来说，这些强效治疗仍然是必不可少的，因此在使用这些和严重血管事件相关的第二代、第三代 TKI 时，根据患者个体化情况进行风险/获益评估是十分重要的。因而，一些肿瘤科医生建议使用伊马替尼作为一线治疗，并在还未达到血液学或分子学完全缓解时，就换为第二代、第三代药物[111]。目前没有正式推荐认为应在开始第二代、第三代 Bcr-Abl TKI 治疗前对心血管事件进行筛查。在没有血管病变的背景下，仍可以出现加速性动脉粥样硬化和急性动脉血栓。相关文献中已达成共识，对于有潜在心血管疾病的患者应格外谨慎[86]，对其他能增加心血管疾病风险的合并症应积极进行干预，例如高血压、高脂血症、糖尿病和肥胖[88,97]。

免疫调节治疗：沙利度胺和来那度胺

免疫调节药物，包括沙利度胺（Thalomid™）及其衍生物来那度胺（Revlimid™），能改变对肿瘤细胞的免疫应答。沙利度胺是此类药物中第一个投入应用的，用于对其他化疗耐药的多发性骨髓瘤患者。单独应用时，沙利度胺及来那度胺相关的血管并发症风险并没有显著增加，不高于多发性骨髓瘤相关的风险[71,118]。然而，这些药物与其他治疗联用时能产生更强的抗血管生成及抗癌疗效，但在多发性骨髓瘤和实体肿瘤的治疗中，药物联用后静脉血栓栓塞（VTE）的发生率显著增加[118]。

疗效和毒性机制

关于免疫调节药物的抗癌活性仍未研究透彻。但在骨髓瘤中，这些药物似乎能下调肿瘤细胞存活所需的关键环节，例如细胞黏附和细胞因子的产生[119]。沙利度胺及其衍生物相关的静脉血栓事件，其机制可能是多因素造成的。针对沙利度胺的致畸作用的研究表明，其抗血管生成作用可能与产生活性氧簇有关[12,85]。内皮细胞在使用沙利度胺和地塞米松后所产生的结构改变已经引起了关注，骨髓源的内皮细胞暴露于沙利度胺后，其重要的血管生成基因下调，并且这种作用是剂量依赖的[12,85]。此外，研究还表明沙利度胺能引起血清中的抗凝物质——血栓调节蛋白水平的下降[120]，而 vWF 因子和 Ⅷ 因子在沙利度胺治疗过程中是上调的[121]。研究观察到在使用沙利度胺和多柔比星的过程中，内皮细胞的 PAR-1 表达上调，这可能增加了血管内皮细胞和凝血酶的结合，从而导致血栓形成[97,122]。

临床表现和流行病学

在接受沙利度胺或其衍生物治疗的患者中，尽管也有动脉血栓事件的报道，但血栓事件仍以静脉血栓形成为主。免疫调节治疗相关的静脉血栓形成主要表现为深静脉或浅静脉血栓，以及肺栓塞等栓塞事件[12]。沙利度胺及其衍生物的 VTE 风险差异较大，如前所述，主要在与其他治疗联用时出现。与沙利度胺独立相关的 VTE 风险，在初诊的多发性骨髓瘤患者中是 3%～4%，在复发或耐药的多发性骨髓瘤患者中是 2%～4%[118]。使用来那度胺单独治疗时的 VTE 发病率与此相似。而和地塞米松联用时，沙利度胺相关的 VTE 风险，在初诊的多发性骨髓瘤患者中上升到 14%～26%，在复发患者中为 2%～8%[118]。在接受沙利度胺和多柔比星化疗方案的患者中观察到了最高的 VTE 发生率，如多发性骨髓瘤患者高达 34%，而肾细胞癌患者则为 43%[12,85,123]。沙利度胺衍生物（来那度胺和泊马度胺）在和地塞米松或标准化疗联用时，VTE 发病率也大大增加。来那度胺与地塞米松或化疗联用时，与之相关的血栓事件风险为 11%[12]。而在有些报道中，初诊患者中该风险高达 75%[118]。但与硼替佐米联用时，VTE 风险的增加不如与其他治疗联用时显著，其中的原理仍不甚明了[12,72,118]。Zangari 等人在一项多发性骨髓瘤患者的大样本研究中对 VTE 形成的危险因素进行了分析，这些患者都接受了沙利度胺联合多药化疗或联合地塞米松的治疗。研究得出的 VTE 总发病率为 15%。多因素分析显示使用含多柔比星的治疗方案 VTE 风险增高 4.3 倍，而初诊患者的 VTE 风险比复发或耐药的患者高出 2.5 倍[120]。初诊多发性骨髓瘤以及联合使用沙利度胺和蒽环类药物是两个最强有力的 VTE 预测因子[12,72]。其他的重要危险因素还包括肥胖、血流淤滞、VTE 病史、留置导管、内分泌治疗和遗传性易栓症[118]。

处理

观察性研究发现在联合免疫调节治疗和地塞米松或化疗的同时，使用阿司匹林能够降低心血管并发症的发生，但仍缺少随机研究的数据支持。已有观察性研究发现，对于联用沙利度胺和大剂量地塞米松或化疗的患者，阿司匹林、小剂量 LMWH 和特定小剂量华法林能够减少血栓事件的风险[12]。一项回顾性的随机研究中，在联用沙利度胺、皮质类固醇和硼替佐米治疗的多发性骨髓瘤患者中，比较了依诺肝素和阿司匹林或固定小剂量华法林的作用，发现 3 组患者的心血管事件发生率没有显著差别，但该研究仅在早期阶段进行了预防性抗凝[12]。有更多的数据是关于来那度胺相关的阿司匹林使用，部分研究中阿司匹林似乎能够降低 VTE 风险[12,118]。2007 年，国际骨髓瘤研究组针对接受免疫调节治疗的骨髓瘤患者的静脉血栓栓塞起草了一系列建议[118]。他们推荐根据不同患者的危险因素（年龄、肥胖、VTE 病史、中心置管、制动、其他合并症，以及骨髓瘤危险因素，如诊断时间、血液黏滞度、其他治疗相关的危险因素等）制订个体化治疗方案[118]。不推荐对使用沙利度胺或来那度胺单药治疗的患者采取特定的预防性措施。但如果患者正在接受联合治疗（沙利度胺/来那度胺联合地塞米松或多柔比星），且没有或有 1 个危险因素，那么推荐使用阿司匹林。有 2 个以上危险因素，或同时联用了大剂量地塞米松或多柔比星的患者，则推荐使用低分子量肝素或足量华法林[118]。

结论

癌症患者的血栓风险有所增加。由于凝血系统和肿瘤生长、血管生成及肿瘤转移之间的相互作用极其复杂，抗凝药物在提高癌症患者生存率方面的角色虽然令人好奇，但仍有待更多的临床研究去探索。同时，目前建立在已有数据基础上的临床实践指南推荐对于住院的癌症患者，包括接受重大手术的患者，应考虑常规进行血栓预防。而对于接受系统性癌症治疗的门诊患者，则需要更多的研究来更好地指导其血栓预防。在严密的系统性文献回顾和临床证据总结的基础上形成的临床实践指南，是较为均衡的参考资料，能够帮助临床医生处理特定情况下癌症患者的抗凝药物使用。尽管在门诊癌症患者中使用 VTE 临床风险模型很有前景，但仍急需发现和验证新的 VTE 临床和分子标志物，以便进一步筛选出高危患者，为其制订个体化预防策略。通过在现有治疗中做出最佳选择，以及加大基础和转化临床研究的投入，有可能进一步降低癌症患者中血栓栓塞并发症相关的发病率和死亡率。与此同时，抗血管生成抗体、酪氨酸激酶抑制剂以及免疫调节治疗等新型治疗却有严重的心血管毒性作用。最初是在贝伐珠单抗和抗血管生成 TKI 的使用中观察到了动脉血栓事件。Bcr-Abl TKI 也与急性血栓事件风险显著增加及加速的动脉粥样硬化相关。最后，免疫调节药物，尤其是与其他药物联合使用时，则与静脉血栓风险增加有关。还需要更多的转化和流行病学研究来认识这些并发症的机制，并指导临床治疗策略。

利益冲突　作者与本章中的主题没有经济或个人利益冲突。

参考文献

1. Heit JA, Silverstein MD, Mohr DN, Petterson TM, O'Fallon WM, Melton 3rd LJ. Risk factors for deep vein thrombosis and pulmonary embolism: a population-based case–control study. Arch Intern Med. 2000;160(6):809–15.
2. Chew HK, Wun T, Harvey D, Zhou H, White RH. Incidence of venous thromboembolism and its effect on survival among patients with common cancers. Arch Intern Med. 2006;166 (4):458–64.
3. Khorana AA, Francis CW, Culakova E, Lyman GH. Risk factors for chemotherapy-associated venous thromboembolism in a prospective observational study. Cancer. 2005;104(12):2822–9.
4. Khorana AA, Francis CW, Culakova E, Fisher RI, Kuderer NM, Lyman GH. Thromboembolism in hospitalized neutropenic cancer patients. J Clin Oncol. 2006;24 (3):484–90.
5. Komrokji RS, Uppal NP, Khorana AA, Lyman GH, Kaplan KL, Fisher RI, et al. Venous thromboembolism in patients with diffuse large B-cell lymphoma. Leuk Lymphoma. 2006;47 (6):1029–33.
6. Falanga A, Marchetti M. Venous thromboembolism in the hematologic malignancies. J Clin Oncol. 2009;27(29):4848–57.
7. Cavo M, Zamagni E, Cellini C, Tosi P, Cangini D, Cini M, et al. Deep-vein thrombosis in patients with multiple myeloma receiving first-line thalidomide-dexamethasone therapy. Blood. 2002;100(6):2272–3.
8. Kabbinavar F, Hurwitz HI, Fehrenbacher L, Meropol NJ, Novotny WF, Lieberman G, et al. Phase II, randomized trial comparing bevacizumab plus fluorouracil (FU)/leucovorin (LV) with FU/LV alone in patients with metastatic colorectal cancer. J Clin Oncol. 2003;21(1):60–5.
9. Kuenen BC, Levi M, Meijers JC, van Hinsbergh VW, Berkhof J, Kakkar AK, et al. Potential role of platelets in endothelial damage observed during treatment with cisplatin, gemcitabine, and the angiogenesis inhibitor SU5416. J Clin Oncol. 2003;21(11):2192–8.
10. Scappaticci FA, Skillings JR, Holden SN, Gerber HP, Miller K, Kabbinavar F, et al. Arterial thromboembolic events in patients with metastatic carcinoma treated with chemotherapy and bevacizumab. J Natl Cancer Inst. 2007;99(16):1232–9.
11. Nalluri SR, Chu D, Keresztes R, Zhu X, Wu S. Risk of venous thromboembolism with the angiogenesis inhibitor bevacizumab in cancer patients: a meta-analysis. JAMA. 2008;300 (19):2277–85.
12. Zangari M, Fink LM, Elice F, Zhan F, Adcock DM, Tricot GJ. Thrombotic events in patients with cancer receiving antiangiogenesis agents. J Clin Oncol. 2009;27(29):4865–73.
13. Hurwitz HI, Saltz LB, Van Cutsem E, Cassidy J, Wiedemann J, Sirzen F, et al. Venous thromboembolic events with chemotherapy plus bevacizumab: a pooled analysis of patients in randomized phase II and III studies. J Clin Oncol. 2011;29(13):1757–64.
14. Bohlius J, Wilson J, Seidenfeld J, Piper M, Schwarzer G, Sandercock J, et al. Recombinant human erythropoietins and cancer patients: updated meta-analysis of 57 studies including 9353 patients. J Natl Cancer Inst. 2006;98(10):708–14.

15. Khorana AA, Francis CW, Blumberg N, Culakova E, Refaai MA, Lyman GH. Blood trans-fusions, thrombosis, and mortality in hospitalized patients with cancer. Arch Intern Med. 2008;168(21):2377–81.

16. Khorana AA, Kuderer NM, Culakova E, Lyman GH, Francis CW. Development and valida-tion of a predictive model for chemotherapy-associated thrombosis. Blood. 2008;111 (10):4902–7.

17. Khorana AA, Connolly GC. Assessing risk of venous thromboembolism in the patient with cancer. J Clin Oncol. 2009;27(29):4839–47.

18. American Cancer Society. Cancer facts and figures for African Americans 2011–2012. Atlanta: American Cancer Society; 2011.

19. Ay C, Dunkler D, Marosi C, Chiriac AL, Vormittag R, Simanek R, et al. Prediction of venous thromboembolism in cancer patients. Blood. 2010;116(24):5377–82.

20. Khorana AA, O'Connell C, Agnelli G, Liebman HA, Lee AY, Subcommittee on Hemostasis and Malignancy of the SSC of the ISTH. Incidental venous thromboembolism in oncology patients. J Thromb Haemost. 2012;10(12):2602–4.

21. George DJ, Agnelli G, Fisher W, AK K, Lassen MR, Mismetti P, et al. Venous thromboem-bolism (VTE) prevention with semuloparin in cancer patients initiating chemotherapy: benefit-risk assessment by VTE risk in SAVE-ONCO. Blood. 2011;ASH Annual Meeting Program and Proceedings (206).

22. Verso M, Agnelli G, Barni S, Gasparini G, LaBianca R. A modified Khorana risk assessment score for venous thromboembolism in cancer patients receiving chemotherapy: the Protecht score. Intern Emerg Med. 2012;7(3):291–2.

23. Alcalay A, Wun T, Khatri V, Chew HK, Harvey D, Zhou H, et al. Venous thromboembolism in patients with colorectal cancer: incidence and effect on survival. J Clin Oncol. 2006;24 (7):1112–8.

24. Chew HK, Wun T, Harvey DJ, Zhou H, White RH. Incidence of venous thromboembolism and the impact on survival in breast cancer patients. J Clin Oncol. 2007;25(1):70–6.

25. Kuderer NM, Ortel TL, Francis CW. Impact of venous thromboembolism and anticoagulation on cancer and cancer survival. J Clin Oncol. 2009;27(29):4902–11.

26. Sorensen HT, Mellemkjaer L, Olsen JH, Baron JA. Prognosis of cancers associated with venous thromboembolism. N Engl J Med. 2000;343(25):1846–50.

27. Prandoni P, Lensing AW, Piccioli A, Bernardi E, Simioni P, Girolami B, et al. Recurrent venous thromboembolism and bleeding complications during anticoagulant treatment in patients with cancer and venous thrombosis. Blood. 2002;100(10):3484–8.

28. Elting LS, Escalante CP, Cooksley C, Avritscher EB, Kurtin D, Hamblin L, et al. Outcomes and cost of deep venous thrombosis among patients with cancer. Arch Intern Med. 2004;164 (15):1653–61.

29. den Exter PL, Hooijer J, Dekkers OM, Huisman MV. Risk of recurrent venous thromboem-bolism and mortality in patients with cancer incidentally diagnosed with pulmonary embo-lism: a comparison with symptomatic patients. J Clin Oncol. 2011;29(17):2405–9.

30. O'Connell CL, Boswell WD, Duddalwar V, Caton A, Mark LS, Vigen C, et al. Unsuspected pulmonary emboli in cancer patients: clinical correlates and relevance. J Clin Oncol. 2006;24 (30):4928–32.

31. O'Connell C, Razavi P, Ghalichi M, Boyle S, Vasan S, Mark L, et al. Unsuspected pulmonary emboli adversely impact survival in patients with cancer undergoing routine staging multi-row detector computed tomography scanning. J Thromb Haemost. 2011;9(2):305–11.

32. O'Connell CL, Razavi PA, Liebman HA. Symptoms adversely impact survival among patients with cancer and unsuspected pulmonary embolism. J Clin Oncol. 2011;29 (31):4208–9. Author reply 9–10.

33. Castelli R, Porro F, Tarsia P. The heparins and cancer: review of clinical trials and biological properties. Vasc Med. 2004;9(3):205–13.

34. Zacharski LR, Henderson WG, Rickles FR, Forman WB, Cornell Jr CJ, Forcier RJ, et al.

Effect of warfarin anticoagulation on survival in carcinoma of the lung, colon, head and neck, and prostate. Final report of VA Cooperative Study #75. Cancer. 1984;53(10):2046–52.

35. Chahinian AP, Propert KJ, Ware JH, Zimmer B, Perry MC, Hirsh V, et al. A randomized trial of anticoagulation with warfarin and of alternating chemotherapy in extensive small-cell lung cancer by the Cancer and Leukemia Group B. J Clin Oncol. 1989;7(8):993–1002.

36. Maurer LH, Herndon 2nd JE, Hollis DR, Aisner J, Carey RW, Skarin AT, et al. Randomized trial of chemotherapy and radiation therapy with or without warfarin for limited-stage small-cell lung cancer: a Cancer and Leukemia Group B study. J Clin Oncol. 1997;15(11):3378–87.

37. Lebeau B, Chastang C, Brechot JM, Capron F, Dautzenberg B, Delaisements C, et al. Subcutaneous heparin treatment increases survival in small cell lung cancer. "Petites Cellules" Group. Cancer. 1994;74(1):38–45.

38. Altinbas M, Coskun HS, Er O, Ozkan M, Eser B, Unal A, et al. A randomized clinical trial of combination chemotherapy with and without low-molecular-weight heparin in small cell lung cancer. J Thromb Haemost. 2004;2(8):1266–71.

39. Klerk CP, Smorenburg SM, Otten HM, Lensing AW, Prins MH, Piovella F, et al. The effect of low molecular weight heparin on survival in patients with advanced malignancy. J Clin Oncol. 2005;23(10):2130–5.

40. Sideras K, Schaefer PL, Okuno SH, Sloan JA, Kutteh L, Fitch TR, et al. Low-molecular-weight heparin in patients with advanced cancer: a phase 3 clinical trial. Mayo Clin Proc. 2006;81(6):758–67.

41. Kuderer NM, Khorana AA, Lyman GH, Francis CW. A meta-analysis and systematic review of the efficacy and safety of anticoagulants as cancer treatment: impact on survival and bleeding complications. Cancer. 2007;110(5):1149–61.

42. Streiff MB, Bockenstedt PL, Cataland SR, Chesney C, Eby C, Fanikos J, et al. Venous thromboembolic disease. J Natl Compr Canc Netw. 2013;11(11):1402–29.

43. Mandala M, Falanga A, Roila F. Management of venous thromboembolism (VTE) in cancer patients: ESMO clinical practice guidelines. Ann Oncol. 2011;22 Suppl 6:vi85–92.

44. Siragusa S, Armani U, Carpenedo M, Falanga A, Fulfaro F, Imberti D, et al. Prevention of venous thromboembolism in patients with cancer: guidelines of the Italian Society for Haemostasis and Thrombosis (SISET)(1). Thromb Res. 2012;129(5):e171–6.

45. Farge D, Debourdeau P, Beckers M, Baglin C, Bauersachs RM, Brenner B, et al. International clinical practice guidelines for the treatment and prophylaxis of venous thromboembolism in patients with cancer. J Thromb Haemost. 2013;11(1):56–70.

46. Lyman GH, Bohlke K, Khorana AA, Kuderer NM, Lee AY, Arcelus JI, et al. Venous thromboembolism prophylaxis and treatment in patients with cancer: American Society of Clinical Oncology Clinical Practice Guideline Update 2014. J Clin Oncol. 2015;33(6):654–6.

47. Lee AY. Anticoagulation in the treatment of established venous thromboembolism in patients with cancer. J Clin Oncol. 2009;27(29):4895–901.

48. Lyman GH. Thromboprophylaxis with low-molecular-weight heparin in medical patients with cancer. Cancer. 2009;115(24):5637–50.

49. Levine MN. New antithrombotic drugs: potential for use in oncology. J Clin Oncol. 2009;27 (29):4912–8.

50. Ambrus JL, Ambrus CM, Mink IB, Pickren JW. Causes of death in cancer patients. J Med. 1975;6(1):61–4.

51. Sallah S, Wan JY, Nguyen NP. Venous thrombosis in patients with solid tumors: determination of frequency and characteristics. Thromb Haemost. 2002;87(4):575–9.

52. Stein PD, Beemath A, Meyers FA, Skaf E, Sanchez J, Olson RE. Incidence of venous thromboembolism in patients hospitalized with cancer. Am J Med. 2006;119(1):60–8.

53. Levitan N, Dowlati A, Remick SC, Tahsildar HI, Sivinski LD, Beyth R, et al. Rates of initial and recurrent thromboembolic disease among patients with malignancy versus those without malignancy. Risk analysis using Medicare claims data. Medicine (Baltimore). 1999;78 (5):285–91.

54. Cohen AT, Davidson BL, Gallus AS, Lassen MR, Prins MH, Tomkowski W, et al. Efficacy and safety of fondaparinux for the prevention of venous thromboembolism in older acute medical patients: randomised placebo controlled trial. BMJ. 2006;332(7537):325–9.

55. Leizorovicz A, Cohen AT, Turpie AG, Olsson CG, Vaitkus PT, Goldhaber SZ. Randomized, placebo-controlled trial of dalteparin for the prevention of venous thromboembolism in acutely ill medical patients. Circulation. 2004;110(7):874–9.

56. Samama MM, Cohen AT, Darmon JY, Desjardins L, Eldor A, Janbon C, et al. A comparison of enoxaparin with placebo for the prevention of venous thromboembolism in acutely ill medical patients. Prophylaxis in Medical Patients with Enoxaparin Study Group. N Engl J Med. 1999;341(11):793–800.

57. Francis CW. Prevention of venous thromboembolism in hospitalized patients with cancer. J Clin Oncol. 2009;27(29):4874–80.

58. Kakkar AK, Haas S, Wolf H, Encke A. Evaluation of perioperative fatal pulmonary embolism and death in cancer surgical patients: the MC-4 cancer substudy. Thromb Haemost. 2005;94 (4):867–71.

59. Geerts WH, Pineo GF, Heit JA, Bergqvist D, Lassen MR, Colwell CW, et al. Prevention of venous thromboembolism: the Seventh ACCP Conference on Antithrombotic and Thrombolytic Therapy. Chest. 2004;126(3 Suppl):338S–400.

60. Carrier M, Khorana AA, Moretto P, Le Gal G, Karp R, Zwicker JI. Lack of evidence to support thromboprophylaxis in hospitalized medical patients with cancer. Am J Med. 2014;127(1):82–6. e1.

61. Wun T, Law L, Harvey D, Sieracki B, Scudder SA, Ryu JK. Increased incidence of symptomatic venous thrombosis in patients with cervical carcinoma treated with concurrent chemotherapy, radiation, and erythropoietin. Cancer. 2003;98(7):1514–20.

62. Rosenzweig MQ, Bender CM, Lucke JP, Yasko JM, Brufsky AM. The decision to prematurely terminate a trial of R-HuEPO due to thrombotic events. J Pain Symptom Manage. 2004;27(2):185–90.

63. Barlogie B, Tricot G, Anaissie E, Shaughnessy J, Rasmussen E, van Rhee F, et al. Thalidomide and hematopoietic-cell transplantation for multiple myeloma. N Engl J Med. 2006;354 (10):1021–30.

64. Rajkumar SV, Blood E, Vesole D, Fonseca R, Greipp PR. Phase III clinical trial of thalidomide plus dexamethasone compared with dexamethasone alone in newly diagnosed multiple myeloma: a clinical trial coordinated by the Eastern Cooperative Oncology Group. J Clin Oncol. 2006;24(3):431–6.

65. Zonder JA, Durie BGM, McCoy J, Crowley J, Zeldis JB, Ghannam L, et al. High Incidence of Thrombotic Events Observed in Patients Receiving Lenalidomide (L) + Dexamethasone (D) (LD) as First-Line Therapy for Multiple Myeloma (MM) without Aspirin (ASA) Prophylaxis. Blood. 2005;106:3455.

66. Zangari M, Anaissie E, Barlogie B, Badros A, Desikan R, Gopal AV, et al. Increased risk of deep-vein thrombosis in patients with multiple myeloma receiving thalidomide and chemotherapy. Blood. 2001;98(5):1614–5.

67. Zangari M, Barlogie B, Anaissie E, Saghafifar F, Eddlemon P, Jacobson J, et al. Deep vein thrombosis in patients with multiple myeloma treated with thalidomide and chemotherapy: effects of prophylactic and therapeutic anticoagulation. Br J Haematol. 2004;126(5):715–21.

68. Rus C, Bazzan M, Palumbo A, Bringhen S, Boccadoro M. Thalidomide in front line treatment in multiple myeloma: serious risk of venous thromboembolism and evidence for thromboprophylaxis. J Thromb Haemost. 2004;2(11):2063–5.

69. Rajkumar SV. Thalidomide therapy and deep venous thrombosis in multiple myeloma. Mayo Clin Proc. 2005;80(12):1549–51.

70. Barlogie B, Jagannath S, Desikan KR, Mattox S, Vesole D, Siegel D, et al. Total therapy with tandem transplants for newly diagnosed multiple myeloma. Blood. 1999;93(1):55–65.

71. Weber D, Rankin K, Gavino M, Delasalle K, Alexanian R. Thalidomide alone or with

dexamethasone for previously untreated multiple myeloma. J Clin Oncol. 2003;21(1):16–9.

72. Zangari M, Barlogie B, Thertulien R, Jacobson J, Eddleman P, Fink L, et al. Thalidomide and deep vein thrombosis in multiple myeloma: risk factors and effect on survival. Clin Lymphoma. 2003;4(1):32–5.

73. Maraveyas A, Waters J, Roy R, Fyfe D, Propper D, Lofts F, et al. Gemcitabine versus gemcitabine plus dalteparin thromboprophylaxis in pancreatic cancer. Eur J Cancer. 2012;48(9):1283–92.

74. Riess H, Pelzer U, Opitz B, et al. A prospective, randomized trial of simultaneous pancreatic cancer treatment with enoxaparin and chemotherapy. Final Results of the CONKO-004 trial. American Society of Clinical Oncology (ASCO) Annual Meeting, June 2010. 2010.

75. Kuderer NM, Ortel TL, Khorana AA, et al. Low-molecular-weight heparin for venous thromboprophylaxis in ambulatory cancer patients: A systematic review meta-analysis of randomized controlled trials. American Society of Hematology (ASH) Annual Meeting, December 2009. 2009.

76. Lyman GH, Eckert L, Wang Y, Wang H, Cohen A. Venous thromboembolism risk in patients with cancer receiving chemotherapy: a real-world analysis. Oncologist. 2013;18(12):1321–9.

77. Lyman GH. The incidence of venous thromboembolism in cancer patients: a real-world analysis. Clin Adv Hematol Oncol. 2012;10(1):40–2.

78. Blom JW, Doggen CJ, Osanto S, Rosendaal FR. Malignancies, prothrombotic mutations, and the risk of venous thrombosis. JAMA. 2005;293(6):715–22.

79. Fisher B, Costantino JP, Wickerham DL, Redmond CK, Kavanah M, Cronin WM, et al. Tamoxifen for prevention of breast cancer: report of the National Surgical Adjuvant Breast and Bowel Project P-1 Study. J Natl Cancer Inst. 1998;90(18):1371–88.

80. Pritchard KI, Paterson AH, Paul NA, Zee B, Fine S, Pater J. Increased thromboembolic complications with concurrent tamoxifen and chemotherapy in a randomized trial of adjuvant therapy for women with breast cancer. National Cancer Institute of Canada Clinical Trials Group Breast Cancer Site Group. J Clin Oncol. 1996;14(10):2731–7.

81. Saphner T, Tormey DC, Gray R. Venous and arterial thrombosis in patients who received adjuvant therapy for breast cancer. J Clin Oncol. 1991;9(2):286–94.

82. Nelson HD, Smith ME, Griffin JC, Fu R. Use of medications to reduce risk for primary breast cancer: a systematic review for the U.S. Preventive Services Task Force. Ann Intern Med. 2013;158(8):604–14.

83. Deitcher SR, Gomes MP. The risk of venous thromboembolic disease associated with adjuvant hormone therapy for breast carcinoma: a systematic review. Cancer. 2004;101(3):439–49.

84. Sanon S, Lenihan DJ, Mouhayar E. Peripheral arterial ischemic events in cancer patients. Vasc Med. 2011;16(2):119–30.

85. Yeh ET, Bickford CL. Cardiovascular complications of cancer therapy: incidence, pathogenesis, diagnosis, and management. J Am Coll Cardiol. 2009;53(24):2231–47.

86. Bair SM, Choueiri TK, Moslehi J. Cardiovascular complications associated with novel angiogenesis inhibitors: emerging evidence and evolving perspectives. Trends Cardiovasc Med. 2013;23(4):104–13.

87. Hurwitz H, Fehrenbacher L, Novotny W, Cartwright T, Hainsworth J, Heim W, et al. Bevacizumab plus irinotecan, fluorouracil, and leucovorin for metastatic colorectal cancer. N Engl J Med. 2004;350(23):2335–42.

88. Conti E, Romiti A, Musumeci MB, Passerini J, Zezza L, Mastromarino V, et al. Arterial thrombotic events and acute coronary syndromes with cancer drugs: are growth factors the missed link?: what both cardiologist and oncologist should know about novel angiogenesis inhibitors. Int J Cardiol. 2013;167(6):2421–9.

89. Ferrara N, Gerber HP, LeCouter J. The biology of VEGF and its receptors. Nat Med. 2003;9(6):669–76.

90. Keefe D, Bowen J, Gibson R, Tan T, Okera M, Stringer A. Noncardiac vascular toxicities of

vascular endothelial growth factor inhibitors in advanced cancer: a review. Oncologist. 2011;16(4):432–44.

91. Choueiri TK, Schutz FA, Je Y, Rosenberg JE, Bellmunt J. Risk of arterial thromboembolic events with sunitinib and sorafenib: a systematic review and meta-analysis of clinical trials. J Clin Oncol. 2010;28(13):2280–5.

92. Verheul HM, Pinedo HM. Possible molecular mechanisms involved in the toxicity of angiogenesis inhibition. Nat Rev Cancer. 2007;7(6):475–85.

93. Dunmore BJ, McCarthy MJ, Naylor AR, Brindle NP. Carotid plaque instability and ischemic symptoms are linked to immaturity of microvessels within plaques. J Vasc Surg. 2007;45 (1):155–9.

94. Ranpura V, Hapani S, Chuang J, Wu S. Risk of cardiac ischemia and arterial thromboembolic events with the angiogenesis inhibitor bevacizumab in cancer patients: a meta-analysis of randomized controlled trials. Acta Oncol. 2010;49(3):287–97.

95. Leighl NB, Bennouna J, Yi J, Moore N, Hambleton J, Hurwitz H. Bleeding events in bevacizumab-treated cancer patients who received full-dose anticoagulation and remained on study. Br J Cancer. 2011;104(3):413–8.

96. Herrmann J, Lerman A. An update on cardio-oncology. Trends Cardiovasc Med. 2014;24 (7):285–95.

97. Passerini J, Romiti A, D'Antonio C, Mastromarino V, Marchetti P, Volpe M, et al. Tailored angiogenesis inhibition in cancer therapy: respecting the heart to improve the net outcome. Curr Signal Transduct Ther. 2012;7(3):265–88.

98. Javid M, Magee TR, Galland RB. Arterial thrombosis associated with malignant disease. Eur J Vasc Endovasc Surg. 2008;35(1):84–7.

99. Amsterdam EA, Wenger NK, Brindis RG, Casey Jr DE, Ganiats TG, Holmes Jr DR, et al. 2014 AHA/ACC guideline for the management of patients with non-ST-elevation acute coronary syndromes: a report of the American College of Cardiology/American Heart Association Task Force on Practice Guidelines. J Am Coll Cardiol. 2014;64(24):e139–228.

100. O'Gara PT, Kushner FG, Ascheim DD, Casey Jr DE, Chung MK, de Lemos JA, et al. 2013 ACCF/AHA guideline for the management of ST-elevation myocardial infarction: executive summary: a report of the American College of Cardiology Foundation/American Heart Association Task Force on Practice Guidelines: developed in collaboration with the American College of Emergency Physicians and Society for Cardiovascular Angiography and Interventions. Catheter Cardiovasc Interv. 2013;82(1):E1–27.

101. Flynn P, Sugrue M, Feng S, et al. Incidence of serious bleeding events (sBE) in patients (pts) with metastatic colorectal cancer (mCRC) receiving bevacizumab (BV) as part of a first-line regimen: results from the BRiTE observational cohort study (OCS). J Clin Oncol. 2008;26 (15 Suppl):4104.

102. Schmidinger M, Zielinski CC, Vogl UM, Bojic A, Bojic M, Schukro C, et al. Cardiac toxicity of sunitinib and sorafenib in patients with metastatic renal cell carcinoma. J Clin Oncol. 2008;26(32):5204–12.

103. Faruque LI, Lin M, Battistella M, Wiebe N, Reiman T, Hemmelgarn B, et al. Systematic review of the risk of adverse outcomes associated with vascular endothelial growth factor inhibitors for the treatment of cancer. PLoS One. 2014;9(7), e101145.

104. Kuenen BC, Rosen L, Smit EF, Parson MR, Levi M, Ruijter R, et al. Dose-finding and pharmacokinetic study of cisplatin, gemcitabine, and SU5416 in patients with solid tumors. J Clin Oncol. 2002;20(6):1657–67.

105. Marx GM, Steer CB, Harper P, Pavlakis N, Rixe O, Khayat D. Unexpected serious toxicity with chemotherapy and antiangiogenic combinations: time to take stock! J Clin Oncol. 2002;20(6):1446–8.

106. Deininger M, Buchdunger E, Druker BJ. The development of imatinib as a therapeutic agent for chronic myeloid leukemia. Blood. 2005;105(7):2640–53.

107. Groarke JD, Cheng S, Moslehi J. Cancer-drug discovery and cardiovascular surveillance. N

Engl J Med. 2013;369(19):1779–81.

108. Marcucci G, Perrotti D, Caligiuri MA. Understanding the molecular basis of imatinib mesylate therapy in chronic myelogenous leukemia and the related mechanisms of resistance. Commentary re: A. N. Mohamed et al., The effect of imatinib mesylate on patients with Philadelphia chromosome-positive chronic myeloid leukemia with secondary chromosomal aberrations. Clin. Cancer Res., 9: 1333–1337, 2003. Clin Cancer Res. 2003;9(4):1248–52.

109. Kerbel RS, Viloria-Petit A, Klement G, Rak J. 'Accidental' anti-angiogenic drugs. anti-oncogene directed signal transduction inhibitors and conventional chemotherapeutic agents as examples. Eur J Cancer. 2000;36(10):1248–57.

110. Aichberger KJ, Herndlhofer S, Schernthaner GH, Schillinger M, Mitterbauer-Hohendanner G, Sillaber C, et al. Progressive peripheral arterial occlusive disease and other vascular events during nilotinib therapy in CML. Am J Hematol. 2011;86(7):533–9.

111. Tefferi A. Nilotinib treatment-associated accelerated atherosclerosis: when is the risk justified? Leukemia. 2013;27(9):1939–40.

112. Valent P, Hadzijusufovic E, Schernthaner GH, Wolf D, Rea D, le Coutre P. Vascular safety issues in CML patients treated with BCR/ABL1 kinase inhibitors. Blood. 2015;125(6):901–6.

113. Cortes JE, Kim DW, Pinilla-Ibarz J, le Coutre P, Paquette R, Chuah C, et al. A phase 2 trial of ponatinib in Philadelphia chromosome-positive leukemias. N Engl J Med. 2013;369 (19):1783–96.

114. Food and Drug Administration. FDA drug safety communication: FDA investigating leukemia drug Iclusig (ponatinib) after increased reports of serious blood clots in arteries and veins. 2013.

115. ARIAD announces changes in the clinical development program of Iclusig. Press release of ARIAD Pharmaceuticals. 2013.

116. Kim TD, Rea D, Schwarz M, Grille P, Nicolini FE, Rosti G, et al. Peripheral artery occlusive disease in chronic phase chronic myeloid leukemia patients treated with nilotinib or imatinib. Leukemia. 2013;27(6):1316–21.

117. Levato L, Cantaffa R, Kropp MG, Magro D, Piro E, Molica S. Progressive peripheral arterial occlusive disease and other vascular events during nilotinib therapy in chronic myeloid leukemia: a single institution study. Eur J Haematol. 2013;90(6):531–2.

118. Palumbo A, Rajkumar SV, Dimopoulos MA, Richardson PG, San Miguel J, Barlogie B, et al. Prevention of thalidomide- and lenalidomide-associated thrombosis in myeloma. Leukemia. 2008;22(2):414–23.

119. Latif T, Chauhan N, Khan R, Moran A, Usmani SZ. Thalidomide and its analogues in the treatment of Multiple Myeloma. Exp Hematol Oncol. 2012;1(1):27.

120. Corso A, Lorenzi A, Terulla V, Airo F, Varettoni M, Mangiacavalli S, et al. Modification of thrombomodulin plasma levels in refractory myeloma patients during treatment with thalidomide and dexamethasone. Ann Hematol. 2004;83(9):588–91.

121. Minnema MC, Fijnheer R, De Groot PG, Lokhorst HM. Extremely high levels of von Willebrand factor antigen and of procoagulant factor VIII found in multiple myeloma patients are associated with activity status but not with thalidomide treatment. J Thromb Haemost. 2003;1(3):445–9.

122. Kaushal V, Kaushal GP, Melkaveri SN, Mehta P. Thalidomide protects endothelial cells from doxorubicin-induced apoptosis but alters cell morphology. J Thromb Haemost. 2004;2 (2):327–34.

123. Farge D, Parfrey PS, Forbes RD, Dandavino R, Guttmann RD. Reduction of azathioprine in renal transplant patients with chronic hepatitis. Transplantation. 1986;41(1):55–9.

124. Lyman GH, Khorana AA, Kuderer NM, Lee AY, Arcelus JI, Balaban EP, et al. Venous thromboembolism prophylaxis and treatment in patients with cancer: American Society of Clinical Oncology clinical practice guideline update. J Clin Oncol. 2013;31(17):2189–204.

第 10 章
乳腺癌的肿瘤心脏病学
Breast Cancer Cardio-Oncology

Angela Esposito，Carmen Criscitiello，Douglas B. Sawyer，
Giuseppe Curigliano

张海涛　马　飞　译

引言

　　心血管毒性是乳腺癌治疗潜在的短期和长期并发症，可以直接影响心血管系统，也可以加剧和（或）诱发已存在的心脏疾病。近年来，抗癌治疗相关的心脏毒性的防治意识不断增强，这与癌症患者生存期延长、患者老龄化以及引入对心血管系统有特殊作用的新型抗癌药物有关。包括单克隆抗体和酪氨酸激酶抑制剂在内的新型生物制剂的出现，促使乳腺癌治疗显著改善。尽管一般认为相比于传统的化疗药物，靶向治疗毒性更小，患者耐受性更好，但也有罕见的严重并发症出现，具体的心血管副作用还需要长期随访。

　　很多乳腺癌患者都有心脏和冠状动脉疾病的多种危险因素，例如吸烟、糖尿病、血脂异常、饮酒以及肥胖，这些因素可能会增加传统乳腺癌治疗中心脏毒性药物副作用的风险。心血管疾病的存在可能极大地限制了乳腺癌患者的诊断、分期以及治疗选择。若患者分别患有乳腺癌，或诸如心力衰竭、心肌缺血等心血管疾病，均有大量循证证据指导选择最佳的治疗方式。但对同时患有乳腺癌和心血管疾病的患者，已知的心血管副作用和缺乏明确证据，为患者和医生的治疗决策带来了不确定性与复杂性。由于乳腺癌和心血管疾病风险均和年龄高度相关，这一问题在老年患者中尤为普遍。

　　和乳腺癌治疗相关的心脏毒性范围，从包括心电图改变和暂时性左心室射血分数降低在内的无症状亚临床异常，到诸如充血性心力衰竭或急性冠脉综合征在内的可致命事件。对患者的治疗以及新药研发而言，不同癌症治疗方式引起的心脏毒性患病率、类型和严重程度评估是一项很重要的议题。本章的主要目的是尝试总结目前已知的乳腺癌治疗相关的常见心血管并发症，

例如左心室功能障碍（left ventricular dysfunction，LVD）、心肌缺血、高血压（hypertension，HTN）、静脉血栓栓塞（VTE）和 QT 间期延长。

抗癌药物和心血管毒性

使用特定的化疗药物和分子靶向治疗会影响心血管系统，可能直接对心肌或冠状动脉血液循环产生影响，也可能通过外周血流动力学的变化产生作用［高血压和（或）血栓事件］。有文献描述了数种由抗癌化疗药物引起的心脏毒性（表 10.1）。Ewer 等人[1]提出可能产生不可逆损伤（Ⅰ型）和可逆损伤（Ⅱ型）治疗方式的区分体系。在Ⅰ型心脏毒性中，以蒽环类药物为例，一种或多种机制导致的心肌细胞损失为细胞和组织带来永久的损伤（下文进一步阐明）。鉴于心脏再生能力有限，心肌细胞数量逐渐减少导致心室功能不全和进展性心肌重构[2]。另一方面，以曲妥珠单抗为例阐述Ⅱ型心脏功能不全。曲妥珠单抗引起心脏毒性的机制尚不明确，但一些证据表明中断 ErbB2-神经调节蛋白 1（NRG1）信号级联途径可能在其中起关键作用[3-4]。

但是，这种分类体系存在一些限制，应当谨慎使用。例如，曲妥珠单抗会导致患严重心脏病的患者发生不可逆心肌损伤，增强蒽环类药物的Ⅰ型心脏毒性。Ⅰ型心脏毒性的典型病理生理机制和细胞损失相关；在Ⅱ型心脏毒性中，细胞功能障碍、线粒体和蛋白质改变是可逆损伤的基础。Ⅰ型毒性可能在暴露后较长时间出现，因此在早期临床研究中可能被忽视。此外，心血管疾病的现代治疗可以使功能正常化，某种程度上使永久改变和可逆改变难以区分开。例如，癌症治疗中左心室功能不全的情况下，标准治疗包括应用 β

表 10.1　抗癌化疗药物可能引起的心脏毒性

药物	中毒剂量范围	心脏毒性	％
多柔比星 表柔比星	＞450 mg/m² ＞900 mg/m²	左心室功能不全	3％～12％ 0.9％～3.3％
紫杉醇 多西他赛	传统剂量	左心室功能不全	5％～15％ 2.3％～8％
环磷酰胺	＞100～120 mg/kg	左心室功能不全	3％～5％
卡培他滨 氟尿嘧啶	传统剂量	心肌缺血	3％～9％ 1％～68％
紫杉醇 多西他赛	传统剂量	心肌缺血	＜1％～5％ 1.7％
紫杉醇	传统剂量	QTc 间期延长	0.1％～31％

受体阻滞剂等神经激素拮抗剂，以及无论心肌损伤机制如何而进行的改善心室功能相关的治疗方法。在这种情况下，心脏功能正常化是否说明该心脏毒性属于Ⅱ型？这是一个很重要的概念，它会影响与治疗方式选择相关的决定。或许"Ⅱ型心脏毒性"应指和心脏标志物不相关的心脏损伤和不需要恢复心血管功能治疗的心脏损伤。

左心室功能障碍

暴露于抗癌治疗相关的心脏毒性最常见的症状之一是左心室功能障碍（LVD）恶化和显著心力衰竭。根据心脏审查和评估委员会所述[5]，LVD有以下特征：心脏左心室射血分数（LVEF）降低，可能涉及全心，也可能是室间隔部分更为严重[1]；充血性心力衰竭（CHF）症状[6]；CHF相关体征，包括但不限于第3心音奔马律、心动过速，或者二者兼而有之[7]；以及LVEF下降5％以上并低于55％，伴随CHF体征或症状，或者LVEF下降10％以上并低于55％，不伴有CHF体征和症状[2]。一些化疗药物可能会导致LVD，例如抗代谢药物、烷化剂、抗肿瘤抗生素和蒽环类药物。

蒽环类药物，如多柔比星和表柔比星，是一类广泛应用于乳腺癌治疗的化疗药物。蒽环类药物的危险因素包括：累积剂量、静脉弹丸式给药、单次剂量增加、纵隔放疗史、使用其他已知具有心脏毒性的伴随药物（包括环磷酰胺、曲妥珠单抗和紫杉醇）、女性、潜在的心血管疾病、年龄（年轻或年老）、化疗结束后时间的推移，以及给药后心脏生物标志物的升高[8-11]。蒽环类药物引起的LVD部分是由于氧自由基的产生和随后氧化应激的增加直接导致的心肌细胞受损[6]，部分是由于醌基团的氧化还原循环直接或是抑制拓扑异构酶Ⅱβ间接导致的线粒体异常。蒽环类药物抑制了铁代谢途径，导致心肌细胞中铁蓄积，所以铁平衡可能也在心肌损伤中发挥作用[7]。暴露于蒽环类药物后的一种结果是心肌细胞通过凋亡或坏死而死亡。遗传学研究筛选出了和蒽环类药物引起心肌损伤的敏感性相关的几个位点多态性，包括多药耐药蛋白（MDR）1和2、羰基还原酶、NADPH氧化酶亚基、第二阶段解毒酶诸如谷胱甘肽硫转移酶P和近期发现的维甲酸受体γ等[12]。

蒽环类药物引起的心脏毒性可以分为急性、早发慢性进展性和晚发慢性进展性。急性心脏毒性在患者中发生率是1％，通常在治疗开始14天内可以观察到。它表现为心肌收缩力急性或短暂性的下降，这种变化通常是可逆的。早发慢性进展性心脏毒性的发生率是1.6％～2.1％，出现在治疗中或治疗后1年内。1.6％～5％的患者完成治疗至少1年后发生晚发慢性进展性心脏毒性。早发和晚发慢性进展性心脏毒性典型表现为成人的扩张型心肌病，可为进展性。在使用脂质体包裹的多柔比星时，心脏并发症的风险相对更低，这可能与心肌累积剂量相对较少相关。一些临床数据表明之前使用过传统蒽环类药物的患者，即使达到了药物的最大累积量，仍然可以使用脂质体制剂[13-14]。

　　两种其他类型的细胞毒性药物也可以导致 LVD：烷化剂和微管聚合抑制剂。在第一种情况下，心脏毒性危险似乎和剂量相关 [$\geqslant$150 mg/kg 和 1.5 g/（$m^2 \cdot d$）][15]。环磷酰胺心脏毒性尚不明确。与纤维蛋白微血栓相关的血液外渗、间质水肿以及心肌坏死在心脏毒性的过程中可能发挥作用[16]。微管聚合抑制剂所致心力衰竭的发生率相对较低。国际乳腺癌研究组试验 001 中，用 TAC 方案（多西他赛、多柔比星、环磷酰胺）治疗的患者，充血性心力衰竭的总发生率（包含随访中发生的）为 1.6%，在采用 FAC 方案（5-氟尿嘧啶、多柔比星、环磷酰胺）治疗的患者中为 0.7%[17]。

　　在过去的 10 年里，靶向生物制剂的出现使得关注心脏毒性的临床辅助治疗得以实现。针对 HER2 受体的人类单克隆抗体——曲妥珠单抗，使 HER2 阳性乳腺癌的治疗发生了革命性进展，利用这种具有里程碑意义的靶向药物，Ⅲ期临床研究中疾病复发率降低 50%，生存率提高 33%[18-21]。据报道，曲妥珠单抗临床研究中心脏毒性发生率多变，反映出试验设计、化疗药物以及心脏事件定义的不同。据报道在曲妥珠单抗临床研究中[18-20,22]（表 10.2），暴露于蒽环类药物后联合紫杉醇和曲妥珠单抗，症状性或严重心力衰竭（CHF）的发生率为 4%。在 BCIRG 006 辅助临床研究中，之前未进行蒽环类药物治疗，应用曲妥珠单抗/多西他赛/卡铂联合方案，CHF 发生率低至 0.4%[18]。曲妥珠单抗引起心肌损伤的具体发病机制尚不明确。曲妥珠单抗阻断心肌中 HER2/ErbB2 信号通路，干扰心肌细胞正常生长、修复和存活，以上过程被认为是曲妥珠单抗导致心功能不全的原因[24]。另外一种机制提出，曲妥珠单抗的 IgG1 结构域启动心肌细胞的细胞毒免疫反应[25]，并通过 Bcl-X 家族蛋白调控线粒体完整性，导致 ATP 耗竭和收缩功能障碍[26]，从而对心肌细胞产生影响。也有新出现的证据表明 NRG/ErbB 通路在调节交感神经活性方面起到作用，而这也可能和观察到的对心肌功能的影响相关[65]。

　　拉帕替尼是一种口服的 HER2 和 EGFR 的受体酪氨酸激酶抑制剂，心脏毒性发生率约为 1.6%。据报道，临床研究中 53 例患者（1.4%）出现无症状心脏事件，7 例患者（0.2%）发生有症状心脏事件。接受过蒽环类药物、曲妥珠单抗或者两种治疗均未进行的患者，心脏事件的发生率分别为 2.2%、1.7% 和 1.5%。心脏事件发生的平均时间为 13 周[27]。

　　贝伐珠单抗是一种针对血管内皮生长因子（VEGF）的人类单克隆抗体，目前已不再是乳腺癌治疗的推荐方案。和贝伐珠单抗相关的心脏毒性似乎相

表 10.2　曲妥珠单抗引起的心脏毒性

研究名称	设计	LVEF 无症状下降（≥10％到<55％）	严重 CHF/心脏事件（NYHA 分级Ⅲ/Ⅳ级 CHF 或死亡）	由于心脏原因终止
NSABP B31[19] n=2043	AC ＋ TH ＋ H vs. AC＋T	34％ vs. 17％	4.1％ vs. 0.8％	19％
NCCTG N9831[22] n=2766	AC ＋ TH ＋ H vs. AC＋T＋H vs. AC＋T	5.8％～10.4％ vs. 4.0％～7.8％ vs. 4.0％～5.1％	3.3％ vs. 2.8％ vs. 0.3％	n/a
BCIRG 006[18] n=3222	AC＋T vs. AC＋TH＋H vs. TCaH（2）	11％ vs. 19％ vs. 9％	0.7％ vs. 2.0％ vs. 0.4％	n/a
HERA[20] n=5102	Adj chemo（3）→H vs. 单独使用 Adj chemo	7.1％ vs. 2.2％	0.6％ vs. 0.06％	4.3％
FinHer[23] n=232	V 或 T＋H vs. V 或 T（4）→ FEC×3	3.5％ vs. 8.6％	0％ vs. 3.4％	n/a

注意 6.7％的患者在给 A 以后由于 LVEF 降低程度不可接受未使用 H；包括 1 个非蒽环类方案。此外，96％化疗包含 A。H 暴露前没有使用蒽环类药物；H 暴露时间限定在 9 周内。

LVEF：左心室射血分数；CHF：充血性心力衰竭；A：蒽环类药物；C：环磷酰胺；T：紫杉烷；H：曲妥珠单抗；Ca：卡铂；V：长春瑞滨；F：5-氟尿嘧啶；E：表柔比星；n/a：信息缺失

对较低。在转移性乳腺癌的Ⅲ期临床研究中，在绝大多数接受过蒽环类药物治疗的患者群体中，报告的 CTCAE 分级为 3/4 级的充血性心力衰竭发生率为 0.8％～2.2％[28]。目前的临床研究数据显示，即使是在联合使用其他心脏毒性药物的情况下，在使用贝伐珠单抗治疗乳腺癌期间，心脏毒性亦无明显升高。

目前，检测 LVD 最常用的方式是通过超声心动图或多门控采集扫描（multiple-gated acquisition，MUGA）测量 LVEF。然而，在疾病早期测量 LVEF 检测心脏毒性的敏感度相对较低，因为除非心肌大面积损伤，否则静息 LVEF 几乎没有变化，直到失代偿阶段才有明显结果。此外，LVEF 的测量具有挑战性，这和图像质量、左心室结构、负荷依赖性和专业技术是相关的。MUGA 可以减少观测者之间的差异性，但缺点是有放射暴露以及得到的心脏结构和舒张功能信息有限。一般认为磁共振成像（MRI）是评估左心室容积、重量和功能的金标准。但是，设备缺乏以及高成本限制了其日常应用。新型超声成像技术，如心脏超声声学造影和实时 3D 超声心动图等还在考察中。

　　抗癌药物引起的 LVD 的治疗方式包括有效的心力衰竭标准治疗，应用 ACE 抑制剂（ACEI）和 β 受体阻滞剂（BB）治疗心力衰竭[29-30]。前瞻性的随机临床研究正在评估预防性使用 ACEI 和 BB 在防止化疗引发 LVD 中的作用[31]。OVERCOME 研究显示联合使用依那普利和卡维地洛可能有助于防止恶性血液病患者发生心力衰竭[31]。MANTICORE 研究正在评估 HER2 阳性乳腺癌患者中培哚普利和比索洛尔在防止曲妥珠单抗所致左心室重构方面的作用[32]。右丙亚胺既是一种铁螯合剂，也是拓扑异构酶 II 抑制剂，它可以显著减小成人不同种类实体肿瘤（包括乳腺癌）患者以及儿童急性淋巴细胞白血病和尤文肉瘤患者中蒽环类药物导致的心脏毒性[33]。临床实践中，右丙亚胺并不常用，它只作为心脏保护药物被推荐给已注射 300 mg/m² 以上多柔比星的转移性乳腺癌患者。

缺血

　　尽管罕见，但包括心肌梗死在内，急性冠脉综合征已经和癌症治疗中给予细胞毒药物、激素性药物以及靶向药物相联系。抗代谢药和微管聚合抑制剂是缺血性心脏病最常见的原因。抗代谢药 5-氟尿嘧啶（FU）和心肌缺血相关，包括心绞痛和急性心肌梗死[31]。无潜在冠心病（CAD）的患者也可能发生缺血（发病率 1.1%），但是患有 CAD 的患者中该发病率明显升高（4.5%）[35]。心脏事件发生的时间通常较早（治疗开始 2～5 天内），在中止 5-FU 给药和预防性治疗后，风险可逆恢复到基线水平。相比于间断性静脉注射（2%），高剂量（>800 mg/m²）持续静脉滴注 5-FU 导致的心脏毒性发病率更高（7.6%）[36-37]。其他被普遍提及的心脏毒性危险因素包括心血管疾病史、纵隔放疗史以及同时应用化疗[38]。口服 5-FU 类似物卡培他滨的心脏毒性发生率和危险因素不易界定。根据 4 篇已发表的回顾性研究，卡培他滨所致心脏毒性的发病率是 3%～9%[39-42]。文献提出冠状动脉血栓形成、动脉炎或继发于药物接触后的痉挛是最可能的导致 5-FU 和卡培他滨引发急性冠脉综合征的潜在机制。其他的可能机制也有涉及，包括对心肌的直接毒性和抗凝系统的反应以及自身免疫应答[43]。

　　紫杉醇和若干病例中的心肌缺血和梗死相关。在一项入选约 1000 例患者的大规模研究中，心脏毒性发生率是 14%[44]。紫杉醇导致心肌缺血的病因涉及多种因素，与其他药物合用以及潜在心脏病是可能的促发因素[45]。此外，紫杉醇的辅助溶剂聚氧乙烯蓖麻油可能也在心脏毒性中起作用，这是由于其会诱导组胺释放[45]。

在激素受体阳性的乳腺癌治疗中广泛使用的内分泌药物，例如他莫昔芬和芳香酶抑制剂[47]，也和罕见的心肌缺血风险有关。据报道，在大规模辅助治疗临床研究中，试验组使用芳香酶抑制剂，对照组使用 5 年他莫昔芬，结果显示，对照组中的心脏事件（包括心肌梗死和心力衰竭）发生率很低[48]。血脂的变化不同被认为是出现这些观察结果的原因；然而，芳香酶抑制剂和血脂相关变化之间尚未证实存在显著相关性。

心肌缺血和冠心病的治疗和非癌症冠心病患者的治疗相似，重点在于对血小板抑制的干预[49]。

静脉血栓栓塞

静脉血栓栓塞（VTE）是癌症患者发病和死亡的最重要的原因之一。根据病例对照分析，VTE 的 2 年累积发病率是 $0.8\% \sim 8\%$。诊断癌症后的前几个月内，患者 VTE 发生风险最大，并且可以在有症状 VTE 首次发作后持续很多年[50-54]。癌症的发展过程是动态的，VTE 风险可能会由于入院治疗、化疗、转移、消退和很多其他因素而随着时间增加或降低。导致化疗诱发的血栓形成的潜在因素有：化疗诱导的肿瘤细胞损伤引起了促凝血成分和细胞因子的释放，内皮细胞的直接损伤，以及化疗药物的肝毒性导致正常生产的抗凝物质减少[55]。

抗乳腺癌药物，如抗血管生成药物、顺铂和他莫昔芬，与 VTE 风险升高相关。1 项 meta 分析显示，用抗血管内皮生长因子药物贝伐珠单抗导致 VTE 风险增加[56]，与之相反，另有 3 项分析显示贝伐珠单抗治疗的患者 VTE 风险不变[57-59]。Hurwitz 证实，VTE 后接受抗凝药物治疗的患者发生 3～5 级出血的风险较小，且该风险不会因贝伐珠单抗治疗而增加[59]。这些结果和其他报告是一致的，这些报告也指出癌症患者化疗中用抗凝药物治疗是安全的，贝伐珠单抗不会增加严重出血的风险[57,61]。

根据若干研究的结果，接受化疗的晚期癌症患者不推荐常规 VTE 预防，但在高危癌症患者中这一点还需要考虑和讨论[62]，推荐有急性并发症的住院卧床癌症患者使用低分子量肝素或磺达肝癸钠预防 VTE。

QT 间期延长

QT 间期延长会发生致命的心律失常，包括尖端扭转型室性心动过速（TdP）[63]。尽管 QT 间期延长不是心律失常风险的最佳预测指标，但仍是评估药物心律失常风险的主要临床替代标志，并导致数种抗癌药物从市场撤回。

报道中 QT 间期延长和多种乳腺癌抗癌治疗并不显著相关。他莫昔芬对 QT 间期的影响最明确，机制似乎涉及直接影响心脏复极中通道蛋白的表达和活性[64]。而乳腺癌治疗中 TdP 并不常见，应当筛查有 QT 间期延长病史的患者、服用抗心律失常药物的患者，或者患有相关心血管疾病、心动过缓、甲状腺功能减退或电解质紊乱的患者。应考虑在治疗期间进行心电图和电解质定期检测。

结论

　　目前，乳腺癌患者的治疗选择日益复杂，常联合使用多种药物、放疗和手术。很多在当代肿瘤学中很高效的药物，包括蒽环类药物、曲妥珠单抗和抗血管内皮生长因子都会和潜在的心脏毒性相关，可能对患者预后产生很大影响。在乳腺癌治疗过程中，心血管疾病的发展可能会不利于遏制潜在的恶性病变。因此，明确心脏毒性对改善预后至关重要。由于新兴生物疗法的发展，在规避危险毒性和推广风险监测管理策略上仍需继续努力，否则药物的发展可能会受到阻碍，患者也就无法及时使用新药物。理解治疗相关心脏毒性的过程需要建立对心脏毒性的明确定义和预测长期预后的标准化检测方式。同时，也需要研究如何更精确地预测哪些患者可能发生治疗相关心脏毒性，这些研究可能包含基因检测确认高危人群。因此，还需要更多研究对乳腺癌合并心脏病的患者进行评估和治疗。随着"肿瘤心脏病学"新时代的发展，为了使患者获得理想的预后，肿瘤科医生和心脏科医生之间需要构建起积极的合作伙伴关系。

参考文献

1. Ewer MS, Vooletich MT, Durand JB, et al. Reversibility of trastuzumab-related cardiotoxicity: new insights based on clinical course and response to medical treatment. J Clin Oncol. 2005;23:7820–6.
2. Sawyer DB, Peng X, Chen B, et al. Mechanisms of anthracycline cardiac injury: can we identify strategies for cardioprotection? Prog Cardiovasc Dis. 2010;53:105–13.
3. Crone SA, Zhao YY, Fan L, Gu Y, Minamisawa S, Liu Y, et al. ErbB2 is essential in the prevention of dilated cardiomyopathy. Nat Med. 2002;8(5):459–65.
4. Meyer D, Birchmeier C. Multiple essential functions of neuregulin in development. Nature. 1995;378:386–90.
5. Seidman A, Hudis C, Pierri MK, et al. Cardiac dysfunction in the trastuzumab clinical trials experience. J Clin Oncol. 2002;20:1215–21.
6. Singal PK, Deally CM, Weinberg LE. Subcellular effects of adriamycin in the heart: a concise review. J Mol Cell Cardiol. 1987;19(8):817–28.
7. Kwok JC, Richardson DR. Anthracyclines induce accumulation of iron in ferritin in myocardial and neoplastic cells: inhibition of the ferritin iron mobilization pathway. Mol Pharmacol.

2003;63(4):849–61.

8. Jones RL, Swanton C, Ewer MS. Anthracycline cardiotoxicity. Expert Opin Drug Saf. 2006;5:791–809.

9. Raschi E, Vasina V, Ursino MG, et al. Anticancer drugs and cardiotoxicity: insights and perspectives in the era of targeted therapy. Pharmacol Ther. 2010;125:196–218.

10. Cardinale D, Sandri MT, Martinoni A, et al. Left ventricular dysfunction predicted by early troponin I release after high-dose chemotherapy. J Am Coll Cardiol. 2000;36:517–22.

11. Cardinale D, Sandri MT, Martinoni A, et al. Myocardial injury revealed by plasma troponin I in breast cancer treatment with high-dose chemotherapy. Ann Oncol. 2002;13:710–5.

12. Deng S, Wojnowski L. Genotyping the risk of anthracycline-induced cardiotoxicity. Cardiovasc Toxicol. 2007;7:129–34.

13. Batist G, Ramakrishnan G, Rao CS, et al. Reduced cardiotoxicity and preserved antitumor efficacy of liposome-encapsulated doxorubicin and cyclophosphamide compared with conventional doxorubicin and cyclophosphamide in a randomized, multicenter trial of metastatic breast cancer. J Clin Oncol. 2001;19:1444–54.

14. Harris L, Batist G, Belt R, et al. Liposome-encapsulated doxorubicin compared with conventional doxorubicin in a randomized multicenter trial as first-line therapy of metastatic breast carcinoma. Cancer. 2002;94:25–36.

15. Goldberg MA, Antin JH, Guinan EC, et al. Cyclophosphamide cardiotoxicity: an analysis of dosing as a risk factor. Blood. 1986;68:1114–8.

16. Gottdiener JS, Appelbaum JR, Ferrans VJ, Deisseroth A, Ziegler J. Cardiotoxicity associated with high-dose cyclophosphamide therapy. Arch Intern Med. 1981;141:758–63.

17. Martin M, Pienkowski T, Mackey J, et al. Adjuvant docetaxel for node-positive breast cancer. N Engl J Med. 2005;352:2302–13.

18. Slamon D, Eiermann W, Robert N, et al. Adjuvant trastuzumab in HER2-positive breast cancer. N Engl J Med. 2011;365(14):1273–83.

19. Romond EH, Perez EA, Bryant J, et al. Trastuzumab plus adjuvant chemotherapy for operable HER2-positive breast cancer. N Engl J Med. 2005;353:1673–84.

20. Piccart-Gebhart MJ, Procter M, Leyland-Jones B, et al. Trastuzumab after adjuvant chemotherapy in HER2-positive breast cancer. N Engl J Med. 2005;353:1659–72.

21. Slamon DJ, Leyland-Jones B, Shak S, et al. Use of chemotherapy plus a monoclonal antibody against HER2 for metastatic breast cancer that overexpresses HER2. N Engl J Med. 2001;344:783–92.

22. Tan-Chiu E, Yothers G, Romond E, et al. Assessment of cardiac dysfunction in a randomized trial comparing doxorubicin and cyclophosphamide followed by paclitaxel, with or without trastuzumab as adjuvant therapy in node-positive, human epidermal growth factor receptor 2-overexpressing breast cancer: NSABP B-31. J Clin Oncol. 2005;23:7811–9.

23. Joensuu H, Kellokumpu-Lehtinen PL, Bono P, et al. FinHer Study Investigators Adjuvant docetaxel or vinorelbine with or without trastuzumab for breast cancer. N Engl J Med. 2006;354(8):809–20.

24. Chien KR. Herceptin and the heart: a molecular modifier of cardiac failure. N Engl J Med. 2006;354:789–90.

25. Sliwkowski MX, Lofgren JA, Lewis GD, et al. Nonclinical studies addressing the mechanism of action of trastuzumab (Herceptin). Semin Oncol. 1999;26:60–70.

26. Shell SA, Lyass L, Trusk PB, et al. Activation of AMPK is necessary for killing cancer cells and sparing cardiac cells. Cell Cycle. 2008;7:1769–75.

27. Perez EA, Koehler M, Byrne J, et al. Cardiac safety of lapatinib: pooled analysis of 3689 patients enrolled in clinical trials. Mayo Clin Proc. 2008;83:679–86.

28. Miller K, Wang M, Gralow J, et al. Paclitaxel plus bevacizumab versus paclitaxel alone for metastatic breast cancer. N Engl J Med. 2007;357:2666–76.

29. Cardinale D, Colombo A, Sandri MT, et al. Prevention of high-dose chemotherapy-induced cardiotoxicity in high-risk patients by angiotensin-converting enzyme inhibition. Circulation.

2006;114:2474–81.
30. Cardinale D, Colombo A, Lamantia G, et al. Anthracycline-induced cardiomyopathy. Clinical relevance and response to pharmacologic therapy. J Am Coll Cardiol. 2010;55:213–20.
31. Bosch X, Esteve J, Sitges M, et al. Prevention of chemotherapy-induced left ventricular dysfunction with enalapril and carvedilol: rationale and design of the OVERCOME trial. J Card Fail. 2011;17:6438.
32. Pituskin E, Haykowsky M, Mackey JR, et al. Rationale and design of the Multidisciplinary Approach to Novel Therapies In Cardiology Oncology REsearch Trial (MANTICORE 101 Breast): a randomized, placebo-controlled trial to determine if conventional heart failure pharmacotherapy can prevent trastuzumab-mediated left ventricular remodelling among patients with HER+ early breast cancer using cardiac MRI. BMC Cancer. 2011;11:318.
33. Huh WW, Jaffe N, Durand JB, et al. Comparison of doxorubicin cardiotoxicity in pediatric sarcoma patients when given with dexrazoxane versus continuous infusion. Pediatr Hematol Oncol. 2010;27:546–57.
34. Gradishar WJ, Vokes EE. 5-Fluorouracil cardiotoxicity: a critical review. Ann Oncol. 1990;1:409–14.
35. Labianca R, Beretta G, Clerici M, et al. Cardiac toxicity of 5-fluorouracil: a study on 1083 patients. Tumori. 1982;68:505–10.
36. Meyer CC, Calis KA, Burke LB, Walawander CA, Grasela TH. Symptomatic cardiotoxicity associated with 5-fluorouracil. Pharmacotherapy. 1997;17:729–36.
37. de Forni M, Malet-Martino MC, Jaillais P, et al. Cardiotoxicity of high-dose continuous infusion fluorouracil: a prospective clinical study. J Clin Oncol. 1992;10:1795–801.
38. Jensen SA, Sorensen JB. Risk factors and prevention of cardiotoxicity induced by 5-fluorouracil or capecitabine. Cancer Chemother Pharmacol. 2006;58:487–93.
39. Van Cutsem E, Hoff PM, Blum JL, Abt M, Osterwalder B. Incidence of cardiotoxicity with the oral fluoropyrimidine capecitabine is typical of that reported with 5-fluorouracil. Ann Oncol. 2002;13:484–5.
40. Ng M, Cunningham D, Norman AR. The frequency and pattern of cardiotoxicity observed with capecitabine used in conjunction with oxaliplatin in patients treated for advanced colorectal cancer (CRC). Eur J Cancer. 2005;41:1542–6.
41. Saif MW, Tomita M, Ledbetter L, Diasio RB. Capecitabine-related cardiotoxicity: recognition and management. J Support Oncol. 2008;6:41–8.
42. Walko CM, Lindley C. Capecitabine: a review. Clin Ther. 2005;27:23–44.
43. Frickhofen N, Beck FJ, Jung B, Fuhr HG, Andrasch H, Sigmund M. Capecitabine can induce acute coronary syndrome similar to 5-fluorouracil. Ann Oncol. 2002;13:797–801.
44. Trimble EL, Adams JD, Vena D, et al. Paclitaxel for platinum-refractory ovarian cancer: results from the first 1000 patients registered to National Cancer Institute Treatment Referral Center 9103. J Clin Oncol. 1993;11:2405–10.
45. Rowinsky EK, McGuire WP, Guarnieri T, Fisherman JS, Christian MC, Donehower RC. Cardiac disturbances during the administration of Taxol. J Clin Oncol. 1991;9:1704–12.
46. Braithwaite RS, Chlebowski RT, Lau J, et al. Meta-analysis of vascular and neoplastic events associated with tamoxifen. J Gen Intern Med. 2003;18:937–47.
47. Nabholtz JM, Gligorov J. Cardiovascular safety profiles of aromatase inhibitors: a comparative review. Drug Saf. 2006;29:785–801.
48. Cuppone F, Bria E, Verma S, et al. Do adjuvant aromatase inhibitors increase the cardiovascular risk in postmenopausal women with early breast cancer? Meta-analysis of randomized trials. Cancer. 2008;112:260–7.
49. Chen CL, Parameswaran R. Managing the risks of cardiac therapy in cancer patients. Semin Oncol. 2013;40(2):210–7.
50. Winter PC. The pathogenesis of venous thromboembolism in cancer: emerging links with tumour biology. Hematol Oncol. 2006;24:126–33.
51. Petralia GA, Lemoine NR, Kakkar AK. Mechanisms of disease: the impact of antithrombotic

therapy in cancer patients. Nat Clin Pract Oncol. 2005;2:356–63.

52. Lip GY, Chin BS, Blann AD. Cancer and the prothrombotic state. Lancet Oncol. 2002;3:27–34.

53. Yusuf SW, Razeghi P, Yeh ET. The diagnosis and management of cardiovascular disease in cancer patients. Curr Probl Cardiol. 2008;33:163–96.

54. Khorana AA. Risk assessment for cancer-associated thrombosis: what is the best approach? Thromb Res. 2012;129:S10–5.

55. Czaykowski PM, Moore MJ, Tannock IF. High risk of vascular events in patients with urothelial transitional cell carcinoma treated with cisplatin-based chemotherapy. J Urol. 1998;160:2021–4.

56. Nalluri SR, Chu D, Keresztes R, et al. Risk of venous thromboembolism with the angiogenesis inhibitor bevacizumab in cancer patients: a meta-analysis. JAMA. 2008;300:2277–85.

57. Scappaticci FA, Skillings JR, Holden SN, et al. Arterial thromboembolic events in patients with metastatic carcinoma treated with chemotherapy and bevacizumab. J Natl Cancer Inst. 2007;99:1232–9.

58. Calvo V, Ramirez N, Saura C, et al. Risk of venous and arterial thromboembolic events in patients with metastatic breast cancer treated with bevacizumab: a meta-analysis. J Clin Oncol 2010;28:124s Suppl:abstr 1043.

59. Hurwitz HI, Saltz LB, Van Cutsem E, et al. Venous thromboembolic events with chemotherapy plus bevacizumab: a pooled analysis of patients in randomized phase II and III studies. J Clin Oncol. 2011;29(13):175764.

60. Khorana AA, Connolly GC. Assessing risk of venous thromboembolism in patients with cancer. J Clin Oncol. 2009;27:483947.

61. Leighl N, Bennouna J, Kuo H. Safety of bevacizumab treatment in non-small cell lung cancer (NSCLC) subjects receiving full-dose anticoagulation (FDAC) treated on protocol BO17704. Eur J Cancer. 2007;391 Suppl 5:abstr 6610.

62. Agnelli G, Gussoni G, Bianchini C, et al. Nadroparin for the prevention of thromboembolic events in ambulatory patients with metastatic or locally advanced solid cancer receiving chemotherapy: a randomised, placebo-controlled, double-blind study. Lancet Oncol. 2009;10:9439.

63. Suter TM, Ewer MS. Cancer drugs and the heart: importance and management. Eur Heart J. 2013;34(15):1102–11.

64. Slovacek L, Ansorgova V, Macingova Z, Haman L, Petera J. Tamoxifen-induced QT interval prolongation. J Clin Pharm Ther. 2008;33(4):453–5.

65. Hedhli N, Kalinowski A, S Russel K. Cardiovascular effects of neuregulin-1/ErbB signaling: role in vascular signaling and angiogenesis. Curr Pharm Des 2014; 20(39): 4899–905

第 11 章

具有心脏毒性的化疗药物与癌症生存者

Cardiac Toxic Chemotherapy and Cancer Survivorship

Dava Szalda，Monica Ahluwalia，Joseph R. Carver

叶绍东　张　烨　译

引言

　　癌症的诊断和治疗方面进步显著，癌症的生存者也在逐渐增加，美国目前有将近 1500 万生存者，而且在 2024 年之前，这一数字可能会增长到 1900 万[1-2]。这一群体包括儿童期癌症后生存而现已成年的患者，还有成年期癌症后生存的成年患者。心血管系统疾病的发生及相关死亡对癌症生存者的结局有重要影响，接受有潜在心脏毒性的癌症治疗的患者更是如此。因此，了解癌症生存者在心脏疾病方面需要哪些特殊的医疗支持措施，并掌握相关医疗措施方面的研究证据，才能更好地给予心脏肿瘤学方面的医疗服务，并提高一般癌症生存者的医疗服务质量。癌症生存者是一个群体，患者的情况各不相同，因为他们可能有先前存在的心脏疾病或相关危险因素，还有可能接受了不同的治疗方法，不同的治疗方法也可以产生不同的与化疗或放疗方案有关的风险。治疗方面的信息以及患者目前的年龄、家族史和其他可改变的危险因素（即吸烟、肥胖等）在癌症治疗后仍然十分重要。这一群体中，虽然患者可能没有症状，但他们可能处于完成癌症治疗到发现症状之间的潜伏期，再加上他们的情况各不相同，因此需要很长时间才能制订出能够被广泛接受的有关监测和预防的指南。

　　已成年的儿童期癌症生存者是一个特殊的群体，本章也将讨论对他们所应采取的治疗方法。虽然儿童期的癌症很少发生，而且儿童期癌症的生存者在癌症生存者中仅占很少的一部分，但是儿童期癌症生存者的数量正在迅速上升。现在，被诊断为癌症的儿童中有 80% 可以被治愈[3]。对于这些生存者

231

来说，治疗方案和成年期癌症生存者完全不同，尤其是在治疗强度方面，这些生存者在理想条件下能够存活数十年，在这几十年中，他们越来越有可能患心血管疾病。儿童期癌症生存者研究是儿童期癌症研究领域规模最大、最完整的队列研究，现已发现儿童期癌症的生存者中有很大比率都患有慢性疾病，这个比率令人担忧，其中心血管疾病是主要的疾病，也是主要的死亡原因[4-5]，通常情况下，在肿瘤科医生不再进行随访之后，有些出现较晚的心脏问题可能会变得更为明显。目前已在儿童、青少年和青年人中获得了许多与癌症治疗所导致的心血管毒性相关的数据，美国心脏协会的 Lipshultz 等最近发表科学声明，对已有的数据做出了详尽的综述。这篇综述包括相关病理生理学特征、自然病程、监测与治疗等内容[6]。

　　癌症治疗（化疗和放疗）能够导致各种迟发的（即癌症治疗结束之后才出现）的心血管方面问题，包括对心脏结构方面的影响。在临床表现方面，患者往往最初没有症状，但是可能对心脏各个结构有潜在影响，因此一般有"无病"的潜伏期，这种潜伏期可以长达数十年，然后会出现明显、紧急且有症状的疾病，在大部分病例中，随着累积用药剂量的增加和生存期的延长，这种情况的发生率也在升高。继发于化疗药物的心肌病已有详尽的叙述和研究，包括继发于蒽环类药物和 HER2 靶向治疗药物的心肌病等[7-8]。放射治疗可能导致早发性动脉粥样硬化以及心脏瓣膜、心包和心脏传导系统的疾病[9-10]。此外，其他血管结构暴露于治疗性的放射线中，也可以发生早发性动脉粥样硬化，例如斗篷野放疗所引起的颈动脉疾病及腹膜后放疗引起的肾动脉疾病[11]。无症状的疾病可以通过超声心动图和（或）临床检查时的细微体征而发现，并且比有症状的疾病更为常见，由于其定义不统一，所以发生率的统计数字各不相同，但是多达 50% 的使用蒽环类药物或放射治疗的癌症生存者都会有这种情况[12-13]。虽然人们都了解潜在的风险，而且患者需要进行监测，但是关于随访和检查标准方面的细节仍未达成一致。

　　美国临床肿瘤学会（ASCO）于 2005 年成立专家组并准备制订指南，用来指导医生对成年或未成年癌症生存者进行心脏指标监测与医疗服务。由于缺少高质量的直接证据来证明筛查和治疗对患者有益，该指南最后却作为综述性文件在 2007 年发表，文件总结了当时关于癌症治疗结束之后对生存者心肺方面影响的最新文献[14]。Memorial Sloan Kettering 癌症中心在 2013 年发表文章总结了更新的资料[15]。自此以后，许多专业组织都试图对癌症生存者的风险程度进行分级，并基于可获得的最高质量的证据和专家共识，为后续的随访与治疗提供建议。这些组织包括（但不限于）欧洲心脏病学会的心力衰竭协会、欧洲临床肿瘤学会、儿童肿瘤学研究组（COG）和美国国家综合癌症网络（NCCN）。本章在撰写时，国际肿瘤心脏病学会的 1 篇文章正在出版当中，而且来自 ASCO 和 ACC/AHA 的联合工作组已经建立来提出更新的指南。

问题出在哪里？自从最初 ASCO 进行这方面的工作之后，一直没有高质量的随机临床研究可提供确凿的证据，来证明患者结局的改善与筛查并采取心脏保护措施有关；也无法证明我们一贯秉持的观点，即与癌症治疗相关的心脏疾病和与癌症无关的心脏疾病不同；在医学与法律方面，担忧指南会增加医疗工作者所承担的责任；在经济方面也担忧过度检查会导致不必要的花费。除此之外，在疾病的定义、心脏影像的分型、生物标志物的检测方法上，人们仍未达成共识。

对成年癌症生存者来说，蒽环类化疗药物的心脏毒性主要表现形式是扩张型心肌病，其特点是收缩功能的减退，相关指标有左心室射血分数（LVEF）或缩短分数（fractional shortening，FS）的降低。在这之前可能会出现孤立性舒张功能障碍、全心纵向应变（global longitudinal strain，GLS）的降低或者右心室功能障碍。对儿童期癌症生存者来说，基于蒽环类药物的化疗导致的心脏毒性会表现为限制型心脏病，即舒张期功能障碍而早期心脏收缩功能正常。

基于铂的化疗药物导致的心脏毒性有高血压、代谢综合征和早期血管疾病，高血压的发病率很高，而后两种疾病的发病率与不采取治疗措施的对照组相比也有显著提高[16]。

放疗导致的心脏毒性包括限制型心肌病和心脏瓣膜、心包、冠状动脉与传导系统的疾病。

化疗和放疗可以通过多种潜在的机制对心脏造成损伤，包括氧化应激、线粒体功能障碍、肌丝降解、内皮细胞损伤及功能障碍、干细胞耗竭或功能障碍等。由于心脏天生具有"功能储备"，因而发生损伤后可能没有明显症状。在完成治疗后，会有一段无症状的危险期，即潜伏期，长短不一，可达数十年。无症状潜伏期的长短和疾病的进展可能与遗传因素有关，因为这种治疗并不是对所有人都有心脏毒性，即使在与癌症合并症和环境因素有关的进行性血流动力学应激负荷的患者中也是如此。在遗传因素与蒽环类药物心脏毒性的危险相关性方面，还有一些令人兴奋的新研究[17-19]。这些研究的目标是心脏储备的改变，这一目标可用于预测与诊断无症状的心脏毒性作用。

一种较为合理的方法是，将美国心脏病学会（ACC）/美国心脏协会（AHA）的定义与指南推广到癌症生存者当中去，这些定义与指南将心力衰竭分为 4 期[20]。与癌症治疗相关的心脏毒性的自然病程一般是从无症状的左心室功能异常（A 期或 B 期）发展为有症状的疾病（C 期或 D 期），所以这种分期方式用处很大。这种分期方式的细节见表 11.1，其基本的假设是，如果

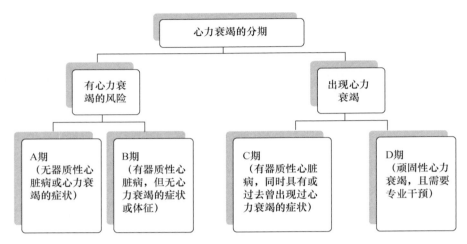

表 11.1　心力衰竭的分期

能够在 A 期或 B 期进行早期干预，那么就能阻止疾病发展到 C 期或 D 期[21-22]。循证医学为已进行过风险-效益分析的心力衰竭患者给出了建议，而且公布了这些建议所具有的优势，这种分期方式正是采纳了这些建议及其优点。这种方式也可以在儿科心力衰竭的治疗中得到应用[23]。

风险评估概述

在左心室收缩功能障碍方面，我们提出了一种结合 ACC/AHA 分期方式的评估方法，用来对癌症生存者进行评估与治疗。蒽环类药物诱发的心脏毒性随累积剂量的增加而增加，这一点已为人们所接受。蒽环类药物的使用剂量越高，产生心脏毒性的风险越高。为了便于分级，可以对蒽环类药物的高危临界剂量进行研究，但是临界剂量的定义仍有争议，我们将 240 mg/m² 作为多柔比星的临界剂量，对于其他药物采用与其相当的剂量。急性期治疗过程中保护心脏的策略（β 受体阻滞剂/ACEI/ARB 类药物、持续静脉滴注、蒽环类药物制剂的选择、右丙亚胺的使用等）在本章中不予详细讨论。

从群体的立场来看，累积暴露剂量与心脏风险性的直接关系对于预测疾病的发展有一定价值，可以帮助我们定义高危人群；但是，对于个体而言，所面临的风险不确定性很大，也就是说，可能很低剂量就会产生毒性反应，所以并不存在"安全剂量"[24-26]，但也有可能很高剂量仍不会有毒性反应。一项 meta 分析总结了 8 项临床研究，发现使用蒽环类药物的治疗方案与不使用蒽环类药物的治疗方案相比，临床心脏毒性的风险增加了 5.43 倍，亚临床心脏毒性的风险增加了 6.25 倍，而任何心脏毒性的风险增加了 2.27 倍，心源性死亡的风险增加了 4.94 倍[27]。"高风险"还与其他因素有关：①性别，女性与男性相比风险更高；②年龄，老人比儿童的风险更高；③先前存在心血管疾病的高危因素或已诊断出有心血管病。纵隔放疗也会增加化疗的相关风险[28]。

对于各种形式的放疗而言，一种被广泛接受的观点是，心脏毒性的风险在 5 年内为 1%，而此后每 5 年则增加一倍。一般在放疗完成 10 年或更久之后，相关的改变会有临床上的显著性。而在治疗完成后 20 年，临床上显著的心肌病、CAD、心脏瓣膜疾病、心包疾病和颈动脉狭窄的危险分别是 8%、10%、7%、1%～3% 和 6%。

在评价与定义危险方面，对于与胸部有关的放疗（纵隔放疗、斗篷野放疗、左侧乳腺癌的放疗、颅脊柱放疗、全身性放疗），应当考虑放疗会为早发性动脉粥样硬化或加速动脉粥样硬化带来额外的危险因素，放疗也可能成为额外的高危因素，且与糖尿病、吸烟、高血压危险性相当，这些问题可以指导危险的分级，认清其中可改变的危险因素才能确定治疗目标，例如通过积极的血脂管理来达到预防心血管疾病的"二级预防"目标。

筛查策略

了解癌症治疗产生的心脏毒性对长期生存者所造成的影响之后，首要目标则应是对无症状心脏毒性进行早期筛查。目前的筛查与心脏监测标准主要依赖超声心动图来检测左心室射血分数（LVEF），或者进行多门控采集扫描（MUGA）。

目前，在完成癌症治疗后的心脏毒性监测方面仍没有循证指南。但对于成年和儿童癌症的生存者，的确有一些基于较弱证据的共识，在此基础上提出过一些"指南"，具体的指南及其参考文献见表 11.2。目前的研究重点关注某一种检查所得到的结果，但人们认为心脏毒性要通过"二元论"的逻辑来解释，因此筛查指南的进展十分缓慢。对基于群体的研究来说，多种检查手段相结合可能更有效，而且可以在筛查遗漏和过度筛查之间寻找恰当的平衡点，例如，将影像学检查和生物标志物检查与综合病史和体格检查相结合，而不是只采用其中的一种检查。在心脏毒性的持续过程中，能够长时间生存的患者都有未来发生心脏病的风险。筛查的主要目标是对器质性心脏病和患者所处阶段的辨别。从理论上说，在症状出现之前，辨别无症状的心血管疾病和癌症治疗导致的心血管病变，能够使早期干预措施得以实施，从而阻止疾病的发展。在筛查项目的种类、筛查频率和筛查强度方面，有许多仍未解决的问题，ASCO 负责的工作组正在考虑这些问题，考虑的结果可以作为表 11.2 所列"指南"之外的内容补充。

表 11.2 已有的针对生存者的指南[a]

- 美国临床肿瘤学会（American Society of Clinical Oncology）
  — J Clin Oncol，2007，25：3991-4008

- 欧洲临床肿瘤学会（European Society of Medical Oncology）
  — Ann Oncol，2010，21：277-282

- 欧洲心脏病学会的心力衰竭协会（Heart Failure Association of the European Society of Cardiology）
  — Eur J Heart Fail，2011，13：1-10

- 美国超声心动图学会/欧洲心血管影像协会（American Society of Echocardiography/ European Association of Cardiovascular Imaging）
  — J AM Soc Echocardiography，2014，27：91-939

- NCCN 肿瘤学临床实践指南：生存者（NCCN Clinical Practice Guidelines in Oncology：Survivorship）
  — Anthracycline-induced cardiac toxicity（2015）

- 协调监督指南（Harmonization of Surveillance Guidelines）
  — Lancet Oncology，2015，16：e123-e136

- 美国临床肿瘤学会工作组（American Society of Clinical Oncology Working Group）
  —（正在编写）

- 国际肿瘤心脏病学会工作组（International Cardio-Oncology Society Working Group）
  —（正在编写）

---

[a] 修改自 Sara Armenian，MD

生物标志物的作用

在检测心脏生物标志物［肌钙蛋白 I 和 T、B 型利钠肽（BNP）、N 末端 BNP 前体（NT-proBNP）］以预测后期心脏毒性方面已有一些研究[29]。生物标志物作为一种筛查工具很吸引人们的兴趣，因为它们易于检测、与影像检查相比成本较低，而且能够进行连续检测和纵向比较。可以预见，生物标志物的检测有一定的预测作用，由此可以进行早期诊断，并在发生明显心力衰竭之前，采取早期预防措施或调整监测方案。在治疗阶段的研究中，有研究将不同形式的肌钙蛋白作为早期或晚期心脏毒性的预测指标，但由于未能取得一致结果，这种方法并未被已有的"指南"广泛采纳[30]。

BNP 和 NT-proBNP 等利钠肽是心肌在应对血流动力学负荷增加时分泌的，是治疗心力衰竭的过程中被广泛采纳的一个检测指标。研究发现，在接受蒽环类药物治疗且无症状的患者中，利钠肽的水平有所升高，而且会在明显的心力衰竭出现之前升高。但是，对于基于群体的筛查来说，利钠肽检测并不是一直有效，与标准的临床变量相比，几乎没有更高的检测价值。利钠肽检测的主要优势在于它的阴性预测值，因为在临床上显著的、有左心室功能障碍的器质性心脏病患者中，一般 BNP 或 NT-proBNP 的检测值都不正常[7,30]。目前的共识是，以上证据并不足以证明利钠肽检测能作为筛查和随访中的标准检测手段。在急性癌症治疗阶段能够作为其毒性反应预测指标的其他生物标志物目前正在研究当中，这些分子包括拓扑异构酶Ⅱβ、髓过氧化物酶、生长分化因子 15、可溶性 fms 样酪氨酸激酶受体-1 和半乳糖凝集素-3[31]。

超声心动图的作用

在癌症治疗前后及治疗过程中，对心功能评估最有效的诊断性检查是将二维超声心动图与多普勒血流检测相结合来定量评估心脏的收缩与舒张功能、心腔的大小、心脏室壁的厚度与质量、心瓣膜及心包疾病等。除收缩功能之外，超声心动图也可以为舒张功能做出综合性评价。舒张功能十分重要，因为对于使用蒽环类药物治疗的人群，早期的疾病在收缩功能发生减退之前，就已经对心脏产生了长期影响。此外，超声心动图也反映了高血压导致的心脏组织重构的程度、CAD 导致的心脏室壁运动异常、放疗可能导致的心脏瓣膜及心包疾病等。

心脏毒性可被定义为：在超声心动图中，如果出现心力衰竭症状，则 LVEF 降低 5%（含 5%）且<53% 即为有心脏毒性；或如果没有症状，则 LVEF 降低 10%（含 10%）且<53% 为有心脏毒性[32]。

目前由超声心动图衍生出的左心室功能检查（LVEF 和 FS）依赖于心脏负荷检查和其他合并症的检查（体液超载、败血症、缺血性心脏病或者接受其他药物治疗），而且受到多种技术问题的限制。这些左心室整体功能的检查方法目前不能对早期心室壁局部心肌运动的细微变化进行持续性检查。

即使 LVEF 和 FS 检查结果正常，也不能排除心脏功能障碍的问题。因此还急需一种更有效、更敏感的检查方法，来评估左心室功能障碍的程度，并改善目前对患者监测的方法。利用组织多普勒血流检查对心脏负荷进行评估这一领域，吸引了越来越多人的兴趣。所有的儿童期或成人期癌症的成年生存者，如果接受了有风险的治疗，如蒽环类药物或胸部放疗等，都处于 ACC/AHA 心力衰竭分期 A 期，这些患者的治疗目标也十分明确，即改善可变的心血管方面危险因素。筛查的目标是识别更晚期的心力衰竭问题，如 B、C 和 D 期的心力衰竭，然后阻止疾病的进一步发展。对于这一人群，如果能够正确辨别高风险和低风险的患者，就可以为检查频率与监测方法提供指导。

对心功能评估的新方法已有报道，这些报道包括心脏 MRI、3D 超声心动图，还有多种组织多普勒血流检查对局部心肌负荷进行评估。即使成年癌症生存者的 LVEF 保持正常，对其进行心脏负荷方面的影像检查也可以发现持续存在许多问题。截至目前，没有哪一种检查方式成为"赢家"。最近发表的 1 篇广泛而详尽的综述总结了目前癌症患者的影像学检查情况，这篇综述也得到了美国超声心动图学会和欧洲心血管影像协会的认可[32]。

冠心病的筛查

目前可以进行的冠心病（CAD）筛查包括心电图（ECG）、踏车运动试验、运动心肌灌注显像、运动（负荷）超声心动图、对冠状动脉钙化的电子束计算机断层扫描（CT）、冠状动脉 CT 血管造影、心脏磁共振成像以及颈动脉内膜-中膜厚度测量等。在非癌症人群中，上述检查所得结果的敏感性、特异性和预测的准确性已有详细的总结[33]。

美国预防服务工作组对无症状、非癌症的人群进行 CAD 检查的指南文件并不推荐在冠心病低危患者中进行常规 ECG 检查、踏车运动试验、运动心肌灌注显像、运动（负荷）超声心动图以及其他非传统的检查方法（冠状动脉钙化扫描、冠状动脉 CT 血管造影、磁共振成像、颈动脉内膜-中膜厚度测量），来检测冠状动脉是否狭窄或预测冠心病是否会发生。对于风险更高的患者，尚无充足的证据证明进行检查（除详细的心脏病史和传统 CAD 危险因素评估之外的检查）之后能够根据检查结果为患者提供合理的医疗干预，从而改善患者的预后[34-35]。

然而，美国预防服务工作组的建议并没有明确指出哪些癌症生存者会有放疗诱导的早发性 CAD 出现的风险，早发性 CAD 和动脉粥样硬化性 CAD 在病理生理学、发病时间（前者在完成治疗后 8～10 年开始发病）和病变部位（前者位于左冠状动脉开口、左冠状动脉主干近端、左前降支或右冠状动脉）方面有所不同。因此，这些建议还不能推广到癌症生存者人群当中去，但可能有辅助决策的作用，而且也应该用这些建议来指导该领域未来的研究。我们现在对放疗后癌症生存者 CAD 风险的警惕性很高，即使有些症状并不能完全提示有心肌缺血，我们也应该进行相关的筛查（包括负荷试验和冠状动脉 CT 血管造影）。

存在高危人群吗？

可以认为暴露于蒽环类药物和（或）接受胸部放疗的患者都处于 ACC/AHA 心力衰竭 A 期，并且存在风险。然后将其细分为低危或高危人群，对他们分别进行相应频率与强度的筛查。患者自身的和与治疗相关的高危因素在表 11.3 中列出，出现其中任何 1 项因素的患者就应属于高危患者，且应认为他们处于 A 期。

表 11.3　高危患者的特征[a]

• 患者本身的危险因素	• 治疗相关的危险因素
—年龄（<15 岁或>65 岁） —女性 —有心脏症状或体格检查结果有异常 —相关的心脏方面合并症（高血压、CAD、左心室功能障碍） —肥胖	—治疗过程中产生心脏毒性，包括无症状但 LVEF 下降的情况 —蒽环类药物累积用量过多：多柔比星剂量 >240 mg/m² 或其他药物与之相当的剂量 —胸部接受放疗>30 Gy —同时接受胸部放疗与蒽环类药物 —在现代放疗之前（1975 年以前）接受放疗 —治疗后随访 10 年及以上

CAD：冠心病；LV：左心室；LVEF：左心室射血分数。
[a] 有任何 1 个因素即为 "高危" 患者，处于心力衰竭 A 期

指南/建议：目前的形势

癌症长期生存者有很多健康问题，与年龄相仿的兄弟姐妹或对照组相比，他们的健康问题更为普遍，其中心脏毒性是最常见的非肿瘤健康问题。患者在化疗后会长期存在健康问题，人们认识到这一事实，因而促使美国医学研究所发表了 2 篇报告，对在儿童期和成年期癌症生存者的保健与研究方面提出了常规性建议[36-37]。但关于心脏检查的性质与频率，报告没有给出具体建议。

儿童肿瘤学研究组也针对儿童期癌症生存者的长期保健发表了修订后的指南[38]。这些指南由专家组基于共识制订，提出与患者风险相匹配的监测频率。在基线水平的筛查后，推荐使用更有特异性的检查，根据接受治疗的年龄、蒽环类药物和放疗的剂量，筛查频率可从 1 年 1 次到 5 年 1 次不等。此外，专家组认为放疗相关的 CAD 风险会在完成放疗后 5～10 年之间出现，他们也提出了检查策略方面的建议。对于成年期癌症生存者，形势不很明朗。目前已有 ASCO、欧洲临床肿瘤学会、欧洲心脏病学会的心力衰竭协会、美国超声心动图学会/欧洲心血管影像协会以及美国国家综合癌症网络（NCCN）的指南，参见表 11.2。对潜在心脏毒性的治疗开始时进行基线心血管系统的评估、在治疗前后和治疗过程中对合并症进行评估和治疗，这两点在所有的指南中都有涉及。但是不同指南对于心脏毒性的定义不一致，不同指南对癌症治疗前后的心脏保护策略所起到的作用认识也不尽相同，不同指南提出的癌症治疗后的随访频率与形式同样各异。但所有指南都推荐对心血

管系统的危险因素进行检测，并强调了健康生活方式的重要性。上述多个组织对儿童期癌症生存者提出的建议可以进行"协调"并达成"一致观点"，从而能够方便地推广到成年期癌症生存者中去[39]。

监测方面的建议

这部分讲述成年期癌症生存者的筛查与医疗方面的一般方法，但并不代表这方面的绝对标准，而是基于已有的心脏风险和干预价值的数据，提供与临床相关的方法以指导对这些患者的医疗工作。这些建议相当于设计出了医疗路线图，使得每一名医疗从业者都可以借此做出判断，不过随着知识与技术的进步，这些建议可能会有相应的改动。监测的目标就是尽早检测出临床前病变或疾病，就是为了在干预措施能够发挥最大疗效时发现问题。虽然没有统一的指南，但我们要强调一个概念，即如果要对接受过潜在心脏毒性治疗的癌症生存者的心脏结构与功能进行长期监测，超声心动图是首选方案。

对所有患者而言，这种方法可以被简化为 5 个问题，来指导后续的检查：

1. 以前接受的癌症治疗的具体细节是怎样的？
2. 患者有哪些与癌症治疗无关的、独立的心血管系统危险因素？
3. 患者目前的心血管功能状态怎样？
4. 患者目前或过去是否有器质性心脏病或 CAD 的迹象？
5. 如何基于以上 4 点预测风险，并基于已知结论和相关的合并症来指导心脏保护策略？

对先前癌症治疗的评估

对于患者所接受的癌症治疗应进行详细的总结，总结的内容包括癌症诊断、诊断时年龄、所有的治疗措施、过去的心脏检查、与治疗有关的心脏方面的并发症等。应该特别注意蒽环类药物的累积剂量、曲妥珠单抗的使用、放疗的范围、剂量和位置。Oncolink™ 提供了一个详细的、用户友好型的在线治疗总结表格，见 http://livestrongcareplan.org/pdf/CancerTherapyTreatmentSummary.pdf。

独立于癌症治疗之外的风险状态评估

应该询问患者关于传统的心脏病危险因素和合并症的问题（这些危险因素和合并症的存在可能会增加心脏毒性发生的风险），还有目前接受哪些药物治疗，以及生活方式和行为方式的问题。询问病史时应询问饮食、体育锻炼和吸烟的问题。也应该通过常规体格检查来检测当时的体重指数（BMI）和血压。在常规血液检查中应该进行空腹血脂检查。完整的家族史对于潜在动脉粥样硬化疾病和遗传性心肌病的诊断有辅助作用。

完整的体格检查应该包括双臂的仰卧位、坐位和立位的血压检查，因为在化疗和放疗之后可能会加剧自主神经系统功能障碍。同时应记录体重指数和腰围。颈静脉搏动检查能够提供充盈压方面的信息，眼底检查能够提供动脉血管的总体情况和其他心脏病危险因素方面的信息。此外还要进行体液状态评估、心脏触诊和听诊。所有异常值都将作为心脏病咨询方面的参考。

空腹血脂水平应该在基线水平进行测量，因为癌症生存者的肥胖、代谢综合征、潜在的动脉粥样硬化的发病率很高[40]。患者可能以往接受过放疗和含铂的化疗，存在其中一种即可被认定为高危患者，而治疗应该采用最高耐受剂量的他汀类药物治疗，或者将 LDL 水平控制在 70 mg/dl 以下。除了进行健康生活方式和改变危险因素方面的咨询以外，还要遵循 A 期治疗指南：治疗糖尿病和高血压，鼓励戒烟，鼓励进行有规律的体育锻炼，规劝患者不要过量饮酒或滥用毒品，并控制代谢综合征。还要提供患者教育，使患者能够识别症状，并在检查指标出现微小改变或新症状出现时立即进行随访。

在初始和随访中对当时心脏功能状态的评估

每次随访都应采集完整病史，要特别注意呼吸困难、咳嗽、胸痛、心悸、水肿、端坐呼吸、体位性症状和晕厥等。对于运动和状态改变时的症状变化及微小的纵向变化也要引起注意。

对于曾经接受放疗的患者，早发性脑动脉疾病的风险会增加，可表现为短暂性脑缺血发作和卒中；还应该特别询问患者的短暂性神经系统症状，例如乏力、言语困难和视力变化等[41]。

心脏结构的评估

我们建议，有危险因素的癌症生存者在初始检查时都应进行基线水平的 ECG 检查、二维经胸超声心动图和 NT-proBNP 的检测。辅以完整的病史和体格检查，才算完成了对心脏毒性的主要器质性表现的筛查。同时要推荐利用超声心动图对左心室收缩功能进行定量检查，而不是"目测"，如果心内膜缘不清晰时应该使用造影剂。我们建议，NT-proBNP 的检查应该利用其阴性结果的意义。如果以上 3 项测试都没有异常，那么患者处于 A 期。

根据表 11.3，每个 A 期患者都可以被归类到高危或低危人群中。对低危 A 期患者来说，如果没有新的症状或状态的变化，那大约每 2 年就应再评估 1

次。每次就诊时，除了详细询问病史以外，还要进行完整的体格检查，NT-proBNP 水平的检测也可以作为辅助的随访筛查工具，因为其阴性结果有预测价值。血液检查更容易进行，且不依赖于技术人员的水平，也不需要保险预授权，价格还比所有形式的影像学检查都低。如果没有身体状态的变化，没有新的心脏症状或异常的检查结果，NT-proBNP 水平也正常的话，不推荐进行心脏影像学检查。我们目前在使用 Vscan（GE™）手持心脏超声设备在随访中确认患者没有整体性左心室功能障碍。这一步骤仅将就诊过程延长 1～2 min，且不需保险预授权，也不需与超声心动图室预约，对患者也没有额外的经济压力。当检查结果正常时，就不需测定 NT-proBNP 或进行连续超声心动图检查。

对于所有 ECG（ST-T 段有微小改变、非特异性室内传导阻滞、心律失常）或超声心动图（LVEF 处于正常范围的下限或有轻微的舒张功能障碍）检查结果处于临界状态的低危 A 期癌症生存者，我们会先治疗其心血管系统的合并症，然后在 1 年时重新进行 ECG 和超声心动图的随访检查。如果检查结果转为正常，则认为患者仍处于 A 期，并可以用上述方法继续进行治疗，如果这些临界异常值继续存在，则认为患者进入 B 期，应根据 B 期的方法进行治疗。

高危 A 期患者和 B 期患者都应该每年进行随访，我们鼓励由经验丰富的心脏科医生在这些患者癌症治疗的后期进行基线评估。在随访时，若发现检查指标、症状或检查结果出现变化，或者 NT-proBNP 水平有所提高，都应该用正规的经胸超声心动图进行额外的评估。如果患者状态或生物标志物水平没有改变，那么超声心动图可以每 5 年重复 1 次，或者根据医生的判断来决定检查频率。

接受 30 Gy 以下胸部放疗且未接受化疗的患者应按照低危 A 期患者进行治疗，此外还要针对患者血脂水平采取治疗方案，使其控制在二级预防目标内（低密度脂蛋白在 70 mg/dl 以下、高密脂蛋白在 45 mg/dl 以上）。这些患者应该每 2 年进行 1 次评估。应着重强调 CAD 和颈动脉疾病的相关症状，对于运动状态下微小改变和运动耐量的检查应该非常细致，这些都是常规评估的内容。应认为接受 30 Gy 及以上放疗的患者处于高危 A 期，而且需要每年重新评估 1 次。如果患者状态没有任何变化，而且体格检查时没有血管疾病的迹象，指南并没有推荐这类患者进行负荷试验或冠状动脉钙化评分。无论放疗剂量多少，患者整体状态有微小变化或提示有劳力性症状时，都应接受负荷试验。

有证据证明，接受基于铂的化疗患者中，有更高的风险出现动脉粥样硬化、血管疾病和动脉事件，因此，建议在控制体重、戒烟、控制血脂水平和适量饮酒等常规措施之外，针对心脏病危险因素进行积极治疗。

特别提醒

在高血压的进展过程中，首选的治疗药物是血管紧张素转化酶抑制剂/血管紧张素受体阻滞剂和 β 受体阻滞剂，这些药物对心脏重构有潜在的益处。

对于曾暴露于潜在心脏毒性的化疗药物或胸部放疗的癌症生存者来说，心脏失代偿是妊娠过程中的一大问题。妊娠期血容量增量接近 50%，因而怀孕后很快就会产生相关的血流动力学负荷，并在妊娠 26～30 周达到顶峰。然而有限的研究显示此时相关心血管问题的风险还较低[42]。心功能不全可能最初于妊娠期出现，因此我们鼓励心脏病医生在妊娠前、妊娠期间及妊娠后都要投入工作。心排血量和心率的增加发生较早，而且在妊娠最初 3 个月对此进行评估会在预测后续病程进展上有一定帮助。由于孕妇血容量在妊娠第 26～30 周会达到顶峰，我们会在妊娠最后 3 个月的早期对患者再次评估，并在分娩、接生和产后护理等方面与产科医生直接沟通。

所有出现癌症复发和（或）其他恶性肿瘤、并需要进行额外化疗或放疗的低危 A 期生存者都应该转为高危 A 期患者，并采取相应的治疗方案，还需要考虑在治疗前后及治疗期间进行心脏病方面的咨询以辅助指导治疗决策。

接受异体干细胞移植的癌症生存者后期有加速发生动脉粥样硬化和代谢综合征的风险[43]，对他们应该根据高危 A 期生存者的相应指南来进行随访。

颈动脉狭窄现已被认为是放疗的并发症，而且在后期缺血和卒中的发病率更高[44-45]。体格检查可听诊出颈动脉杂音。对其基线水平颈动脉多普勒的检查可以在治疗完成 5 年后再进行。

对于所有患者都应总结其所接受的治疗，并制订癌症生存者的医疗计划，这些计划应涵盖患者未来心脏病的随访计划及其他方面的治疗。在理想条件下，每隔一段合适的时间，若患者状况发生变化，就应更新医疗计划。这份医疗计划应该包括生活方式和体征或症状方面的信息，这些信息应该得到医生的重视。

我们也总结了一些癌症生存者中常见的心脏问题和心脏病风险，并且为临床上解决这些问题提供了实践框架。以下临床病例将分析已成年癌症生存者在门诊的纵向医疗护理中常见的临床表现和更"大"的问题。这些信息对治疗这些患者的心脏科医生、肿瘤心脏病学医生、肿瘤科医生以及初级医疗部门护理与医疗方面的专科医生都有一定帮助。以下所有病例都包含癌症生存者的临床表现、评估、治疗和预见性指导，并且在有相应指南存在的情况下提供已知的临床指南信息。

病例

病例 1：有 1 名 28 岁的男性来到诊室，他曾在 10 岁时被诊断为结节硬化型霍奇金淋巴瘤（nodular sclerosing Hodgkin lymphoma，NSHL）。患者曾接受 6 个周期的 ABVD 化疗，且未出现心血管不良反应，已知处于完全缓解的状态。在完成治疗时，患者最后一次测得的射血分数是 33%。患者无症状且积极进行体育锻炼。每周慢跑 2 英里。体力状态评分为 0。体格检查患者的生命体征为：血压 110/74 mmHg、心率 66 次/分。体重指数为 21.3 kg/m²。心血管检查未见异常。心电图显示窦性心律和心电轴正常。

全世界每年的霍奇金淋巴瘤占所有淋巴瘤的 10%，占所有癌症诊断的 0.6%。其预后和治疗很大程度上依赖于淋巴瘤的分期。治疗方案主要包括多种化疗和（或）放疗相结合。随着治疗技术的进步，越来越多的淋巴瘤患者可治愈，5 年生存率也有所提高。因此，治疗相关的毒性，包括继发性恶性肿瘤、心脏毒性、放疗诱导的甲状腺功能减退等，成为后期疾病与死亡的主要影响因素。

患者的心血管危险因素有哪些？

心血管毒性是接受癌症治疗的生存者中最常见的非恶性肿瘤的死因，这些癌症生存者与其兄弟姐妹相比，出现心力衰竭的危险比（HR）为 10.9（95%CI 4.5～26.0）[5]。ABVD 是霍奇金淋巴瘤的标准化疗方案，其中包括多柔比星、博来霉素、长春碱和达卡巴嗪。博来霉素有肺毒性，可能会产生非心源性呼吸困难。基于蒽环类药物的化疗可以导致左心功能不全（心肌病）。从患者的蒽环类药物使用剂量来看，大部分医生都会将其归为高风险的一类（见表 11.3）。幸运的是，这个患者并没有接受放射治疗，是否接受过放疗是十分重要的一点，需要与霍奇金淋巴瘤的生存者进行确认，因为治疗方案会随疾病的分期、对早期治疗的反应，以及接受治疗的年代而有所改变。

你会提供哪些指导？

这位患者应该在治疗的副作用方面进行咨询并获得信息。对患者的监测应该主要集中于预防方面，即一级预防。因此，应对患者的日常健康习惯进行咨询，包括注意饮食、达到并维持"理想"体重、运动、戒烟等。患者可以在能耐受的范围内继续进行体育活动，并且应该按上述方法对患者所接受化疗的心脏毒性进行长期密切监测。总体而言，我们提倡患者进行有规律的有氧"心脏"锻炼，而不鼓励患者（在单纯肌紧张之外）进行等长肌肉运动，因为等长运动会提高收缩压并增加心肌负荷。

你会给患者检查哪些项目？

如果是为了筛查心脏损伤，那么心脏生物标志物及心脏影像学方面的常规检查所得到的信息是十分有限的。初步评估应该包括完整的血细胞计数、基础代谢功能的全套检查和血脂的筛查。同时还推荐做基线水平的心电图和超声心动图。目前，NT-proBNP 和肌钙蛋白水平的检查是可选的，而且是根据医疗工作者的判断和偏好决定是否检查。

随访

患者应该由初级医疗单位医师进行常规随访，最好还需要熟悉癌症生存者医疗问题的医生共同随访。对于仍然没有症状的低危患者来说，筛查频率并没有相关规定。因此并不建议这类患者在每年的例行就诊以外进行额外检查，但是如果患者和熟悉癌症生存者医疗问题的医务工作者保持联系，那么有临床指征时，患者也会进行额外的检查。现有一些专业的、已达成共识的、对特定 B/C/D 期患者进行心脏病随访方面的指南文件，这些患者也应参考心脏科医生的意见，有针对性地进行应对。

所有的癌症生存者应每年进行血压、血糖和空腹血脂的全套检查，并且终身保持每年 1 查的频率，应着重预防心血管疾病。

如果患者是位女性并询问你关于妊娠的问题时该怎么办？

如果目前没有任何心血管方面的问题，并假设她能够怀孕，我们一般会根据妊娠方面已有的知识对患者再次评估，并在妊娠第 2 期末再进行评估，因为根据儿童肿瘤学研究组的长期随访指南，此时患者的血容量增长到了峰值。需要强调的是，医生应与高危产科医师沟通，并共同应对分娩过程中及分娩后发生的血容量问题，避免容量负荷过重。

病例 2：患者情况与病例 1 相同，但是在基于蒽环类药物的化疗之外，接受过斗篷野放疗。

如果患者接受过放疗：你会怎样修改上述问题的答案？

斗篷野放疗不仅增加了心肌病的风险，而且也提高了相关部位传导阻滞、心脏瓣膜疾病、心包疾病和血管疾病的风险。对于斗篷野放疗来说，在霍奇金淋巴瘤生存者的队列研究中，患者完成放疗后的平均年限为 11 年，血管方面的风险为 CAD，发生心肌梗死或猝死的相对危险为 6.7％[46]。

对于所有可能出现的心脏毒性来说，Mulrooney 等人报道了心力衰竭、心肌梗死、心包疾病和心脏瓣膜病的风险增加，危险比分别为 5.9（95％CI 3.4～9.6）、5.0（95％CI 2.3～10.4）、6.3（95％CI 3.3～11.9）、4.8（95％CI 3.0～7.6）。心脏毒性的风险随着放疗剂量的增加而增加。此外，Mulrooney 也证明，放疗与基于蒽环类药物的化疗联用会提高充血性心力衰竭和心脏瓣膜疾病的风险[47]。

现已形成共识，CAD 的风险在放疗之后有所提高，而且风险大小与累积剂量和相关的传统心脏病危险因素有关，这一点与蒽环类药物的化疗会增加心肌病的风险相似。所有已经发表的研究并不完善，因为其主要是回顾性研究，样本小且来自同一中心，往往将不同放疗技术混合研究，并且使用多种筛查技术，或对不同筛查技术进行比较。截至目前我们仍认为，对无症状心肌缺血进行的筛查方法应该基于患者的危险因素和临床表现，而个人决策要基于这些临床检查结果。

目前仍不确定何种方法最适合进行 CAD 筛查[48-49]。

虽然 NCCN 推荐在完成放疗后 10 年进行负荷试验/超声心动图检查，但我们现在的决策还依赖于医生的临床判断。此外，患者应该更早进行检查，根据基线筛查结果、是否存在症状、心血管危险因素及其改善情况，再结合纵隔接受放疗的剂量及接受放疗的历史时期，决定每隔多长时间再进行一次筛查。虽然心脏计算机断层扫描血管造影术（CTA）有一定的局限性，需要接受辐射并使用造影剂，CTA 对小血管的评估可靠性也较低，但是有小规模研究表明，CTA 结合钙化评分可以作为负荷试验的替代方法，用来对接受过胸部放疗的患者进行冠心病的评估[49]。

对于病例中的患者，他应该采用当地机构中"最好的方法"（技术和可行性）进行 CAD 的症状筛查，可选用的方法有负荷核素检查、冠状动脉 CTA、负荷超声心动图或负荷 MRI。

如果接受放疗的部位包含头部和颈部，那么颈动脉和甲状腺后期都有发生毒性反应的危险，而且这也会引起心血管方面的并发症。对于这个人群，我们建议在早期随访的过程中进行颈动脉血管基线水平多普勒检查。每年都应进行甲状腺功能检查，因为甲状腺功能障碍可能会发生在治疗后 1～10 年，而且医生也应考虑通过体格检查或正规超声检查来监测甲状腺癌。

对于病例中的患者来说，基于前期的治疗方案以及现在是否有颈动脉杂音，应该考虑他是否存在无症状的颈动脉疾病。

我们也建议按二级预防目标进行积极血脂管理。对于有风险的且有怀孕能力的育龄女性，我们更希望患者能够在生育后开始他汀类药物的治疗。

在接受放疗之后，只存在一种孤立心脏毒性的情况是不常见的，也就是说，传导障碍、心包疾病、心肌疾病、冠心病或者心脏瓣膜疾病一般不会单独出现，而通常是多种情况同时出现；因此，主动脉瓣病和传导障碍（如左束支传导阻滞）同时出现并不奇怪，反而十分常见。

我们继续为患者进行每年 1 次的随访。

病例 3：同样的 NSHL 男性患者在最初进行评估后接受医院随访 10 年。患者完全没有功能损伤，也没有劳力性症状。

目前检查显示有双侧颈动脉杂音，第 2 心音反常分裂，以及胸骨左缘有 2/6 级收缩期喷射性杂音，其后还有 1/4 级渐弱的舒张期杂音。

心电图显示窦性心律和新出现的左束支传导阻滞（LBBB）。

推测其诊断结果为主动脉瓣狭窄及关闭不全，而且可能有颈动脉疾病。

患者需要进行经胸超声心动图来定量评估主动脉瓣的病变程度，对左心室功能进行再次评估，并进行颈动脉血管多普勒检查。

检查完成后的结果：患者双侧颈动脉有非阻塞性动脉粥样硬化，还有轻到中度的主动脉瓣狭窄，主动脉瓣口面积为 1.5 cm^2（平均/最高压差为 10/28 mmHg）。

应对措施包括减少危险因素并至少每年随访 1 次。还应对患者进行健康教育，使其了解"危险信号"，即能够显示主动脉瓣和心脏传导系统疾病进展的症状。

病例 4：有 1 位 35 岁女性患者在 30 岁时被诊断为纵隔非霍奇金淋巴瘤，并接受 R-CHOP 治疗和斗篷野放疗。患者的基线，也即上 1 次评估是由医院进行的，那时她无症状，也没有不正常的心脏指标。

现在，患者在"5 周年"时回到医院接受随访。患者称，她能承受的慢跑距离与时长都有所减少，因为有轻微的乏力感，而且呼吸困难也可能是原因之一。

生命体征和体格检查基本无变化且无明显异常。

患者的症状是由什么引起的呢？这就需要对以下三者进行鉴别：蒽环类药物化疗的后期影响（心肌病）、与 XRT 有关的 CAD 和缺血、以往治疗引起的心脏变时性功能不全导致运动时无法增加心排血量。无论患者属于何种情况，目前都存在 C 期心力衰竭。

应采用的检查有：再次进行心电图检查、CAD 检查、肺功能试验（PFT）和超声心动图；超声心动图可以检查是否有心脏瓣膜疾病、心包情况和左心室功能情况。根据检查结果制订治疗方案，治疗方法可从针对左心室功能不全的药物治疗到针对缺血的药物治疗或血运重建。

心电图显示窦性心律和弥漫性非特异性的 T 波低平。电压正常。PFT 正

常。负荷超声心动图显示静息状态 LVEF 从先前的 60% 下降到 40%，而运动时 LVEF 的增量正常，且没有心脏室壁运动异常。

检查结果表明，左心室收缩功能不全是可能性最大的诊断。治疗方法包括针对心力衰竭的标准药物治疗，并继续积极应对危险因素，还要进行更频繁的随访。

病例 5：这是 1 位被诊断为慢性淋巴细胞性白血病（CLL）的 28 岁男性患者。患者接受了多种化疗药物（包括多柔比星 240 mg/m²、环磷酰胺、ARA-C 和依托泊苷）治疗，之后接受了 10/10 匹配的同胞的异体干细胞移植。

患者有病例 1 中叙述的所有危险因素，还有干细胞移植带来的风险。除移植物抗宿主病（GVHD）外，这些患者在异体移植后，一般会出现代谢综合征、糖尿病和高血压发病率的增加。我们也倾向采用更积极的策略进行筛查，并应对风险。

2 年后患者返回医院

患者无症状，但是在检查时发现血压为 160/96 mmHg，且 BMI 为 30 kg/m²。

患者有高血压。有可改变的心脏病危险因素存在时，心血管疾病的危险会显著提高，这一观点已被接受。Armstrong 报道称，同时暴露于化疗与高血压会增加心力衰竭的相对风险，接受过蒽环类药物且有高血压的癌症生存者心力衰竭的相对危险为 88.5（95%CI 45.2～161.8），而且这不仅仅是一个简单的效应[50]。

Armenian 等发现，如果患者存在传统的心脏病危险因素，进行造血干细胞移植后会对心血管系统有额外的影响，而且在一定程度上，这种影响和危险因素是成比例的：无危险因素时心脏病的发生率为 4.7%，有 1 项危险因素时为 7.0%，而有 1 项以上时为 11.2%[51]。

为了控制血压，我们应该开始使用 ACEI/ARB 或 β 受体阻滞剂进行治疗，并利用这些药物对心脏的潜在保护作用。我们会在积极应对患者的血脂问题方面加倍努力，也会进行更加频繁的随访。

病例 6：有 1 位 55 岁的女性来进行心血管系统风险评估。患者 48 岁时被诊断为左侧激素受体阳性乳腺癌。曾进行乳房切除术，并接受过 5000 cGy 的放疗和 5 年的他莫昔芬治疗。患者现在正在使用芳香酶抑制剂。患者不存在功能受限，生命体征正常，并且心脏检查没有异常。

在全世界范围内，乳腺癌是女性最常见的恶性肿瘤，每年都有一百多万新诊断的病例。现在 5 年总体生存率大约为 90%，早期乳腺癌的放疗可以减少复发率和由乳腺癌引起的死亡率，很大比例的生存者曾在治疗过程中接受过放疗。

今天，约有 280 万乳腺癌生存者有较高的心血管疾病风险，并且心血管疾病已成为这部分生存者中引起死亡的主要原因[52-53]。因此，预防和应对心脏病风险已成为重中之重。

该患者有哪些心血管疾病的风险？

对于乳腺癌的女性生存者来说，癌症治疗所带来的后期心脏毒性可能比乳腺癌复发对患者的总体生存率影响更大。

与治疗有关的因素：药物治疗

患者没有接受过基于蒽环类药物的化疗。而所患病是激素受体阳性乳腺癌，因而接受了他莫昔芬辅助治疗和（或）芳香酶抑制剂。他莫昔芬是非甾体三苯乙烯衍生物，可与雌激素受体结合。根据所作用的组织不同，他莫昔芬会产生雌激素或抗雌激素的作用。他莫昔芬对乳腺上皮细胞可以产生强烈的抗雌激素作用，因此在乳腺癌的预防和治疗中都有使用。有临床研究评价他莫昔芬对乳腺癌复发所起的作用，但并没有临床研究能够证明他莫昔芬会增加心血管疾病的风险，不过他莫昔芬在降血脂方面会产生积极作用，即降低 LDL 水平、提高 HDL 水平，所以心血管疾病的风险反而有所降低[54]。

芳香酶抑制剂（aromatase inhibitor，AI）常作为辅助疗法，用于绝经后女性的激素受体阳性早期乳腺癌的治疗。AI 会阻止雌激素的产生，长期安全性数据显示，AI 的总体安全性可能比他莫昔芬更好（潮热现象更少、子宫内膜癌的发生更少、包括血栓栓塞在内的心血管事件更少）。但 AI 没有降血脂的作用[55]，当女性从他莫昔芬治疗换成 AI 治疗时，需要在开始治疗后进行血脂的全套检查。

总而言之，采用这几种激素相关治疗的患者心血管风险似乎较低。

放疗

如上所述，与放疗有关的心脏病可能会影响心脏结构，并导致冠心病、心肌功能不全、心包炎、传导系统疾病和心脏瓣膜疾病。虽然有一定的争议，但现在人们广泛接受的一点是，左侧乳腺接受放疗比右侧接受放疗的风险更大，而且随着放疗剂量的增加，风险也逐渐增加。已知患者接受放疗的部位（左侧还是右侧乳腺、是否仅有乳腺接受放疗、在乳腺接受放疗的基础上是否还有内乳淋巴链接受放疗），就可以预估心脏所接受的辐射剂量，从而进行危险分级。整个心脏或特定心脏结构的剂量-体积直方图可以帮助我们了解缺血性心脏病和其他心脏事件的风险，其可以反映近期所接受的放疗情况，但不能反映 10 余年前所接受放疗的情况。

严重的冠脉事件与放疗在其他方面造成的后果类似，其发生率随心脏接受放疗的平均剂量增加而呈现线性增长趋势。这种趋势并没有一个明确的起始阈值，也就是说放疗是没有安全剂量的，即使是低剂量的放疗也会增加风险。此外，这种风险的大小和肿瘤的类型无关，但如果有其他心血管系统合并症的危险因素存在，那么放疗相关的风险就会增加。

患者自身的影响因素

和一般人群一样，对患者先前存在的健康问题的评估是必不可少的，只有如此，才能预估患者在后期所面临的总体心血管疾病风险，并进行合理的筛查决策；合并症越多，风险就越大，检查的阈值就越低。

你会让患者进行哪些检查？

这位患者来进行的是初步评估，因此应该检查基线水平的心电图和超声心动图以及基线水平的 NT-proBNP 值。由于这类患者的首要问题是减少危险因素，因而空腹血脂的检查也十分必要。

你会给出怎样的指导？

接受放疗的女性通过咨询，了解到自己心血管疾病方面的额外风险。患者 55 岁，无其他心血管疾病危险因素，而且左侧乳腺接受了 5000 cGy 的 XRT。放疗中会采取不同的心脏防护技术，因而后期心脏毒性反应的绝对风险较小，在未来 20 年内会低于 1%～2%。

我们也要进一步改善患者生活方式，并积极应对患者的血脂问题。

随访

可以由初级医疗单位的医生或癌症生存者诊所的专科医师对癌症生存者提供例行医疗服务，并应对患者的危险因素。定期与心脏科医生进行合作也会对患者有益。

病例 7：这是 1 位 55 岁的女性患者来进行心血管疾病危险因素评估。患者在 45 岁时被诊断为左侧激素受体阳性、HER2/neu 阳性乳腺癌。她接受了乳腺癌切除术和后续的化疗，化疗包括多柔比星（240 mg/m²）和环磷酰胺（AC）×4 疗程、曲妥珠单抗/紫杉醇（TH）×4 疗程，曾用曲妥珠单抗 1

年、他莫昔芬 5 年，现在使用芳香酶抑制剂。患者在使用蒽环类药物前后都进行连续超声心动图的检查，并且在使用曲妥珠单抗的过程中每 3 个月进行 1 次超声心动图检查。一直到治疗结束，患者的左心室收缩功能没有变化，LVEF 仍保持稳定。患者在治疗完成 9 年后处于完全缓解状态。

这位患者与病例 6 中的患者有什么不同？

这位患者接受过潜在心脏毒性的化疗药物。截至目前，仅由曲妥珠单抗导致的晚发心肌病的发病率接近于 0。因此，患者后期的心脏毒性风险来自蒽环类药物，而且主要是有心肌病的风险。Von Hoff 报道了蒽环类药物与心脏毒性的经典关系，即心脏毒性与总累积剂量有关。我们后来又认识到，在实际治疗中，蒽环类药物的风险与总累积剂量大致成正比，但是其线性关系并不强，风险可能更依赖于时间。越来越多的人意识到，在累积剂量较低的患者中，出现无症状但在无创检查中有异常结果的情况比以往报道的要更多。虽然除了多柔比星外，其他蒽环类药物的研究很少，但是柔红霉素、伊达比星、米托蒽醌和表柔比星（一种半合成蒽环类衍生物）在剂量相当时，心脏毒性的发生率与多柔比星相当。

你会给患者提供哪些指导？

采用健康的生活方式——不吸烟、保持体重、适当运动，并应对可改变的危险因素。患者应该避免出现极端应激状态，例如跑马拉松，尤其是未经充分训练时跑马拉松。

我们也要进行患者教育，使患者认识到并及时报告微小但能提示左心室功能不全的症状，例如运动能力的变化或出现气短、心悸和胸痛等新症状。

针对她的风险，应由熟悉蒽环类药物后期心脏毒性的医务人员来每年对患者进行 1 次评估。

病例 8：这是一位情况与病例 7 相同的女性，但在积极治疗期间，患者 LVEF 下降到 42% 但无症状，完成治疗后 6 个月，LVEF 恢复到治疗前的基线射血分数水平，即 58%。

该患者的心血管疾病风险有哪些？

在治疗过程中，患者出现了明显的左心室收缩功能不全，虽然在治疗后射血分数恢复正常，但患者终身都有左心室功能不全的风险。

如果患者接受过心力衰竭药物的治疗，那就应一直持续用药，因为研究证明，停药后有复发的风险。

该患者此时应该进行哪些检查？

由于患者继续进行心力衰竭治疗，因而并不需要进行连续性左心室功能检查，或进行连续性生物标志物的检查，也不需判断其变化趋势。

如果患者的射血分数≤35%，应考虑植入 ICD。

你会给这位患者提供哪些指导？

除了病例 7 中列举的条目，还应强调患者应及时发现自身状态的变化。

患者不应停用心力衰竭药物，也不应让任何进行疾病干预的医生停用心力衰竭药物。

对这位患者应采取怎样的随访计划？

如果情况没有变化，建议每年随访 1 次。

病例 9：这是一位与病例 8 情况相同的女性，目前 58 岁，正在使用心脏病药物（ACEI 和 β 受体阻滞剂），又诊断出了急性髓系白血病，血红蛋白 6.9 g/dl。患者的主诉只有乏力。没有劳力性胸痛或呼吸困难。没有体液潴留，患者主观上也没有心律失常的感觉。

该患者的心血管疾病风险有哪些？

血红蛋白下降是一种相对的负荷试验，了解患者是否存在心脏功能的失代偿可能会对预测治疗相关心脏毒性的风险有一定辅助作用。由于患者之前接受过 240 mg/m² 的多柔比星治疗，并且既往史中有因蒽环类药物引发心脏功能不全，所以诱导治疗不应使用蒽环类药物。已经证实对曾出现过蒽环类药物诱发心脏毒性的患者再次使用蒽环类药物，会存在很高的风险。

假设要经历诱导治疗、巩固治疗和移植治疗 3 个程序，患者的体液状态、肝肾功能和血压会产生频繁的波动，有时波动会十分剧烈。相关的败血症也会影响心力衰竭药物的连续给药。在上述"危机"过程中，用药方面的所有决策都应常规进行重新评估，因为重新制订基线用药方案可以避免治疗的长期中断，患者的临床状态会有所改善。

由于补液治疗十分常用，而且化疗也需要进行水化，患者经常会出现补充液体过多的情况，这种情况通过体重的连续监测就很容易进行评估和避免。

2017 年癌症生存者的医疗方面还有什么不足？

对曾接受过有潜在心脏毒性的癌症治疗的患者来说，相关医疗方面有 3 个重要的不足之处。广义上看，这些不足之处与知识、人力和程序有关：

1. 诊断标志、生物标志物和（或）影像学诊断的有效性不足，不能有效预测后期的心脏毒性反应，并对高危人群采取心脏保护措施。

2. 目前缺乏熟悉癌症治疗在后期对心脏影响的医务人员，而生存者人群正呈指数增长，难以进行有效治疗。

3. 已有的治疗总结并没有被广泛采纳，因而很难对未来的风险评估起到辅助指导作用；这在一定程度上反映出了治疗完成后的患者风险教育问题。

未来研究的方向

医学界现在已经认识到，对能够长期存活的癌症生存者的医疗十分复杂，因而一个多学科综合医疗小组模型以及肿瘤心脏病学模型应运而生[56]。未来的研究应该集中力量确定一个医疗服务模型，使其与医疗领域的人力资源规划相一致，并且要足够灵活，与迅速增长的癌症生存者人群相协调。在未来，我们需要更加充分地利用远程医疗带来的便利，医务人员也需要更加充分合作。

癌症长期生存者可能会从 A 期心力衰竭发展为有症状的器质性心血管疾病，这一转变的发生率受到很多因素的影响，而这些因素并没有完全明确。基于社区人群，预测心力衰竭总体危险的模型也尚未被证明有效[57]。这些模型需要进行细化，才能成为对化疗所导致的后期心脏毒性反应的准确而实用的工具。

癌症治疗后期心脏毒性的发展有很大的个体差异，遗传易感性可能是影响因素之一；虽然有些基因及其突变已被初步查明与心脏毒性反应有关，但是这方面的相关研究刚刚起步，和生物标志物与影像学领域的大量研究相比十分落后。解决这个问题的关键在于建立国际研究组来组织建设血液样本库，并进行长期的临床随访，来加速这方面的进展，从而获得更多信息。

在癌症生存者人群中，猝死常是放疗诱发 CAD 的首发症状，未来在对筛查提出建议之前，应该对猝死的风险进行精确的量化评估，还要确定对无症状患者采取血运重建的干预是否有益。目前的研究结果发生偏倚的原因包括：病例太少，病例一般都是采用老式放疗技术，病例也未引入当代冠状动脉危险因素的干预措施。对风险有更好的认识还能帮助我们确定非传统检查方法对癌症生存者所具有的意义。

最后，不同研究中报道的生物标志物的预测价值并不一致，如高剂量化疗过程中肌钙蛋白/BNP 等的预测价值观点不一。此外，早期干预给患者带来的益处在不同研究中也有不一致的报道。现在需要大规模临床研究来确定单个或多个生物标志物的检查和早期干预能够给患者带来多少获益。

目前对癌症生存者心脏问题的认识存在许多困惑和不足之处，应在今后癌症的临床研究中，常规性地充分阐明早期和晚期心脏毒性，有助于解决这些问题与不足之处[58]。

我们建议临床医生提高相关意识，为接受过有潜在心脏毒性药物治疗、长期生存的癌症患者提供医疗服务时，能够了解这些患者心脏毒性反应的发病率，并认识到这些患者需要进行监测和早期治疗。我们再次强调，目前并不存在循证指南，但我们也认识到晚期心脏毒性的风险是真实存在的。在有充分的研究及数据来出版循证指南之前，我们提供上述建议，可供医务人员长期随访和治疗时的参考。

参考文献

1. Parry C, Kent EE, Mariotto AB, et al. Cancer survivors: a booming population. Cancer Epidemiol Biomarkers Prev. 2011;20:1996–2005.
2. American Cancer Society. Cancer treatment and survivorship facts & figures 2014–2015. Atlanta: American Cancer Society; 2014.
3. Smith MA, Altekruse SF, Adamson PC, et al. Declining childhood and adolescent cancer mortality. Cancer. 2014;120:2497–506.
4. Oeffinger KC, Mertens AC, Sklar CA, et al. Chronic health conditions in adult survivors of childhood cancer. N Eng J Med. 2006;355:1572–82.
5. Armstrong GT, Kawashima T, Leisenring W, et al. Aging and risk of severe life threatening, and fatal events in the Childhood Cancer Survivor Study. J Clin Oncol. 2014;32:1218–27.
6. Lipshultz SE, Adams J, Colan SD, et al. Long-term cardiovascular toxicity in children, adolescents, and young adults who receive cancer therapy: pathophysiology, course, monitoring, management, prevention and research directions. A scientific statement from the American Heart Association. Circulation. 2013;128:1927–95.
7. Eschenhagen T, Force T, Ewer MS, et al. Cardiovascular side effects of cancer therapies: a position statement from the Heart Failure Association of the European Society of Cardiology. Eur J Heart Fail. 2011;1:1–10.
8. Bovelli D, Plataniokis G, Roila F. Cardiotoxicity of chemotherapeutic agents and radiotherapy-related heart disease. ESMO clinical practice guidelines. Ann Oncol. 2010;21 Suppl 5:277–82.
9. Galper SL, Yu JB, Mauch PM, et al. Clinically significant cardiac disease in patients with Hodgkin lymphoma treated with mediastinal irradiation. Blood. 2011;111:412–8.
10. Hull MC, Morris CG, Pepine CJ, et al. Valvular dysfunction and carotid, subclavian, and coronary artery disease in survivors of Hodgkin lymphoma treated with radiation therapy. JAMA. 2003;290:2831–7.
11. Ng AK. Review of the cardiac long-term effects of therapy for Hodgkin lymphoma. Br J Haematol. 2011;154:23–31.

12. Lipshultz SE, Lipsitz SR, Sallan SE, et al. Chronic progressive cardiac dysfunction years after doxorubicin therapy for childhood acute lymphoblastic leukemia. J Clin Oncol. 2005;23:2629–36.
13. Sorensen K, Levitt GA, Bull C, et al. Late anthracycline cardiotoxicity after childhood cancer: a prospective longitudinal study. Cancer. 2003;97:1991–8.
14. Carver JR, Shapiro CL, Ng A, et al. ASCO Cancer Survivorship Expert Panel. American Society of Clinical Oncology clinical evidence review on the emerging care of adult cancer survivors: cardiac and pulmonary late effects. J Clin Oncol. 2007;25:3991–4009.
15. Steingart RM, Yadav N, Manrique C, et al. Cancer survivorship: Cardiotoxic therapy in the adult cancer patient; Cardiac outcomes with recommendations for patient management. Semin Oncol. 2013;40:690–708.
16. Moore RA, Adel N, Riedel E, et al. High incidence of thromboembolic events in patients treated with cisplatin-based chemotherapy: a large retrospective analysis. J Clin Oncol. 2011;29:3466–73.
17. Armenian SH, Ding Y, Mills G, et al. Genetic susceptibility to anthracycline-related congestive heart failure in survivors of haematopoietic cell transplantation. Br J Haematol. 2013;163:205–13.
18. Lipshultz SE, Lipsitz SR, Kutok JL, et al. Impact of hemochromatosis gene mutations on cardiac status in doxorubicin-treated survivors of childhood high-risk leukemia. Cancer. 2013;119:3555–62.
19. Aminkeng F, Bhavsar AP, Visscher H, et al. A coding variant in RARG confers susceptibility to anthracycline-induced cardiotoxicity in childhood cancer. Nat Genetics. 2015;47:1079–84.
20. Jessup M, Abraham WT, Casey DE, et al. 2009 focused update: ACC/AHA guidelines for the diagnosis and management of heart failure in adults: a report of the American College of Cardiology Foundation/American Heart Association Task Force on Practice Guidelines. J Am Col Cardiol. 2009;53:1343–82.
21. Wang TJ, Evans JC, Benjamin EJ, et al. Natural history of asymptomatic left ventricular systolic dysfunction in the community. Circulation. 2003;108:977–82.
22. The SOLVD Investigators. Effect of enalapril on mortality and the development of heart failure in asymptomatic patients with reduced left ventricular ejection fractions. N Eng J Med. 1992;327:685–91.
23. Rosenthal D, Chrisant MR, Edens E, et al. International Society for Heart and Lung Transplantation: practice guidelines for management of heart failure in children. J Heart Lung Transplan. 2004;23:1313–33.
24. Amigioni M, Giannattosio C, Frashini D, et al. Low anthracyclines doses-induced cardiotoxicity in acute lymphoblastic leukemia long-term female survivors. Ped Blood Cancer. 2010;55:1343–7.
25. Vandecruys E, Mondelaers V, De Wolf D, et al. Late cardiotoxicity after low dose of anthracycline therapy for acute lymphoblastic leukemia in childhood. J Cancer Surviv. 2012;6:95–101.
26. Smith LA, Cpornelius VR, Plummer CS, et al. Cardiotoxicity of anthracycline agents for the treatment of cancer: systemic review and meta-analysis of randomized cancer trials. BMC Cancer. 2010;10:337.
27. Lipshultz SE, Adams MJ. Cardiotoxicity after childhood cancer: beginning with an end in mind. J Clin Oncol. 2010;28:1276–80.
28. Cardinale D, Sandri MT. Role of biomarkers in chemotherapy-induced cardiotoxicity. Prog Cardiovasc Dis. 2010;53:121–9.
29. Ky B, Carver JR. Biomarker approach to the detection and cardioprotective strategies during anthracycline chemotherapy. Heart Fail Clin. 2011;7:323–31.
30. Thygesen K, Mair J, Mueller C, et al. Recommendations for the use of natriuretic proteins in acute cardiac care; a position statement from the Study Group on biomarkers in Cardiology of the ESC Working Group on Acute Cardiac Care. Eur Heart J. 2012;33:2001–16.

31. Putt M, Hahn VS, Januzzi JL, et al. Longitudinal changes in multiple biomarkers are associated with cardiotoxicity in breast cancer patients treated with doxorubicin, taxanes and trastuzumab. Clin Chem. 2015;61:1164–72.

32. Plano JC, Galderisi M, Barac A, et al. Expert consensus for multimodality imaging evaluation of adult patients during and after cancer therapy: a report from the American Society of Echocardiography and the European Association of Cardiovascular Imaging. J Am Soc Echocardiogr. 2014;27:911–39.

33. Greenland P, Alpert JS, Beller GA, et al. The 2010 Joint American College of Cardiology Foundation/American Heart Association guidelines for the assessment of cardiovascular risk in asymptomatic adults. J Am Coll Cardiol. 2010;56:50–103.

34. U.S. Preventive Services Task Force. Screening for coronary artery disease: recommendation statement. Ann Int Med. 2004;140:569–72.

35. U.S. Preventive Services Task Force. Using non-traditional risk factors in coronary heart disease risk assessment: recommendation statement. Ann Int Med. 2009;151:474–82.

36. Hewitt M, Weiner SL, Simone JV. Childhood cancer survivorship: Improving care and quality of life. Washington, DC: National Academics Press; 2003.

37. Hewitt M, Greenfield S, Stovall E, editors. From cancer patient to cancer survivor: Lost in transition. Washington, DC: National Academics Press; 2006.

38. Children's Oncology Group. Long-term follow-up guidelines for survivors of childhood and adolescent and young adult cancer. Vesion 4.0, 2014. www.survivorshipguidelines.org.

39. Armenian SH, Hudson MM, Mulder RL, et al. Recommendations for cardiomyopathy surveillance for survivors of childhood cancer: a report from the International Late Effects of Childhood Cancer Guideline Harmonization Group. Lancet Oncol. 2015;16:e123–36.

40. deHaas EC, Oosting SF, Lefrandt JD, et al. The metabolic syndrome in cancer survivors. Lancet Oncol. 2010;11:193–203.

41. Bowers DC, Liu Y, Leisenting W, et al. Late-occurring stroke among long-term survivors of chronic leukemia and brain tumors: a report from the Childhood Cancer Survivor Study. J Clin Oncol. 2006;24:5277–80.

42. Edgar AB, Wallace HB. Pregnancy in women who had childhood cancer. Eur J Cancer. 2007;43:1890–4.

43. Baker KS, Armenian S, Bhatia S. Long-term consequences of hematopoietic stem-cell transplantation: current state of the science. Bio Blood Marrow Transplant. 2010;1(Suppl):S90–6.

44. Dorresteijn LD, Marres HA, Bartelink H, et al. Radiotherapy of the neck as a risk factor for stroke. Ned Tijdschr Geneeskd. 2005;149:1249–53.

45. Plummer C, Henderson RD, O'Sullivan SJ. Ischemic stroke and transient ischemic attack after head and neck radiotherapy: a review. Stroke. 2011;42:2410–8.

46. Seddon B, Cook A, Gothard L, et al. Detection of defects in myocardial perfusion imaging in patients with early breast cancer treated with radiotherapy. Radiother Oncol. 2002;64:53–63.

47. Mulrooney DA, Yeazel MW, Kawashima T, et al. Cardiac outcomes in a cohort of adult survivors of childhood and adolescent cancer: retrospective analysis of the Childhood Cancer Survivor Study cohort. BMJ. 2009;339:b4606.

48. Heidenreich PA, Schnittger I, Strauss HW, et al. Screening for coronary artery disease after mediastinal irradiation for Hodgkin's disease. J Clin Oncol. 2007;25:43–9.

49. Kupeli S, Hazirolan T, Varnan A, et al. Evaluation of coronary artery disease by computed tomography in patients treated for childhood Hodgkin's lymphoma. J Clin Oncol. 2010;28:1025–30.

50. Armstrong GT, Oeffinger KC, Chen C, et al. Modifiable risk factors and major cardiac events among adult survivors of childhood cancer. J Clin Oncol. 2013;31:3673–80.

51. Armenian SH, Sun CL, Vase T, et al. Cardiovascular risk factors in hematopoietic stem cell transplantation survivors: role in development of subsequent cardiovascular disease. Blood. 2012;120:4505–12.

52. Patnaik JL, Byers T, DiGuiseppi C, et al. The influence of comorbidities on overall survival

among older women diagnosed with breast cancer. J Natl Cancer Inst. 2011;103:1101–11.

53. Hooning MJ, Botma A, Aleman BM, et al. Long-term risk of cardiovascular disease in 10-year survivors of breast cancer. J Natl Cancer Inst. 2007;99:365–75.

54. Bruning PF, Bonfrer JM, Hart AA, et al. Tamoxifen, serum lipoproteins and cardiovascular risk. Br J Cancer. 1988;58:487–99.

55. Pritchard KI, Abramson BL. Cardiovascular health and aromatase inhibitors. Drugs. 2006;66:1727–40.

56. Albini A, Pennesi G, Donatelli I, et al. Cardiotoxicity of anticancer drugs: the need for cardio-oncology and cardio-oncological prevention. J Natl Cancer Inst. 2010;102:14–25.

57. Kalogereropoulis A, Psaty BM, Vasan RS, et al. Validation of the Health ABC Heart Failure model for incident heart failure risk prediction: the Cardiovascular Health Study. Circ Heart Fail. 2010;3:495–502.

58. Verma S, Ewer MS. Is cardiotoxicity being adequately assessed in current trials of cytotoxic and targeted agents in breast cancer? Ann Oncol. 2011;22:1011–8.

第 12 章

老年肿瘤心脏病学
Geriatric Cardio-oncology

Anne Blaes，Chetan Shenoy

李 琳　孙永琨　译

引言

　　癌症的发病率随着年龄的增长逐步升高。随着癌症治疗方法的进步以及总体人群的增长，老年癌症患者正逐渐增多。新诊断的癌症患者中，超过半数在 65 岁甚至更晚才得到诊断[1]。据估计，2012 年 1 月时癌症生存者中有超过 800 万人年龄超过 65 岁，已经占到当时癌症生存者总数的 59%。预测至 2050 年时，85 岁以上的癌症生存者将超过 1900 万[2]。更麻烦的是，在癌症临床研究中老年患者被纳入的数量明显偏少[3]。在以往临床研究纳入的患者中 65 岁以上的老年患者只占 38%[4]。考虑到毒性的问题，尤其是心脏毒性和治疗相关死亡率，老年患者常会使用低强度的治疗方案。这些因素最终导致有关现有癌症治疗对老年患者影响的数据相对较少。

衰老的影响

　　由于年龄所致的基线风险，老年癌症患者对癌症治疗的心脏毒性尤其敏感[5-7]。总体而言，老年患者会有一系列因素，包括伴随的临床情况（合并症）、生理和功能的改变，可影响其癌症的预后、治疗和结局[6-8]。约 80% 的老年人有 1 种合并症，50% 有至少 2 种合并症。在 80 岁以上的老年患者中这一比例升至 70% 以上[9]。

　　这些患者中有很多人，其合并症之一就是心脏疾病。男性患者中，约 20% 的 60～79 岁患者以及 32% 的 80 岁以上患者患有冠心病。女性患者中，约 10% 的 60～79 岁患者以及 19% 的 80 岁以上患者有冠心病[10]。当心血管疾病定义为冠心病、心力衰竭、卒中或高血压时，60～79 岁和 80 岁以上男性患者的患病率分别为 69％和 85％。相似的，60～79 岁和 80 岁以上女性患者的患病率分别为 68％和 86％[10]。

正如所料，癌症患者往往具有心血管疾病的危险因素：一项基于医院注册的超过 19 000 名癌症患者的研究显示，38％的患者患有高血压，11％患有糖尿病[11]。来自"监测、流行病学和最后结果（Surveillance，Epidemiology，and End Results，SEER）-Medicare"数据库的数据显示，65 岁及以上的非霍奇金淋巴瘤患者具有更高的心血管危险因素，其糖尿病、高脂血症、高血压的患病率分别为 32％、54％和 73％[12]。在一项针对 205 位 80 岁及以上非霍奇金淋巴瘤患者的研究中，87％的患者至少有一种合并症，50％的患者有心血管疾病[13]。

合并症的存在导致患者需要多种药物联合治疗，这使得化疗过程中可能会发生药物相互作用[6-7,14-15]。合并症可能会导致癌症的结局发生改变[8]。此外，肾和肝功能会随着年龄的增长而衰退[6]。最终这些因素可能导致治疗方案的调整。根据所使用药物的清除率，这些因素还可能导致额外的心脏毒性[16]。化疗药物还可以造成直接心脏损伤[5-6,17]。如图 12.1 所示，Shenoy 等人曾经将这些因素导致的一系列影响归结为"滚雪球效应"，当癌症诊断之后，由老龄和年龄相关因素组成的"雪球"开始滚动，癌症药物对组织造成直接损伤或组织功能产生改变时就产生了"推动力"[6]。这最终导致了临床症状和心血管表现。

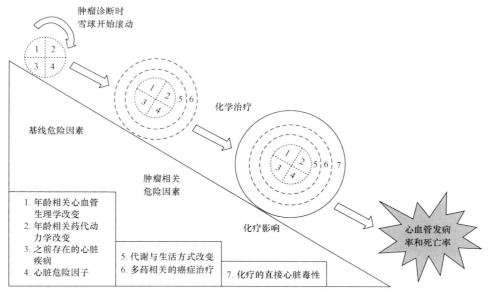

图 12.1　"滚雪球效应"导致老年乳腺癌患者心血管并发症（Reproduced with permission from Shenoy et al）[6]

为了达到照顾老年癌症患者的目的，推荐使用一个着重于关注老年人的医疗、社会心理及功能状态的多维、跨学科的诊断流程[7]。老年综合评估系统（comprehensive geriatric assessment，CGA）已经推荐这种协同护理[18-19]。一些近期的文献也研究了各种老年综合评估系统。这些工具的共同主题是提供一个关注患者功能状态、认知能力、情绪状态、合并症如心血管疾病和心力衰竭、营养状况、多药治疗以及社交和环境状况的综合评估（表12.1）。

虽然存在这么多评价工具，国际老年肿瘤学会（International Society of Geriatric Oncology）根据以下几方面内容提供了老年评估的共识性指南：功能状况、合并症、认知能力、心理健康状况、疲劳、社交情况、营养，以及是否存在老年综合征，定义为痴呆、谵妄、体重增长不足、失禁、骨质疏松、忽视/滥用、跌倒、便秘、多种药物治疗、压力性溃疡以及肌肉萎缩[19]。而美国东部肿瘤协作组（Eastern Cooperative Oncology Group，ECOG）或Karnofsky功能状态评分等经典肿瘤学评价工具用于反映老年人群的功能损害程度效果不佳[20]。老年评估工具的应用在老年肿瘤心脏病患者的医疗中十分重要。CGA的应用已被证明可以改善老年人群的总体生存率、生活质量及生理功能，同时减少老年人群中住院和养老院安置的人数[21-24]。CGA还有可能预测一些治疗相关并发症（术后并发症、全身治疗相关的毒性）[25]。目前有几项正在进行的肿瘤学临床研究关注于CGA在提高老年癌症患者的功能状况、生活质量和临床结局中的效用（NCT02025062，NCT02000011，NCT01188330，NCT02072733，NCT01829958，NCT02315469）。这些研究的结果非常值得期待。

表 12.1 影响老年患者癌症护理的因素

功能状态
认知能力
情绪状态
合并症
营养状况
多药治疗
药代动力学改变
社交环境
疲劳
老年综合征的表现[a]

[a] 老年综合征包括痴呆、谵妄、体重增长不足、失禁、骨质疏松、忽视/滥用、跌倒、便秘、压力性溃疡以及少肌症

除了冠心病患病率会随着年龄逐渐增长[10]，老年癌症患者人群还对癌症治疗带来的心脏损伤更加敏感[6]。很多癌症药物都被认为具有心脏毒性[26]。心脏毒性包括左心室功能不全（心脏收缩功能下降）和心力衰竭、心肌缺血和梗死、高血压、心律失常如 QT 间期延长[6,26-32]。较少见的损伤如心肌炎、心包炎、心房颤动等也有发生。近期有多篇综述针对心脏毒性的病理生理、诊断和治疗进行了详细的论述[26-27,29-32]。然而对于年龄如何影响癌症治疗的副作用数据仍然有限。

我们对年龄在癌症治疗相关的心血管问题中的影响认识十分有限，其中一个原因就是在老年人群中进行临床研究的经验很匮乏[3-4]。尽管老年人癌症发病率很高，老年患者在 Ⅱ 期临床研究中只占到 20%，在所有癌症临床研究中只占到约 38%[33]。尽管临床研究仍然是评价癌症治疗的心脏安全性和有效性的主要方法，真正被纳入这些临床研究的老年患者人数很少。在获得老年人群的专门数据之前，我们只能通过全年龄段的研究数据外推到老年人群。

特殊疾病

能够造成心脏损伤和特异性导致心力衰竭的最常用的一类化疗药物是蒽环类药物（如多柔比星、表柔比星和伊达比星）[34-35]。蒽环类药物广泛应用于乳腺癌、淋巴瘤、肉瘤、白血病的关键性治疗[27,36]。多柔比星会造成 1 型心肌病，这种心脏损伤十分严重并且会影响生存率。除了年龄，多柔比星导致心肌病的风险还与累积剂量成正比。药物剂量分别为 200 mg/m²、400 mg/m²、500 mg/m²、550 mg/m² 时，估计心力衰竭的发病率分别为 2%、5%、16% 和 26%[37-39]。在对心脏病史、射血分数、体力状态和性别进行校正后发现，65 岁以上患者发生多柔比星相关性充血性心力衰竭的风险是 65 岁以下患者的 2 倍[39-40]。累积剂量 ≥400 mg/m² 患者的风险是其他人的 3 倍[39-40]。

乳腺癌

新诊断的乳腺癌患者中 50%～60% 为 65 岁以上的女性[41]。使用 SEER-Medicare 数据库评估 31 748 位早期乳腺癌女性患者，接受化疗的患者发生心肌病的风险是未接受化疗患者的 2.5 倍[42]。针对蒽环类化疗药物，在诊断乳腺癌后的第 1 年，未接受化疗的患者心脏毒性的发生率为 1.55%，接受化疗的患者发生率为 4.09%［比值比（OR），3.51；95%CI，2.63～4.69］。随访5 年后，未接受化疗患者的累积发病率上升至 4.97%，接受含蒽环类药物化疗方案的患者累积发病率上升至 10.23%。Pinder 等人进行的一项纳入 43 448名 66～80 岁女性乳腺癌患者的随访研究显示，使用蒽环类药物化疗组、未使用蒽环类药物化疗组和未接受化疗组 10 年后充血性心力衰竭的发病率分别为 38％、33％和 29％[43]。在这些患者中发生充血性心力衰竭的危险因素包括年龄增长、黑色人种、使用曲妥珠单抗、癌症分期，以及高血压、糖尿病、冠心病、周围血管疾病、慢性阻塞性肺疾病的病史。同样，一项来自 SEER-Medicare 数据库的研究对 2000—2007 年 67～94 岁的女性（平均年龄 76 岁）进行评估发现，乳腺癌诊断后 3 年，治疗中使用蒽环类药物而未使用曲妥珠单抗的患者心力衰竭或心肌病的发病率为 20.2％[44]。

约四分之一乳腺癌患者的肿瘤细胞过表达人表皮生长因子 2（HER2）原癌基因。对于这些患者推荐使用曲妥珠单抗。曲妥珠单抗是针对人表皮生长因子（HER2 或 ErbB2）的单克隆抗体，可用于辅助治疗或转移癌治疗[45-46]。曲妥珠单抗与 2 型心肌病有关，2 型心肌病会出现心肌收缩力减低，而蒽环类药物会导致心肌细胞坏死[47]。在对蒽环类药物治疗转移癌的初步研究中，单用曲妥珠单抗组、曲妥珠单抗联合紫杉醇组、曲妥珠单抗联合蒽环类药物组心功能不全的发病率分别为 3％～7％、13％和 27％[46]。后续针对曲妥珠单抗作为辅助治疗的研究结果提示使用曲妥珠单抗治疗的患者 3 或 4 级心力衰竭的发病率为 0％～3.9％，而不使用曲妥珠单抗的患者为 0％～1.3％[45]。PHARE 研究中，曲妥珠单抗治疗 12 个月的患者 3 或 4 级心力衰竭的发病率高于治疗 6 个月的患者（5.7％ $vs.$ 1.9％，$P<0.0001$），提示心脏毒性与更多曲妥珠单抗的使用有关[48]。

在真实世界中对老年人群心功能不全和曲妥珠单抗的评估中，心功能不全的比率远超过预期[44,49-51]。这或许部分是因为临床研究中的女性更加年轻和健康。在一项对 SEER-Medicare 数据库中 2000—2007 年 67～94 岁老年女性（平均 76 岁）的评估中，乳腺癌诊断后未接受化疗、只接受曲妥珠单抗治疗、接受曲妥珠单抗和蒽环类药物联合治疗的患者，其 3 年后心力衰竭或心肌病的发病率分别为 18.1％、30％、41.9％[44]。接下来的一项基于人群的回顾性研究评估了 8 个医疗系统中平均年龄为 60 岁的 12 500 位女性局限性乳腺癌患者，平均随访时间为 4.4（2.6～6.9）年，55 岁以下接受蒽环类药物和曲妥珠单抗治疗的患者，其 5 年累积心力衰竭风险为 7.5％，55～64 岁的患者为 11.4％，65～74 岁的患者为 35.6％，75 岁以上的患者为 40.7％[49]。在这项分析中，心力衰竭的风险似乎不能完全归因于蒽环类药物的使用。尽管存在局限性和一些误诊，这些分析依然提示使用蒽环类药物和曲妥珠单抗治疗的老年人群的心脏毒性风险更高；这种风险甚至在治疗结束后 10 年依然有可能继续升高。

现在有一些新药可用于 HER2 阳性患者的治疗，例如拉帕替尼、培妥珠单抗和 TDM-1（trastuzumab emtansine）。拉帕替尼是一种口服活化酪氨酸激酶抑制剂，同时作用于 HER2 和表皮生长因子受体，即使对于那些早先接受过蒽环类药物治疗的患者，拉帕替尼似乎也比曲妥珠单抗具有更高的心脏安全性[52]。尽管年龄没有单独作为一项危险因素进行评估，治疗相关心脏事件的发生率＜1%[52-53]。联合使用拉帕替尼和曲妥珠单抗的心脏毒性也并没有高于单独使用曲妥珠单抗[54-58]。TDM-1 是一个曲妥珠单抗和 emtansine 偶联药物，后者是抗有丝分裂药物美坦辛的衍生物。培妥珠单抗是一个单克隆抗体和 HER2 细胞外结构域中与曲妥珠单抗不同的位点结合在一起。这两者分别在 2012 年和 2013 年通过 FDA 的认证，未显示会增加心功能不全的发生率。尽管现在没有长期数据或者专门针对老年人群的数据，对于 TDM-1 和培妥珠单抗的早期研究显示没有增加心功能不全的发生率，其心肌病发生率为 0%～1.6%[59-61]。有研究显示培妥珠单抗联合蒽环类药物对于心脏而言是安全的[62]。然而这期间的随访十分有限。目前有一些新发表的临床研究在关注曲妥珠单抗结合更少化疗的治疗。Tolaney 等的研究在前 12 周应用紫杉醇联合曲妥珠单抗治疗，随后每 3 周使用曲妥珠单抗直至完成 12 个月的治疗，取得了很好的结果[63]。这种治疗方案看起来更加安全有效，且由于全身使用的化疗药物较少，可能产生的心脏毒性更小。当然对于心脏方面的长期随访是必要的。

除了多柔比星和曲妥珠单抗的治疗方案会对乳腺癌患者造成心脏方面的影响，约四分之三的乳腺癌病例是激素敏感肿瘤，需要使用他莫昔芬和芳香酶抑制剂进行内分泌治疗。现已知对于 ER 阳性的早期乳腺癌患者，芳香酶抑制剂可以控制疾病复发，降低乳腺癌相关死亡率[64]。一些重要的临床研究评估了包括阿那曲唑、他莫昔芬等芳香酶抑制剂的有效性和安全性，这些研究包括阿那曲唑、他莫昔芬的单药研究或联合研究（ATAC）[64]、国际乳腺研究组（Breast International Group，BIG 1-98）[65] 和依西美坦国际多中心研究（Intergroup Exemestane Study，IES）[66]。这些研究均显示芳香酶抑制剂的使用和高血压、高脂血症、心绞痛、缺血性心血管疾病的增加有关[66-68]。ATAC 研究随访 33 个月，芳香酶抑制剂阿那曲唑组中缺血性心血管疾病事件、心肌梗死、心绞痛的比例分别为 2.3%、0.8%、1.7%，他莫昔芬组分别为 1.9%、0.8%、1.0%[69]。BIG 1-98 研究中，来曲唑组在第 25.8 个月、第 51 个月的心脏事件发生率分别为 4.1% 和 5.5%，他莫昔芬组则分别为 3.8% 和 5.0%[70]。在依西美坦研究中，依西美坦组的缺血性心血管疾病发病率（9.9%）高于他莫昔芬组（8.6%）[66]。近期 2 项 meta 分析提示芳香酶抑制剂治疗的患者中心血管事件发生率稍高于他莫昔芬治疗组[68,71]。对于有心血管疾病病史的女性，使用阿那曲唑治疗后其心脏事件发生率为 17%；这最终导致 FDA 对阿那曲唑使用黑框警告，提醒有心血管疾病病史的患者慎用。上述研究并非特异性针对老年女性患者；然而为期 10 年的 ATAC 研究中患者的平均年龄是 72 岁，与之相似，其他研究的研究对象也均为绝经后女性。鉴于现在女性进行辅助内分泌治疗已经不只 5 年甚至长达 10 年，且使用芳香酶抑制剂进行化学预防[72]，芳香酶抑制剂对于血管系统的影响值得关注。临床医师监测接受辅助内分泌治疗患者的血脂和其他心血管危险因素就十分重要。

非霍奇金淋巴瘤

非霍奇金淋巴瘤（non-Hodgkin lymphoma，NHL）发生的危险因素已经得到认识，而年龄并非其特异的危险因素。然而，年龄，尤其是对于 60 岁以上的人，是和结局相关的最重要的独立因素。年龄增大可以降低应答率和生存率[73]。

治疗方面，对于弥漫大 B 细胞淋巴瘤（diffuse large B-cell lymphoma，DLBCL）这一最常见的非霍奇金淋巴瘤亚型，标准治疗方案是含有蒽环类药物的联合化疗。SEER-Medicare 数据库中的一项大型研究评估了 9438 位 DLBCL 老年患者[74]。尽管多柔比星是 DLBCL 患者化疗方案中的主要药物，但只有 42％的患者使用了多柔比星。结果显示只要应用多柔比星，发生充血性心力衰竭（CHF）的风险就会上升 29％；CHF 风险则和多柔比星使用增多、年龄增长、心脏病病史、合并症、糖尿病以及高血压有关[74]。另一项关注早期 DLBCL 的研究明确了这一结论，且无论患者是否接受过放射治疗[75]。

尽管一些前瞻性研究正在开发不含有蒽环类药物的治疗方案，但这些治疗方案与使用蒽环类药物的方案相比，患者的完全应答率和生存率更低[76-77]。也有学者正在研究多柔比星脂质体的替代方案在老年人中的应用。这些小规模的研究发现，在一些射血分数稳定的心脏病患者中，这似乎是一个可接受的替代方案[78]。然而，对于这些患者的随访十分有限。对于射血分数低于 30％的对蒽环类药物绝对禁忌的患者可以考虑采用 CEPP（B）等不含有蒽环类药物的治疗方案[79]。化疗合用血管紧张素转化酶抑制剂或 β 受体阻滞剂的情况将会在下文进行讨论。

肉瘤

典型尤文肉瘤好发于青年人，而其他类型的肉瘤如平滑肌肉瘤更好发于年龄更大的成人，这些人的治疗中蒽环类药物和铂是主要用药。关于这些治疗方案对老年肉瘤患者心脏影响的文献很少。一些治疗方案将标准的多柔比星更换为多柔比星脂质体，理论上可以减少这类药物导致的心脏损伤。推荐在使用任何蒽环类药物的同时监测左心室射血分数。类似的，尽管已知铂类药物可导致儿童癌症生存者的内皮功能障碍，但不清楚这种情况是否同样存在于老年患者。

现已有针对酪氨酸激酶抑制剂用于治疗包括平滑肌肉瘤在内的一些肉瘤亚型的研究[80]。酪氨酸激酶抑制剂可导致充血性心力衰竭的风险轻度升高。近期一项纳入超过 10 000 名患者的 meta 分析结果显示，酪氨酸激酶抑制剂相关的所有分级 CHF 总发病率和高级别 CHF 发病率分别为 3.2%（95% CI 1.8%～5.8%）和 1.4%（95% CI 0.9%～2.3%）[81]。但年龄或肿瘤亚型似乎与风险增加无关。

肉瘤和淋巴瘤最终也可表现为心脏肿瘤。

卵巢癌

卵巢癌是妇科肿瘤中死亡率最高的恶性肿瘤。半数患者为 65 岁以上的老年女性，其基本治疗一般为肿瘤细胞减灭术联合含有紫杉醇和铂类药物的术后化疗。尽管该病主要好发于老年女性，但 20 世纪 90 年代对涵盖所有西南肿瘤协作组 164 个研究的 16 396 名患者的分析显示，只有 30% 的患者年龄在 65 岁以上[3]。类似的，一项来自 SEER 注册的针对老年卵巢癌患者的分析显示，临床中使用新方案治疗的患者中只有 9% 超过 75 岁。老年女性患者在临床研究中缺乏代表性[82]。无论是否存在合并症，老年患者只有半数人使用标准铂类化疗，相对于青年患者的预后更差[83]。

老年卵巢癌患者的心脏风险主要包括手术风险和化疗。铂类联合紫杉醇的治疗方案对任何年龄段的心脏毒性均尚未明确。有些研究认为铂类化疗可以导致内皮功能障碍和血栓风险增加[84-85]；然而，这些特点都不是老年人群所特有的。复发性卵巢癌的治疗可应用含有贝伐珠单抗、多柔比星脂质体、吉西他滨和托泊替康的化疗方案。结果显示老年患者高血压和动脉血栓形成的风险有所升高[86]。多柔比星脂质体剂量在 550 mg/m² 以下对心脏是安全的[87]。当把剂量调整为每 4 周 45 mg/m² 时未观察到心脏毒性[88]。然而，这些研究并未指出对老年患者的影响[88]。类似的分析中并未发现如同使用蒽环类药物一样常规频繁地检测 LVEF 有任何临床价值。这些研究中受试者平均年龄为 53 岁，因此难以对长期接受多柔比星脂质体治疗的患者应进行何种监测得出结论[89-90]。

其他癌症

肺癌、膀胱癌和结肠癌都是常见的随着年龄增长患病率增加的癌症。传统认为蒽环类和曲妥珠单抗等有心脏毒性的药物并不常用于这些癌症的治疗。

已知会增加血栓形成和内皮功能障碍风险的铂类药物可能会被使用。后续仍会有关于选择性酪氨酸激酶抑制剂和血管内皮生长因子抑制剂在这些癌症中应用的研究。这类药物中有很多都已知可以导致高血压，尤其是贝伐珠单抗和瑞戈非尼。此外，近期多种新药已被批准用于黑色素瘤，包括 BRAF 抑制剂维罗非尼（vemurafenib）和达拉非尼（dabrafenib）。这两种药物均可导致 QT 间期延长[91]。高血压和 QT 间期延长并非老年人群特殊的副作用。然而考虑到受试者的年龄，更有可能患者本身患有高血压或者同时正在使用其他可导致心律失常的药物。因此在这些患者的治疗中副作用的监测就十分重要。还有更多评估这些靶向治疗和心力衰竭发病率关系的工作正在进行。

特殊情况

造血干细胞移植（HSCT）可能是很多血液系统恶性肿瘤的一种治愈方法，但也会带来治疗相关的并发症和死亡风险。为降低这些风险，可以采用低强度治疗方案，从而使高达 70 岁的老年患者也可以进行干细胞移植。

目前所得数据显示 HSCT 的心脏并发症发生率不足 1%，非常罕见[92]。然而这项研究中患者平均年龄为 22 岁[92]，有可能老年患者心脏并发症的发病率更高。老年患者经常表现有合并症，提示对老年患者进行全面的评估可能使其获益。关于 CGA 在 HSCT 人群中作用的相关数据很少。根据 HSCT 特异性合并症指数，可认为心脏合并症（定义为患有冠心病、充血性心力衰竭、心肌梗死或射血分数<50%）是低风险的合并症。此外，近期数据提示射血分数<50%的患者依然可以进行 HSCT，而且处于心室收缩功能障碍临界值的患者仍可安全进行 HSCT，且总生存率和治疗相关并发症无明显改变[93]。

化学治疗相关心脏并发症的预防

所有诊断癌症并考虑进行治疗的患者，无论是考虑生物制剂治疗、化疗或放疗，都应对化疗相关心脏并发症的危险因素进行评估。鉴于年龄增长一贯与蒽环类药物和曲妥珠单抗化疗造成的心脏并发症相关，因此强烈推荐所有将要进行蒽环类药物和曲妥珠单抗化疗的老年患者针对危险分层、风险修正以及心脏毒性的一级预防进行多学科咨询[5-6]。理想情况下这些患者应该向由肿瘤科专家、心脏科专家、初级保健医生、老年病学医生、药剂师和护士组成的多学科团队进行咨询[94]。有心血管病史，且计划接受酪氨酸激酶抑制剂治疗、胸部放疗、左侧乳腺放疗或全身联合化疗的老年癌症患者也应当进行咨询。多学科团队应该根据个人的心脏毒性风险，讨论决定具有心脏毒性的治疗方案标准，其心脏毒性较小但治疗效果也可能会降低[95]。然而，不能仅依据患者的危险因素或发生心脏并发症的可能就选择低强度化疗方案，否则可能会改变癌症患者的临床结局。心脏科专家应该明确心脏基线评估的范围、心脏毒性的监测频率、心脏毒性的一级预防中β受体阻滞剂和 ACEI 等心脏保护药物的使用[6]。

目前的预防策略主要基于治疗前左心室射血分数的评估。然而若干研究发现这种方法可能由于无症状左心室收缩功能不全患病率较低而导致临床效果不佳[96-108]。其他可用于危险分层的方法包括通过超声心动图看血流影像，以及通过心脏磁共振成像评估心脏纤维化。然而这些新的影像技术在老年患者的危险分层和预防心脏毒性中的作用资料非常匮乏。

多种药物疗法对于老年人群的治疗是个非常重要的话题[6-7]。为了保证不出现附加毒性，用药时需要仔细回顾患者的用药情况、处方药和非处方药[109-110]，以避免药物间相互作用。对肿瘤进行评估时向药剂师咨询已被证明可以减少用药错误，并且将药物间相互作用和后续毒性最小化[111-113]。

决定使用有潜在心脏毒性的药物时，应同时考虑可能有同样效果且心脏毒性较小的其他种类药物[114]。如果这些药物可以使用，应该考虑应用于老年人群。多柔比星类似物，例如表柔比星[115-229]、伊达比星[120-121]和多柔比星脂质体[122-123]已被证实其心脏并发症少于多柔比星。用药时需要考虑多柔比星或其类似物的终生累积剂量，65 岁以上患者其多柔比星的终生累积剂量不应超过 450 mg/m^2[99,124]。现在已经有计算工具可以计算与多柔比星累积剂量相等的其类似物的剂量。多柔比星的其他使用方案也可能有助于减轻心脏毒性。现已证实持续使用多柔比星比一次推注对成年患者造成的心脏毒性更小[125-129]，而短期应用曲妥珠单抗产生的心脏毒性则比长期应用低[48]。

多柔比星的剂量和用法在不断变化，除此之外，现在人们也在研究心脏保护药物在化疗中的作用。研究最多的心脏保护药物是右丙亚胺。经评估发现这种铁螯合剂可以对接受多柔比星＞300 mg/m^2 或表柔比星＞540 mg/m^2 治疗的老年女性转移性乳腺癌患者起到心脏保护作用[130]。由于担心其在临床有效性和继发恶性肿瘤方面的作用，这种药物尚未广泛应用。为预防心功能不全，ACEI、β受体阻滞剂如卡维地洛、降脂药等其他心脏保护药物已接受了相关评估[131-138]。还有一些正在进行临床研究，主要关注这些药物对于预防心脏毒性的作用，尤其是应用于乳腺癌治疗中（NCT01009918，NCT02177175，NCT01724450）。虽然上述研究都不是针对老年人群进行的，但目前的研究并没有除外老年人，而已经发表的研究也似乎表明这些药物能够使全年龄段联合化疗患者的心功能不全风险降至最低。

患者应该接受改善生活方式的劝诫，如戒烟、锻炼、减重，这些可能有助于预防心血管并发症。

监测

在接受有潜在心脏毒性的治疗过程中及治疗后进行监测是非常重要的，因为早期监测及治疗心功能不全可以预防后续心脏毒性事件发生，并改善心脏结局[139]。越早开始治疗则结果越好。现在普遍认为无症状左心室射血分数下降是应用 ACEI 和 β 受体阻滞剂治疗的指征。虽然没有专门研究老年人群的数据，但很可能这些治疗对其同样有效。

虽然年龄是心脏毒性的重要危险因素，但监测推荐并不普遍适用于老年患者。国际老年肿瘤学会建议 70 岁以上（包括 70 岁）患者每应用蒽环类药物 2～3 个疗程后，应通过超声心动图或多门控采集扫描（MUGA）规律监测左心室射血分数[40]。如果左心室射血分数下降超过 10%，即使其仍在正常范围内，推荐使用脂质体制剂、延长输注时间或右丙亚胺治疗。此建议尤其适用于有高血压、糖尿病或冠心病的患者[40]。

通过超声心动图或放射性核素 MUGA 心室显像进行心脏监测是对接受基于曲妥珠单抗化疗方案患者的标准化管理。美国国家综合癌症网络（NCCN）指南推荐应在基线及开始曲妥珠单抗治疗后第 3 个月、第 6 个月、第 9 个月进行心脏监测。最近一项来自 SEER-Medicare 和德克萨斯州癌症注册医疗保险关联数据库（Texas Cancer Registry-Medicare-linked databases）的研究调查了 2203 例乳腺癌患者的心脏监测方式，这些患者均为年龄 66 岁以上（包括 66 岁）并且接受过曲妥珠单抗辅助化疗[140]。调查者发现，这些接受曲妥珠单抗治疗的患者中 64% 缺乏监测，即缺乏基线心脏评估数据（第 1 次曲妥珠单抗治疗前的 4 个月内），或后续随访中至少每 4 个月进行 1 次的心脏评估（使用超声心动图或 MUGA 心室显像）[140]。由于曲妥珠单抗相关心脏毒性是可逆的，故尽力做到充分监测心脏情况是十分必要的，尤其对于老年患者。

监测还应关注与累积放射暴露和 MUGA 心室显像有关的继发癌症风险。国际老年肿瘤学会和英国国家癌症研究所（National Cancer Research Institute, NCRI）针对曲妥珠单抗治疗后心脏监测的指南推荐，治疗全程中影像学检查方式应一致[40,141]。接受曲妥珠单抗辅助治疗的乳腺癌患者推荐在开始治疗前、治疗期间每 3 个月、结束治疗时及治疗后 2 年内每 6 个月进行心脏监测[142]。若由于左心室射血分数明显下降而导致停用曲妥珠单抗，则建议进行更加频繁的心脏监测[142]。为期 12 个月的曲妥珠单抗标准辅助治疗需要至少 9 次检查。每次使用常规平均有效电离辐射剂量 8 mSv[143-144]，则 MUGA 累积剂量可至 72 mSv。基于已发表的锝-99 心肌灌注导致的放射相关性癌症风险评估[145]，一位接受 9 次 MUGA 扫描的 50 岁女性，其继发放射相关性癌症的终生风险为 0.64%。虽然老年患者整体剩余寿命更短从而导致患病风险更低，但考虑到现今乳腺癌患者生存率很高，5 年相对生存率为 89%、10 年相对生存率为 82%，该风险并非毫无意义[146]。为规避风险，应当将超声心动图和心脏磁共振成像作为影像学监测手段。

现在正在研究 N-末端利钠肽前体（NT-proBNP）和肌钙蛋白等血清心脏标志物，以早期监测心脏毒性，但在作为临床应用推荐前还应进行更多的研究[147]。

未来发展方向

接受有潜在心脏毒性治疗的老年癌症患者需要关于风险的预测模型、毒性早期生物标志物、监测、管理和治疗的系统研究及循证指南。目前若干正在进行的研究主要关注老年综合评估对癌症治疗的影响。这些研究结果在决定如何对老年癌症患者进行最好的危险分层和治疗的同时保留其生活质量及功能方面有极其重要的价值。通过放开年龄上限，增加癌症临床研究的老年患者招募以及保证老年患者所占比例充分，对明确新型治疗方式如何影响老年人群有重要意义。

资助机构应当鼓励研究老年患者癌症治疗所产生的心脏并发症。应优先考虑利用现有技术和生物标志物来预测及检查老年患者的心脏毒性。还应研发新型高性价比的非侵入性诊断工具以用于老年患者危险分层及早期识别临床前期心脏毒性。

参考文献

1. Parry C, Kent EE, Mariotto AB, Alfano CM, Rowland JH. Cancer survivors: a booming population. Cancer Epidemiol Biomarkers Prev. 2011;20(10):1996–2005.
2. Rowland JH, Bellizzi KM. Cancer survivorship issues: life after treatment and implications for an aging population. J Clin Oncol. 2014;32(24):2662–8.
3. Hutchins LF, Unger JM, Crowley JJ, Coltman Jr CA, Albain KS. Underrepresentation of patients 65 years of age or older in cancer-treatment trials. N Engl J Med. 1999;341 (27):2061–7.
4. Unger JM, Coltman Jr CA, Crowley JJ, et al. Impact of the year 2000 Medicare policy change on older patient enrollment to cancer clinical trials. J Clin Oncol. 2006;24(1):141–4.
5. Accordino MK, Neugut AI, Hershman DL. Cardiac effects of anticancer therapy in the elderly. J Clin Oncol. 2014;32(24):2654–61.
6. Shenoy C, Klem I, Crowley AL, et al. Cardiovascular complications of breast cancer therapy in older adults. Oncologist. 2011;16(8):1138–43.
7. Lichtman SM, Hurria A, Jacobsen PB. Geriatric oncology: an overview. J Clin Oncol. 2014;32(24):2521–2.
8. Hewitt M, Rowland JH, Yancik R. Cancer survivors in the United States: age, health, and disability. J Gerontol A Biol Sci Med Sci. 2003;58(1):82–91.
9. Centers for Disease Control and Prevention. The State of Aging and Health in America. 2013.

http://www.cdc.gov/aging/pdf/state-aging-health-in-america-2013.pdf. Accessed 15 Mar 2015.

10. Mozaffarian D, Benjamin EJ, Go AS, et al. Heart disease and stroke statistics-2015 update: a report from the American heart association. Circulation. 2015;131(4):e29–322.

11. Piccirillo JF, Tierney RM, Costas I, Grove L, Spitznagel Jr EL. Prognostic importance of comorbidity in a hospital-based cancer registry. JAMA. 2004;291(20):2441–7.

12. Carver JR, Schuster SJ, Glick JH. Doxorubicin cardiotoxicity in the elderly: old drugs and new opportunities. J Clin Oncol. 2008;26(19):3122–4.

13. Thieblemont C, Grossoeuvre A, Houot R, et al. Non-Hodgkin's lymphoma in very elderly patients over 80 years. A descriptive analysis of clinical presentation and outcome. Ann Oncol. 2008;19(4):774–9.

14. Satariano WA, Ragland DR. The effect of comorbidity on 3-year survival of women with primary breast cancer. Ann Intern Med. 1994;120(2):104–10.

15. Yancik R, Wesley MN, Ries LA, Havlik RJ, Edwards BK, Yates JW. Effect of age and comorbidity in postmenopausal breast cancer patients aged 55 years and older. JAMA. 2001;285(7):885–92.

16. Terret C, Zulian GB, Naiem A, Albrand G. Multidisciplinary approach to the geriatric oncology patient. J Clin Oncol. 2007;25(14):1876–81.

17. Yeh ET. Cardiotoxicity induced by chemotherapy and antibody therapy. Annu Rev Med. 2006;57:485–98.

18. Puts MT, Hardt J, Monette J, Girre V, Springall E, Alibhai SM. Use of geriatric assessment for older adults in the oncology setting: a systematic review. J Natl Cancer Inst. 2012;104 (15):1133–63.

19. Wildiers H, Heeren P, Puts M, et al. International Society of Geriatric Oncology consensus on geriatric assessment in older patients with cancer. J Clin Oncol. 2014;32(24):2595–603.

20. Repetto L, Fratino L, Audisio RA, et al. Comprehensive geriatric assessment adds information to Eastern Cooperative Oncology Group performance status in elderly cancer patients: an Italian Group for Geriatric Oncology Study. J Clin Oncol. 2002;20(2):494–502.

21. Cohen HJ, Feussner JR, Weinberger M, et al. A controlled trial of inpatient and outpatient geriatric evaluation and management. N Engl J Med. 2002;346(12):905–12.

22. Ellis G, Whitehead MA, O'Neill D, Langhorne P, Robinson D. Comprehensive geriatric assessment for older adults admitted to hospital. Cochrane Database Syst Rev. 2011;7, CD006211.

23. Ellis G, Whitehead MA, Robinson D, O'Neill D, Langhorne P. Comprehensive geriatric assessment for older adults admitted to hospital: meta-analysis of randomised controlled trials. BMJ. 2011;343:d6553.

24. Stuck AE, Siu AL, Wieland GD, Adams J, Rubenstein LZ. Comprehensive geriatric assessment: a meta-analysis of controlled trials. Lancet. 1993;342(8878):1032–6.

25. Falandry C, Weber B, Savoye AM, et al. Development of a geriatric vulnerability score in elderly patients with advanced ovarian cancer treated with first-line carboplatin: a GINECO prospective trial. Ann Oncol. 2013;24(11):2808–13.

26. Yeh ET, Bickford CL. Cardiovascular complications of cancer therapy: incidence, pathogenesis, diagnosis, and management. J Am Coll Cardiol. 2009;53(24):2231–47.

27. Jones RL, Ewer MS. Cardiac and cardiovascular toxicity of nonanthracycline anticancer drugs. Expert Rev Anticancer Ther. 2006;6(9):1249–69.

28. Altena R, de Haas EC, Nuver J, et al. Evaluation of sub-acute changes in cardiac function after cisplatin-based combination chemotherapy for testicular cancer. Br J Cancer. 2009;100 (12):1861–6.

29. Monsuez JJ, Charniot JC, Vignat N, Artigou JY. Cardiac side-effects of cancer chemotherapy. Int J Cardiol. 2010;144(1):3–15.

30. Albini A, Pennesi G, Donatelli F, Cammarota R, De Flora S, Noonan DM. Cardiotoxicity of anticancer drugs: the need for cardio-oncology and cardio-oncological prevention. J Natl

Cancer Inst. 2010;102(1):14–25.

31. Altena R, Perik PJ, van Veldhuisen DJ, de Vries EG, Gietema JA. Cardiovascular toxicity caused by cancer treatment: strategies for early detection. Lancet Oncol. 2009;10(4):391–9.

32. Curigliano G, Mayer EL, Burstein HJ, Winer EP, Goldhirsch A. Cardiac toxicity from systemic cancer therapy: a comprehensive review. Prog Cardiovasc Dis. 2010;53(2):94–104.

33. Aapro MS, Kohne CH, Cohen HJ, Extermann M. Never too old? Age should not be a barrier to enrollment in cancer clinical trials. Oncologist. 2005;10(3):198–204.

34. Bird BR, Swain SM. Cardiac toxicity in breast cancer survivors: review of potential cardiac problems. Clin Cancer Res. 2008;14(1):14–24.

35. Singal PK, Iliskovic N. Doxorubicin-induced cardiomyopathy. N Engl J Med. 1998;339 (13):900–5.

36. Fisher RI, Gaynor ER, Dahlberg S, et al. Comparison of a standard regimen (CHOP) with three intensive chemotherapy regimens for advanced non-Hodgkin's lymphoma. N Engl J Med. 1993;328(14):1002–6.

37. Lefrak EA, Pitha J, Rosenheim S, Gottlieb JA. A clinicopathologic analysis of adriamycin cardiotoxicity. Cancer. 1973;32(2):302–14.

38. Von Hoff DD, Layard MW, Basa P, et al. Risk factors for doxorubicin-induced congestive heart failure. Ann Intern Med. 1979;91(5):710–7.

39. Swain SM, Whaley FS, Ewer MS. Congestive heart failure in patients treated with doxorubicin: a retrospective analysis of three trials. Cancer. 2003;97(11):2869–79.

40. Aapro M, Bernard-Marty C, Brain EG, et al. Anthracycline cardiotoxicity in the elderly cancer patient: a SIOG expert position paper. Ann Oncol. 2011;22(2):257–67.

41. Yancik R, Ries LA. Aging and cancer in America. Demographic and epidemiologic perspectives. Hematol Oncol Clin North Am. 2000;14(1):17–23.

42. Doyle JJ, Neugut AI, Jacobson JS, Grann VR, Hershman DL. Chemotherapy and cardiotoxicity in older breast cancer patients: a population-based study. J Clin Oncol. 2005;23(34):8597–605.

43. Pinder MC, Duan Z, Goodwin JS, Hortobagyi GN, Giordano SH. Congestive heart failure in older women treated with adjuvant anthracycline chemotherapy for breast cancer. J Clin Oncol. 2007;25(25):3808–15.

44. Chen J, Long JB, Hurria A, Owusu C, Steingart RM, Gross CP. Incidence of heart failure or cardiomyopathy after adjuvant trastuzumab therapy for breast cancer. J Am Coll Cardiol. 2012;60(24):2504–12.

45. Slamon D, Eiermann W, Robert N, et al. Adjuvant trastuzumab in HER2-positive breast cancer. N Engl J Med. 2011;365(14):1273–83.

46. Slamon DJ, Leyland-Jones B, Shak S, et al. Use of chemotherapy plus a monoclonal antibody against HER2 for metastatic breast cancer that overexpresses HER2. N Engl J Med. 2001;344 (11):783–92.

47. Ewer MS, Lippman SM. Type II chemotherapy-related cardiac dysfunction: time to recognize a new entity. J Clin Oncol. 2005;23(13):2900–2.

48. Pivot X, Romieu G, Bonnefoi H, et al. Abstract S5-3: PHARE Trial results of subset analysis comparing 6 to 12 months of trastuzumab in adjuvant early breast cancer. Cancer Res. 2012;72(24 Suppl):S5-3-S5-3.

49. Bowles EJ, Wellman R, Feigelson HS, et al. Risk of heart failure in breast cancer patients after anthracycline and trastuzumab treatment: a retrospective cohort study. J Natl Cancer Inst. 2012;104(17):1293–305.

50. Chavez-MacGregor M, Zhang N, Buchholz TA, et al. Trastuzumab-related cardiotoxicity among older patients with breast cancer. J Clin Oncol. 2013;31(33):4222–8.

51. Brower V. Cardiotoxicity debated for anthracyclines and trastuzumab in breast cancer. J Natl Cancer Inst. 2013;105(12):835–6.

52. Geyer CE, Forster J, Lindquist D, et al. Lapatinib plus capecitabine for HER2-positive advanced breast cancer. N Engl J Med. 2006;355(26):2733–43.

53. Perez EA, Koehler M, Byrne J, Preston AJ, Rappold E, Ewer MS. Cardiac safety of lapatinib: pooled analysis of 3689 patients enrolled in clinical trials. Mayo Clin Proc. 2008;83 (6):679–86.
54. Blackwell KL, Burstein HJ, Storniolo AM, et al. Randomized study of lapatinib alone or in combination with trastuzumab in women with ErbB2-positive, trastuzumab-refractory metastatic breast cancer. J Clin Oncol. 2010;28(7):1124–30.
55. Valachis A, Nearchou A, Polyzos NP, Lind P. Cardiac toxicity in breast cancer patients treated with dual HER2 blockade. Int J Cancer. 2013;133(9):2245–52.
56. Moreno-Aspitia A, Dueck AC, Ghanem-Canete I, et al. RC0639: phase II study of paclitaxel, trastuzumab, and lapatinib as adjuvant therapy for early stage HER2-positive breast cancer. Breast Cancer Res Treat. 2013;138(2):427–35.
57. Morris PG, Iyengar NM, Patil S, et al. Long-term cardiac safety and outcomes of dose-dense doxorubicin and cyclophosphamide followed by paclitaxel and trastuzumab with and without lapatinib in patients with early breast cancer. Cancer. 2013;119(22):3943–51.
58. Robidoux A, Tang G, Rastogi P, et al. Lapatinib as a component of neoadjuvant therapy for HER2-positive operable breast cancer (NSABP protocol B-41): an open-label, randomised phase III trial. Lancet Oncol. 2013;14(12):1183–92.
59. Krop IE, LoRusso P, Miller KD, et al. A phase II study of trastuzumab emtansine in patients with human epidermal growth factor receptor 2-positive metastatic breast cancer who were previously treated with trastuzumab, lapatinib, an anthracycline, a taxane, and capecitabine. J Clin Oncol. 2012;30(26):3234–41.
60. Verma S, Miles D, Gianni L, et al. Trastuzumab emtansine for HER2-positive advanced breast cancer. N Engl J Med. 2012;367(19):1783–91.
61. Hurvitz SA, Dirix L, Kocsis J, et al. Phase II randomized study of trastuzumab emtansine versus trastuzumab plus docetaxel in patients with human epidermal growth factor receptor 2-positive metastatic breast cancer. J Clin Oncol. 2013;31(9):1157–63.
62. Schneeweiss A, Chia S, Hickish T, et al. Pertuzumab plus trastuzumab in combination with standard neoadjuvant anthracycline-containing and anthracycline-free chemotherapy regimens in patients with HER2-positive early breast cancer: a randomized phase II cardiac safety study (TRYPHAENA). Ann Oncol. 2013;24(9):2278–84.
63. Tolaney SM, Barry WT, Dang CT, et al. Adjuvant paclitaxel and trastuzumab for node-negative, HER2-positive breast cancer. N Engl J Med. 2015;372(2):134–41.
64. Baum M, Budzar AU, Cuzick J, et al. Anastrozole alone or in combination with tamoxifen versus tamoxifen alone for adjuvant treatment of postmenopausal women with early breast cancer: first results of the ATAC randomised trial. Lancet. 2002;359(9324):2131–9.
65. Colleoni M, Giobbie-Hurder A, Regan MM, et al. Analyses adjusting for selective crossover show improved overall survival with adjuvant letrozole compared with tamoxifen in the BIG 1–98 study. J Clin Oncol. 2011;29(9):1117–24.
66. Coombes RC, Hall E, Gibson LJ, et al. A randomized trial of exemestane after two to three years of tamoxifen therapy in postmenopausal women with primary breast cancer. N Engl J Med. 2004;350(11):1081–92.
67. Mouridsen H, Keshaviah A, Coates AS, et al. Cardiovascular adverse events during adjuvant endocrine therapy for early breast cancer using letrozole or tamoxifen: safety analysis of BIG 1–98 trial. J Clin Oncol. 2007;25(36):5715–22.
68. Cuppone F, Bria E, Verma S, et al. Do adjuvant aromatase inhibitors increase the cardiovascular risk in postmenopausal women with early breast cancer? Meta-analysis of randomized trials. Cancer. 2008;112(2):260–7.
69. Howell A, Cuzick J, Baum M, et al. Results of the ATAC (Arimidex, Tamoxifen, Alone or in Combination) trial after completion of 5 years' adjuvant treatment for breast cancer. Lancet. 2005;365(9453):60–2.
70. Coates AS, Keshaviah A, Thurlimann B, et al. Five years of letrozole compared with tamoxifen as initial adjuvant therapy for postmenopausal women with endocrine-responsive

early breast cancer: update of study BIG 1–98. J Clin Oncol. 2007;25(5):486–92.

71. Younus M, Kissner M, Reich L, Wallis N. Putting the cardiovascular safety of aromatase inhibitors in patients with early breast cancer into perspective: a systematic review of the literature. Drug Saf. 2011;34(12):1125–49.

72. Cuzick J, Sestak I, Forbes JF, et al. Anastrozole for prevention of breast cancer in high-risk postmenopausal women (IBIS-II): an international, double-blind, randomised placebo-controlled trial. Lancet. 2014;383(9922):1041–8.

73. Vose JM, Armitage JO, Weisenburger DD, et al. The importance of age in survival of patients treated with chemotherapy for aggressive non-Hodgkin's lymphoma. J Clin Oncol. 1988;6 (12):1838–44.

74. Hershman DL, McBride RB, Eisenberger A, Tsai WY, Grann VR, Jacobson JS. Doxorubicin, cardiac risk factors, and cardiac toxicity in elderly patients with diffuse B-cell non-Hodgkin's lymphoma. J Clin Oncol. 2008;26(19):3159–65.

75. Pugh TJ, Ballonoff A, Rusthoven KE, et al. Cardiac mortality in patients with stage I and II diffuse large B-cell lymphoma treated with and without radiation: a surveillance, epidemiology, and end-results analysis. Int J Radiat Oncol Biol Phys. 2010;76(3):845–9.

76. Liang R, Todd D, Chan TK, Chiu E, Lie A, Ho F. COPP chemotherapy for elderly patients with intermediate and high grade non-Hodgkin's lymphoma. Hematol Oncol. 1993;11 (1):43–50.

77. Sonneveld P, de Ridder M, van der Lelie H, et al. Comparison of doxorubicin and mitoxantrone in the treatment of elderly patients with advanced diffuse non-Hodgkin's lymphoma using CHOP versus CNOP chemotherapy. J Clin Oncol. 1995;13(10):2530–9.

78. Zaja F, Tomadini V, Zaccaria A, et al. CHOP-rituximab with pegylated liposomal doxorubicin for the treatment of elderly patients with diffuse large B-cell lymphoma. Leuk Lymphoma. 2006;47(10):2174–80.

79. Chao NJ, Rosenberg SA, Horning SJ. CEPP(B): an effective and well-tolerated regimen in poor-risk, aggressive non-Hodgkin's lymphoma. Blood. 1990;76(7):1293–8.

80. Hensley ML, Sill MW, Scribner Jr DR, et al. Sunitinib malate in the treatment of recurrent or persistent uterine leiomyosarcoma: a Gynecologic Oncology Group phase II study. Gynecol Oncol. 2009;115(3):460–5.

81. Qi WX, Shen Z, Tang LN, Yao Y. Congestive heart failure risk in cancer patients treated with vascular endothelial growth factor tyrosine kinase inhibitors: a systematic review and meta-analysis of 36 clinical trials. Br J Clin Pharmacol. 2014;78(4):748–62.

82. Talarico L, Chen G, Pazdur R. Enrollment of elderly patients in clinical trials for cancer drug registration: a 7-year experience by the US Food and Drug Administration. J Clin Oncol. 2004;22(22):4626–31.

83. Wright J, Doan T, McBride R, Jacobson J, Hershman D. Variability in chemotherapy delivery for elderly women with advanced stage ovarian cancer and its impact on survival. Br J Cancer. 2008;98(7):1197–203.

84. Carver JR, Ng A, Meadows AT, Vaughn DJ. Cardiovascular late effects and the ongoing care of adult cancer survivors. Dis Manag. 2008;11(1):1–6.

85. Travis LB, Beard C, Allan JM, et al. Testicular cancer survivorship: research strategies and recommendations. J Natl Cancer Inst. 2010;102(15):1114–30.

86. Scappaticci FA, Skillings JR, Holden SN, et al. Arterial thromboembolic events in patients with metastatic carcinoma treated with chemotherapy and bevacizumab. J Natl Cancer Inst. 2007;99(16):1232–9.

87. Yildirim Y, Gultekin E, Avci ME, Inal MM, Yunus S, Tinar S. Cardiac safety profile of pegylated liposomal doxorubicin reaching or exceeding lifetime cumulative doses of 550 mg/m^2 in patients with recurrent ovarian and peritoneal cancer. Int J Gynecol Cancer. 2008;18 (2):223–7.

88. Steppan I, Reimer D, Sevelda U, Ulmer H, Marth C, Zeimet AG. Treatment of recurrent platinum-resistant ovarian cancer with pegylated liposomal doxorubicin--an evaluation of the

therapeutic index with special emphasis on cardiac toxicity. Chemotherapy. 2009;55 (6):391–8.

89. Uyar D, Kulp B, Peterson G, Zanotti K, Markman M, Belinson J. Cardiac safety profile of prolonged (>or = 6 cycles) pegylated liposomal doxorubicin administration in patients with gynecologic malignancies. Gynecol Oncol. 2004;94(1):147–51.

90. Grenader T, Goldberg A, Gabizon A. Monitoring long-term treatment with pegylated liposomal doxorubicin: how important is intensive cardiac follow-up? Anti-Cancer Drugs. 2010;21(9):868–71.

91. Bronte E, Bronte G, Novo G, Bronte F, Bavetta MG, Lo Re G, et al. What links BRAF to the heart function? New insights from the cardiotoxicity of BRAF inhibitors in cancer treatment. Oncotarget. 2015;6(34):35589–601.

92. Murdych T, Weisdorf DJ. Serious cardiac complications during bone marrow transplantation at the University of Minnesota, 1977–1997. Bone Marrow Transplant. 2001;28(3):283–7.

93. Hurley P, Konety S, Cao Q, Weisdorf D, Blaes A. Hematopoietic stem cell transplantation in patients with systolic dysfunction: can it be done? Biol Blood Marrow Transplant. 2015;21 (2):300–4.

94. Cohen HJ. A model for the shared care of elderly patients with cancer. J Am Geriatr Soc. 2009;57 Suppl 2:S300–2.

95. Lenihan DJ, Cardinale D, Cipolla CM. The compelling need for a cardiology and oncology partnership and the birth of the International CardiOncology Society. Prog Cardiovasc Dis. 2010;53(2):88–93.

96. Avelar T, Pauliks LB, Freiberg AS. Clinical impact of the baseline echocardiogram in children with high-risk acute lymphoblastic leukemia. Pediatr Blood Cancer. 2011;57 (2):227–30.

97. Bryant A, Sheppard D, Sabloff M, et al. A single-institution analysis of the utility of pre-induction ejection fraction measurement in patients newly diagnosed with acute myeloid leukemia. Leuk Lymphoma. 2015;56(1):135–40.

98. Conrad AL, Gundrum JD, McHugh VL, Go RS. Utility of routine left ventricular ejection fraction measurement before anthracycline-based chemotherapy in patients with diffuse large B-cell lymphoma. J Oncol Pract. 2012;8(6):336–40.

99. Jensen BV, Skovsgaard T, Nielsen SL. Functional monitoring of anthracycline cardiotoxicity: a prospective, blinded, long-term observational study of outcome in 120 patients. Ann Oncol. 2002;13(5):699–709.

100. Jeyakumar A, DiPenta J, Snow S, et al. Routine cardiac evaluation in patients with early-stage breast cancer before adjuvant chemotherapy. Clin Breast Cancer. 2012;12(1):4–9.

101. Karanth NV, Roy A, Joseph M, de Pasquale C, Karapetis C, Koczwara B. Utility of prechemotherapy echocardiographical assessment of cardiac abnormalities. Support Care Cancer. 2011;19(12):2021–6.

102. Mina A, Rafei H, Khalil M, Hassoun Y, Nasser Z, Tfayli A. Role of baseline echocardiography prior to initiation of anthracycline-based chemotherapy in breast cancer patients. BMC Cancer. 2015;15(1):10.

103. Porea TJ, Dreyer ZE, Bricker JT, Mahoney Jr DH. Evaluation of left ventricular function in asymptomatic children about to undergo anthracycline-based chemotherapy for acute leukemia: an outcome study. J Pediatr Hematol Oncol. 2001;23(7):420–3.

104. Sabel MS, Levine EG, Hurd T, et al. Is MUGA scan necessary in patients with low-risk breast cancer before doxorubicin-based adjuvant therapy? Multiple gated acquisition. Am J Clin Oncol. 2001;24(4):425–8.

105. Shureiqi I, Cantor SB, Lippman SM, Brenner DE, Chernew ME, Fendrick AM. Clinical and economic impact of multiple gated acquisition scan monitoring during anthracycline therapy. Br J Cancer. 2002;86(2):226–32.

106. Steuter J, Bociek R, Loberiza F, et al. Utility of prechemotherapy evaluation of left ventricular function for patients with lymphoma. Clin Lymphoma Myeloma Leuk. 2015;15

(1):29–34.

107. Toggweiler S, Odermatt Y, Brauchlin A, et al. The clinical value of echocardiography and acoustic cardiography to monitor patients undergoing anthracycline chemotherapy. Clin Cardiol. 2013;36(4):201–6.

108. Watts RG, George M, Johnson Jr WH. Pretreatment and routine echocardiogram monitoring during chemotherapy for anthracycline-induced cardiotoxicity rarely identifies significant cardiac dysfunction or alters treatment decisions: a 5-year review at a single pediatric oncology center. Cancer. 2012;118(7):1919–24.

109. Engdal S, Klepp O, Nilsen OG. Identification and exploration of herb-drug combinations used by cancer patients. Integr Cancer Ther. 2009;8(1):29–36.

110. McCune JS, Hatfield AJ, Blackburn AA, Leith PO, Livingston RB, Ellis GK. Potential of chemotherapy-herb interactions in adult cancer patients. Support Care Cancer. 2004;12 (6):454–62.

111. Vantard N, Ranchon F, Schwiertz V, et al. EPICC study: evaluation of pharmaceutical intervention in cancer care. J Clin Pharm Ther. 2015;40(2):196–203.

112. Lopez-Martin C, Garrido Siles M, Alcaide-Garcia J, Faus FV. Role of clinical pharmacists to prevent drug interactions in cancer outpatients: a single-centre experience. Int J Clin Pharm. 2014;36(6):1251–9.

113. Yeoh TT, Si P, Chew L. The impact of medication therapy management in older oncology patients. Support Care Cancer. 2013;21(5):1287–93.

114. Jones S, Holmes FA, O'Shaughnessy J, et al. Docetaxel with cyclophosphamide is associated with an overall survival benefit compared with doxorubicin and cyclophosphamide: 7-year follow-up of US oncology research trial 9735. J Clin Oncol. 2009;27(8):1177–83.

115. Brambilla C, Rossi A, Bonfante V, et al. Phase II study of doxorubicin versus epirubicin in advanced breast cancer. Cancer Treat Rep. 1986;70(2):261–6.

116. A prospective randomized phase III trial comparing combination chemotherapy with cyclo-phosphamide, fluorouracil, and either doxorubicin or epirubicin. French Epirubicin Study Group. J Clin Oncol. 1988;6(4):679–88.

117. Gasparini G, Dal Fior S, Panizzoni GA, Favretto S, Pozza F. Weekly epirubicin versus doxorubicin as second line therapy in advanced breast cancer. A randomized clinical trial. Am J Clin Oncol. 1991;14(1):38–44.

118. Italian Multicentre Breast Study with Epirubicin, Ambrosini G, Balli M, Garusi G, Demicheli R, Jirillo A. Phase III randomized study of fluorouracil, epirubicin, and cyclo-phosphamide v fluorouracil, doxorubicin, and cyclophosphamide in advanced breast cancer: an Italian multicentre trial. J Clin Oncol. 1988;6(6):976–82.

119. Jain KK, Casper ES, Geller NL, et al. A prospective randomized comparison of epirubicin and doxorubicin in patients with advanced breast cancer. J Clin Oncol. 1985;3(6):818–26.

120. Lopez M, Contegiacomo A, Vici P, et al. A prospective randomized trial of doxorubicin versus idarubicin in the treatment of advanced breast cancer. Cancer. 1989;64(12):2431–6.

121. Villani F, Galimberti M, Comazzi R, Crippa F. Evaluation of cardiac toxicity of idarubicin (4-demethoxydaunorubicin). Eur J Cancer Clin Oncol. 1989;25(1):13–8.

122. Safra T. Cardiac safety of liposomal anthracyclines. Oncologist. 2003;8 Suppl 2:17–24.

123. van Dalen EC, Michiels EM, Caron HN, Kremer LC. Different anthracycline derivates for reducing cardiotoxicity in cancer patients. Cochrane Database Syst Rev. 2010;3, CD005006.

124. Barrett-Lee PJ, Dixon JM, Farrell C, et al. Expert opinion on the use of anthracyclines in patients with advanced breast cancer at cardiac risk. Ann Oncol. 2009;20(5):816–27.

125. Legha SS, Benjamin RS, Mackay B, et al. Reduction of doxorubicin cardiotoxicity by prolonged continuous intravenous infusion. Ann Intern Med. 1982;96(2):133–9.

126. Weiss AJ, Metter GE, Fletcher WS, Wilson WL, Grage TB, Ramirez G. Studies on adriamycin using a weekly regimen demonstrating its clinical effectiveness and lack of cardiac toxicity. Cancer Treat Rep. 1976;60(7):813–22.

127. Chlebowski RT, Paroly WS, Pugh RP, et al. Adriamycin given as a weekly schedule without a loading course: clinically effective with reduced incidence of cardiotoxicity. Cancer Treat Rep. 1980;64(1):47–51.

128. Hortobagyi GN, Frye D, Buzdar AU, et al. Decreased cardiac toxicity of doxorubicin administered by continuous intravenous infusion in combination chemotherapy for metastatic breast carcinoma. Cancer. 1989;63(1):37–45.

129. Shapira J, Gotfried M, Lishner M, Ravid M. Reduced cardiotoxicity of doxorubicin by a 6-hour infusion regimen. A prospective randomized evaluation. Cancer. 1990;65(4):870–3.

130. Hensley ML, Hagerty KL, Kewalramani T, et al. American Society of Clinical Oncology 2008 clinical practice guideline update: use of chemotherapy and radiation therapy protectants. J Clin Oncol. 2009;27(1):127–45.

131. Cardinale D, Bacchiani G, Beggiato M, Colombo A, Cipolla CM. Strategies to prevent and treat cardiovascular risk in cancer patients. Semin Oncol. 2013;40(2):186–98.

132. Blaes AH, Gaillard P, Peterson BA, Yee D, Virnig B. Angiotensin converting enzyme inhibitors may be protective against cardiac complications following anthracycline chemotherapy. Breast Cancer Res Treat. 2010;122(2):585–90.

133. Cardinale D, Colombo A, Sandri MT, et al. Prevention of high-dose chemotherapy-induced cardiotoxicity in high-risk patients by angiotensin-converting enzyme inhibition. Circulation. 2006;114(23):2474–81.

134. Kalay N, Basar E, Ozdogru I, et al. Protective effects of carvedilol against anthracycline-induced cardiomyopathy. J Am Coll Cardiol. 2006;48(11):2258–62.

135. Seicean S, Seicean A, Plana JC, Budd GT, Marwick TH. Effect of statin therapy on the risk for incident heart failure in patients with breast cancer receiving anthracycline chemotherapy: an observational clinical cohort study. J Am Coll Cardiol. 2012;60(23):2384–90.

136. Bosch X, Rovira M, Sitges M, et al. Enalapril and carvedilol for preventing chemotherapy-induced left ventricular systolic dysfunction in patients with malignant hemopathies: the OVERCOME trial (preventiOn of left Ventricular dysfunction with Enalapril and caRvedilol in patients submitted to intensive ChemOtherapy for the treatment of Malignant hEmopathies). J Am Coll Cardiol. 2013;61(23):2355–62.

137. Oliva S, Cioffi G, Frattini S, et al. Administration of angiotensin-converting enzyme inhibitors and beta-blockers during adjuvant trastuzumab chemotherapy for nonmetastatic breast cancer: marker of risk or cardioprotection in the real world? Oncologist. 2012;17(7):917–24.

138. Seicean S, Seicean A, Alan N, Plana JC, Budd GT, Marwick TH. Cardioprotective effect of beta-adrenoceptor blockade in patients with breast cancer undergoing chemotherapy: follow-up study of heart failure. Circ Heart Fail. 2013;6(3):420–6.

139. Cardinale D, Colombo A, Lamantia G, et al. Anthracycline-induced cardiomyopathy: clinical relevance and response to pharmacologic therapy. J Am Coll Cardiol. 2010;55(3):213–20.

140. Chavez-MacGregor M, Niu J, Zhang N, et al. Cardiac monitoring during adjuvant trastuzumab-based chemotherapy among older patients with breast cancer. J Clin Oncol. 2015;33(19):2176–83.

141. Jones AL, Barlow M, Barrett-Lee PJ, et al. Management of cardiac health in trastuzumab-treated patients with breast cancer: updated United Kingdom National Cancer Research Institute recommendations for monitoring. Br J Cancer. 2009;100(5):684–92.

142. Herceptin (Trastuzumab) Prescribing Information. http://www.gene.com/download/pdf/herceptin_prescribing.pdf. Date checked 10 Mar 2015.

143. Einstein AJ, Berman DS, Min JK, et al. Patient-centered imaging: shared decision making for cardiac imaging procedures with exposure to ionizing radiation. J Am Coll Cardiol. 2014;63 (15):1480–9.

144. Chen J, Einstein AJ, Fazel R, et al. Cumulative exposure to ionizing radiation from diagnostic and therapeutic cardiac imaging procedures: a population-based analysis. J Am Coll Cardiol. 2010;56(9):702–11.

145. Berrington de Gonzalez A, Kim KP, Smith-Bindman R, McAreavey D. Myocardial perfusion scans: projected population cancer risks from current levels of use in the United States. Circulation. 2010;122(23):2403–10.
146. DeSantis CE, Lin CC, Mariotto AB, et al. Cancer treatment and survivorship statistics, 2014. CA Cancer J Clin. 2014;64(4):252–71.
147. Colombo A, Cipolla C, Beggiato M, Cardinale D. Cardiac toxicity of anticancer agents. Curr Cardiol Rep. 2013;15(5):362.

第 13 章
肿瘤心脏病学未来的临床和专业方向

Future Clinical and Professional Directions in Cardio-oncology

Ana Barac，Erica L. Mayer

张海涛　马飞　译

引言

　　肿瘤心脏病学领域的出现和发展在很大程度上受到了肿瘤学和心脏病学前所未有的进步的影响。21 世纪正在见证一场癌症靶向治疗的革命，这一变革显著改善了众多癌症患者的生存状况，除此之外，癌症正由"急症"日益转变成一种"慢病"状态的模式，在慢病模式下可以根据患者主体特性和其整体健康状况来个体化选择癌症的治疗。如同本书一系列章节所述，现有的和新兴的癌症治疗可能对于恶性肿瘤是非常有效的，但它们也可能增加患者短期和长期心血管并发症的风险。因此，癌症患者的治疗越来越需要肿瘤科和心脏科同仁们的密切合作，为即将和正在进行积极抗癌治疗的患者提供心血管并发症预防和治疗策略的指导，并对癌症生存人群进行心血管并发症的监测和管理。从最早观察到蒽环类药物导致患者心脏毒性开始，通过整合新型药物潜在毒性的缜密分析，应用影像学和生物标志物评估危险分层，思考现代心血管保护策略，评估现实人群心脏毒性的流行病学等，这一领域已取得迅猛发展。同时，现代心血管预防和治疗策略已经延长了患者的平均寿命，心血管技术的发展也为并发症的早期诊断和干预提供了新的思路。这些心脏病学和肿瘤学领域高度专业化的进展，在很大程度上促进了肿瘤心脏病学这一新兴学科的持续发展。

　　虽然这一领域取得了重要进展，但患者治疗以及临床和学术支持方面仍存在着许多限制和挑战。希望研究者能更多认识到多学科肿瘤心脏病学的重要性，进而促进这一新兴领域的发展，使正在接受治疗的癌症患者和生存者的预后最终得到改善。

临床合作

为了响应患者的需求，美国开设了越来越多的肿瘤心脏病学诊所。这些规划协作项目虽然数量不很多，但反映了美国肿瘤和心血管方面卫生保健工作者在合作方面的努力。他们旨在提高对癌症治疗中心血管并发症的监测和治疗水准，降低并发症风险，并改善所有患者的预后。这些项目趋向于和高度专业的三级肿瘤医疗机构，如美国国家癌症研究所（NCI）综合癌症中心（Comprehensive Cancer Center）建立联系，同时也有少部分设立在社区肿瘤医疗机构，旨在为广大癌症患者提供治疗。研究方面也有积极的合作，主要反映在肿瘤心脏病学方面发表论文的数量呈指数级增长，很大程度上推动了该领域的进步[1]。

近期的调查突显了癌症患者心血管护理方面的空白。来自美国和美国之外学术中心的研究描述了乳腺癌患者的临床管理，这些乳腺癌患者均在使用蒽环类药物和（或）抗 HER2 单克隆抗体曲妥珠单抗之后，出现可记录到的心室功能下降。分析显示，在以上受影响人群中，只有一小部分得到了指南建议的心力衰竭药物治疗，并且只有半数进行了心脏病学方面的咨询[2-3]。

显而易见，增强医学专业之间的协作和给这一患者人群最优化的医疗服务中间蕴藏着重要的发展机遇。但是，肿瘤学专家应用心血管医疗服务的障碍还没有得到全面梳理，可能存在多种多样的障碍，并需要进一步的深入研究。肿瘤心脏病学的发展需要拓宽跨学科的交流，融入各种利益相关者、卫生保健提供者、科学家和研究者、专业协会、患者和利益团体以及政府和监管机构的共同合作。

研究

在研究领域，美国国家心肺血液研究所（NHLBI）和美国国家癌症研究所（NCI）在马里兰州 Bethesda 召开了一场合作研讨会，题目是"癌症治疗相关的心脏毒性：了解知识现状，明确未来研究方向"，强调了 2013 年与癌症治疗相关心脏毒性方面的研究重点。这次专家会议讨论了广泛的科学研究内容，涵盖了基础科学和转化研究、疾病机制、应用生物标志物来改进心血管疾病危险分层，以及设计临床研究来评估心脏保护机制和对疾病负荷进行流行病学调查[4]。除此之外，会议还明确了未来研究的优先级和存在的差距，表达了将在大规模临床模型中获得的有前景的研究成果和近期阐明的心脏毒性机制转变成危险分层、诊断和治疗工具的迫切需求[4]。

作为本次会议最重要的成果之一，新的资金招募公告于 2015 年 11 月发布，并成为 NCI 和 NHLBI 共同努力来改进癌症治疗相关心脏毒性研究成果的战略重点（http://grants. nih. gov/grants/guide/pa-files/PA-16-035. html 和 http://grants. nih. gov/grants/guide/pa-files/PA-16-036. html）。研究鼓励"合作能够有助于识别和鉴定高风险患者"，并且强调了肿瘤学和心脏病学专业合作的必要性。由此更突显了跨学科合作在该领域持续发展中的重要性。

对乳腺癌患者前瞻性干预研究是肿瘤心脏病学近期令人振奋的一项研究。高度积极的癌症靶向治疗使癌症医疗模式发生了重大变革；然而这也可能导致意料之外的心血管结局，对这些靶向药物的检测为癌症和心血管治疗引进了新的模式。在较为完善的有关曲妥珠单抗的研究中，在获得批准用于转移性乳腺癌后，抗 HER2 单克隆抗体被应用于早期 HER2 阳性乳腺癌的临床研究。在该转移性乳腺癌背景下，除了设定已知的心脏毒性观测指标之外，严格的心脏标准和监测模式同样应用于辅助试验，进而保证了检测心脏毒性的准确性，但没有起到相关的预防作用[5-6]。近期，越来越多的临床安全调查着重于初期心脏预防策略，不仅着眼于预防和（或）减少左心室功能障碍，而且旨在减少临床上曲妥珠单抗治疗的中断[7-8]。基于心力衰竭发病机制的理论基础，这些调查研究利用了神经激素级联反应的阻断因子，例如 β 受体阻滞剂、血管紧张素转化酶（ACE）抑制剂和血管紧张素受体阻滞剂（ARB），将其和抗 HER2 因子同时使用，来预防左心室重构和功能障碍，更重要的是，来保证 HER2 抗癌治疗过程的完整性。尽管样本相对较小，但这些前瞻性随机研究在将心血管安全整合入主要肿瘤学研究的进程中迈出了重要一步。未来，对于现有结论的验证性研究将很可能把这些初级预防策略整合到临床实践当中。

专业监督

专业的医疗社会团体通过为其成员提供教育、培训、临床指导和研究进展来达到改善患者健康的长期目标。为了满足成员们增长的需求，美国心脏病学会（ACC）于 2013 年建立了一个肿瘤心脏病学工作组，专门负责探讨目前肿瘤心脏病学实践，并发现新的专业需求领域。这个工作组调查了学科发展状态，统计了全国范围内肿瘤心脏病学方面的服务和心血管分支机构培训主管的意见和建议，明确了包括需要创造更多教育和培训机会在内的多个重要挑战[1]。随后，这个新建立的 ACC 肿瘤心脏病学组和理事会借助现代工具，例如心血管在线网站和应用程序、CME 课程并整合全国及国际会议内容，来优先发展和宣传教育内容。在与 ACC 2015 年会（ACC.15）组织委员会的合作中，成员们设计出了一个为期半天的肿瘤心脏病学强化项目，着眼于癌症患者和生存者心血管医疗方面高度相关的临床问题（http：//www. ajmc. com/journals/evidence-based-oncology/2015/june-2015/Advancing-Patient-Care-in-Cardio-Oncology-The-ACC15-Cardio-Oncology-Intensive）。多种形式的教育机会逐渐增多，如每月进行的网络研讨会和每年举办的肿瘤心脏病学国际学会（ICOS）、2015 年全球肿瘤心脏病学峰会（http：//cardiac-safety. org/wp-content/uploads/2015/08/Global-Cardio-Oncology-Summit-Announcement. pdf）、安德森癌症中心会议和基于网络的以癌症患者和生存者心脏疾病为主题的系列讨论会等。

　　专业心脏病学会和肿瘤学会之间的合作为该领域的协同行动和进步提供了得天独厚的机遇。ACC 和美国临床肿瘤学会（ASCO）在 2014 年共同召集了工作组，明确了在诸多方面的利益共享，包括教育培训、临床指导工具的开发以及在肿瘤心脏病学方面的超前研究。除了癌症治疗造成的心血管毒性之外，癌症、肥胖和心血管疾病之间共有的危险因素和病因学特性方面也被确认为专业合作潜在的重要领域。在倡导的行动中，共同开发和宣传实践规范最有可能影响肿瘤心脏病学的未来，并最终导致心血管医疗融入到癌症从诊断到生存的连续治疗中（图 13.1）。除此之外，协会建立合作关系的关键领域包括共享登记表、临床实践工具包的开发，以及进行共同教育和培训活动。

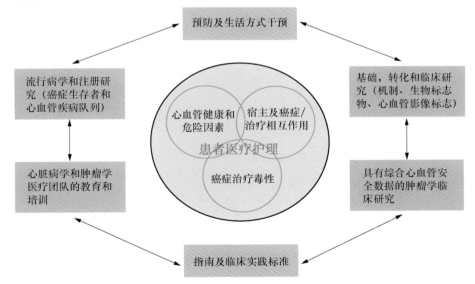

Barac A,et at.J Am Coll Cardiol 2015,65(25):2739-2746.

图 13.1　肿瘤心脏病学概况：由浅入深。心脏病学和肿瘤学的学科内及学科间在研究（基础、转化、临床和人口学）、教育、临床培训和指南制订方面的合作，可作为一个潜在的解决方案，满足患者医疗护理的需求，并促进其发展

培训

　　一项针对成人和小儿心脏病学部门主管以及心血管培训项目主管的国家级肿瘤心脏病学调查显示，多数中心（43%）能在规律的临床运转中接触到肿瘤心脏病学，而小部分中心（11%）可提供专科讲座作为核心课程的一部分[1]。目前针对心脏病学高级会员的正式培训受限于三级癌症中心的选择，而且核心心血管培训研讨会（Core Cardiovascular Training Symposium，COCATS）之前的指南当中并未包括肿瘤心脏病学[9]。因此，肿瘤心脏病学专业能力、培训测评工具和课程的发展极有可能成为促使肿瘤心脏病学培训迈向标准化的第一步[10]。由此看来，肿瘤心脏病学将会遵循其他亚专科领域成功的例子，这些亚专科包含在心血管专科的培训推荐内，例如心血管疾病的预防、血管医学、心脏病危重症医学及其他[9]。

　　目前，血液病学/肿瘤学培训中的核心课程中没有肿瘤心脏病学的正式培训项目。这就使得接受肿瘤学培训者接触癌症治疗中的心脏毒性反应和并发症更倾向于选修化而非制度化。因此，应创造更多正式规范的学习接触机会，使之成为癌症生存方面大规模教育项目的组成部分。

指南和临床实践标准

　　临床实践标准的发展一直是肿瘤心脏病学领域最重要的努力之一。美国超声心动图学会（ASE）和欧洲心血管影像协会（EACVI）共同的出版物里有关于放射治疗导致心血管并发症的评估[11]以及处于癌症治疗中和治疗后患者[12]的多模式成像的专家共识文件。欧洲临床肿瘤学会（ESMO）之前发表了一些有关癌症治疗期间危险预防、评估、监测和处理的临床指南[13]。美国心脏协会（AHA）发布了一份科学声明，并总结了儿童、青少年和年轻成人在癌症治疗后有关心脏毒性反应的数据。除此之外，欧洲心脏病学会（ESC）心力衰竭协会[14]和美国心脏协会（AHA）分别发布了关于肿瘤心脏病学方面的见解和科学声明，后者着眼于儿童、青少年和年轻成人癌症治疗后的心脏毒性作用[15]。心脏造影及介入学会（SCAI）也发布了关于肿瘤心脏病学患者在心脏导管室内的评估、处理及特殊因素的共识文件[16]。虽然其中一些建议尚缺乏数据支持，但这些指南和共识声明的确为患有心脏疾病的癌症患者的预防、诊断、治疗及管理方面的巨大知识空缺提供了建设性意见。此外，对于居住在美国的1370万癌症生存者这一庞大、异质性的群体，其中的许多声明确实尝试去解决他们心脏疾病的筛选和诊断问题。在撰写临床文献时，尤其是撰写需要达到制订指南所需的严格循证医学标准的文献时，一定要注意存在的客观挑战。例如，在 2005 年，ASCO 召集了专家组来评估无症状癌症生存者心脏和肺部的晚期状况。然而，在 2006 年，ASCO 理事会由于缺少有关化疗和放疗对癌症生存者产生的心脏及肺部晚期影响的直接及高质量证据而否决了指南[17]。这一专家组继而改变研究方向，对既往文献进行了总结和系统回顾，该成果于 2007 年发表[18]。随着长期癌症治疗的副作用证据越来越多，同时这也与改进治疗和改善生存息息相关，ASCO 的生存指南咨询专家组被委任制订新的临床指导文件，该文件预期于 2016 年发布。

总结

随着对心脏毒性反应发生机制理解的深入、危险分层工具的开发和检验，以及临床研究和实践新模式的出现，肿瘤心脏病学的格局将得到持续发展。心脏科和肿瘤科医师、专业的学会组织，以及教育、科研、临床指南和培训等广泛平台上所有利益相关者之间的关键性合作，都会塑造未来的临床环境，为建立整合和标准化的肿瘤心脏病学临床实践而努力。希望在不远的将来，对多学科的肿瘤心脏病学医疗重要性的认识和持续发展，将会为这个新兴领域的成长提供支持，最终改善癌症患者和生存者的预后。

致谢　相关信息披露以及投资方：Ana Barac 得到了美国国立卫生研究院（NIH）的研究支持、Genentech Inc. 的研究支持和讲座酬金，以及 Cell Therapeutics Inc. 赞助的咨询费用。Erica L. Mayer 得到了 Pfizer、Eisai 和 Myriad 的研究支持。

参考文献

1. Barac A, Murtagh G, Carver JR, Chen MH, Freeman AM, et al. Cardiovascular health of patients with cancer and cancer survivors: a roadmap to the next level. J Am Coll Cardiol. 2015;65:2739–46.
2. Yoon GJ, Telli ML, Kao DP, Matsuda KY, Carlson RW, Witteles RM. Left ventricular dysfunction in patients receiving cardiotoxic cancer therapies are clinicians responding optimally? J Am Coll Cardiol. 2010;56(20):1644–50. doi:10.1016/j.jacc.2010.07.023.
3. Ammon M, Arenja N, Leibundgut G, Buechel RR, Kuster GM, Kaufmann BA, Pfister O. Cardiovascular management of cancer patients with chemotherapy-associated left ventricular systolic dysfunction in real-world clinical practice. J Card Fail. 2013;19(9):629–34. doi:10.1016/j.cardfail.2013.07.007.
4. Shelburne N, Adhikari B, Brell J, Davis M, Desvigne-Nickens P, et al. Cancer treatment-related cardiotoxicity: current state of knowledge and future research priorities. J Natl Cancer Inst. 2014;106(9):pii: dju232.
5. Seidman A, Hudis C, Pierri MK, Shak S, Paton V, et al. Cardiac dysfunction in the trastuzumab clinical trials experience. J Clin Oncol. 2002;20:1215–21.

6. Slamon D, Eiermann W, Robert N, Pienkowski T, Martin M, et al. Adjuvant trastuzumab in HER2-positive breast cancer. N Engl J Med. 2011;365:1273–83.

7. Gulati G, Heck SL, Ree AH, Hoffmann P, Schulz-Menger J, Fagerland MW, Gravdehaug B, von Knobelsdorff-Brenkenhoff F, Bratland Å, Storås TH, Hagve TA, Røsjø H, Steine K, Geisler J, Omland T. Prevention of cardiac dysfunction during adjuvant breast cancer therapy (PRADA): a 2 × 2 factorial, randomized, placebo-controlled, double-blind clinical trial of candesartan and metoprolol. Eur Heart J. 2016;37(21):1671–80. doi:10.1093/eurheartj/ehw022.

8. Pituskin E, Mackey JR, Koshman S, Jassal DS, Pitz M, et al. Prophylactic beta blockade preserves left ventricular ejection fraction in HER2-overexpressing breast cancer patients receiving trastuzumab: Primary results of the MANTICORE randomized clinical trial. Proceedings of the 36th Annual CTRC-AACR San Antonio Breast Cancer Symposium Abstract (S1-05). 2015.

9. Williams ES, Halperin JL, Fuster V. ACC 2015 COre CArdiovascular Training Statement (COCATS 4) (Revision of COCATS 3). J Am Coll Cardiol. 2015;65(17):1721–3.

10. Lenihan DJ, Hartlage G, DeCara J, Blaes A, Finet JE, Lyon AR, Cornell RF, Moslehi J, Oliveira GH, Murtagh G, Fisch M, Zeevi G, Iakobishvili Z, Witteles R, Patel A, Harrison E, Fradley M, Curigliano G, Lenneman CG, Magalhaes A, Krone R, Porter C, Parasher S, Dent S, Douglas P, Carver J. Cardio-oncology training: a proposal from the International Cardioncology Society and Canadian Cardiac Oncology Network for a new multidisciplinary specialty. J Card Fail. 2016;22(6):465–71. doi:10.1016/j.cardfail.2016.03.012.

11. Lancellotti P, Nkomo VT, Badano LP, Bergler-Klein J, Bogaert J, et al. Expert consensus for multi-modality imaging evaluation of cardiovascular complications of radiotherapy in adults: a report from the European Association of Cardiovascular Imaging and the American Society of Echocardiography. J Am Soc Echocardiogr. 2013;26:1013–32.

12. Plana JC, Galderisi M, Barac A, Ewer MS, Ky B, et al. Expert consensus for multimodality imaging evaluation of adult patients during and after cancer therapy: a report from the American Society of Echocardiography and the European Association of Cardiovascular Imaging. J Am Soc Echocardiogr. 2014;27:911–39.

13. Curigliano G, Cardinale D, Suter T, Plataniotis G, de Azambuja E, et al. Cardiovascular toxicity induced by chemotherapy, targeted agents and radiotherapy: ESMO Clinical Practice Guidelines. Ann Oncol. 2012;23 Suppl 7:vii155–66.

14. Eschenhagen T, Force T, Ewer MS, de Keulenaer GW, Suter TM, et al. Cardiovascular side effects of cancer therapies: a position statement from the Heart Failure Association of the European Society of Cardiology. Eur J Heart Fail. 2011;13:1–10.

15. Lipshultz SE, Adams MJ, Colan SD, Constine LS, Herman EH, et al. Long-term cardiovascular toxicity in children, adolescents, and young adults who receive cancer therapy: pathophysiology, course, monitoring, management, prevention, and research directions: a scientific statement from the American Heart Association. Circulation. 2013;128:1927–95.

16. Iliescu C, Grines CL, Herrmann J, Yang EH, Cilingiroglu M, et al. SCAI expert consensus statement-executive summary evaluation, management, and special considerations of cardio-oncology patients in the cardiac catheterization laboratory. Catheter Cardiovasc Interv. 2015;87(5):895–9.

17. Carver JR, Shapiro CL, Ng A, Jacobs L, Schwartz C, Virgo KS, et al. ASCO clinical evidence review on the ongoing care of adult cancer survivors: cardiac and pulmonary late effects. J Oncol Pract. 2007;3:233–5.

18. Carver JR, Shapiro CL, Ng A, Jacobs L, Schwartz C, et al. American Society of Clinical Oncology clinical evidence review on the ongoing care of adult cancer survivors: cardiac and pulmonary late effects. J Clin Oncol. 2007;25:3991–4008.

索引